黄仕沛

经方亦步亦趋录

——方证相对医案与经方问对

主编 何莉娜 潘林平 杨森荣

中国中医药出版社
·北京·

图书在版编目(CIP)数据

黄仕沛经方亦步亦趋录/何莉娜,潘林平,杨森荣
主编.——北京:中国中医药出版社,2011.6 (2019.4 重印)
ISBN 978-7-5132-0428-6

Ⅰ.①黄… Ⅱ.①何… ③杨… Ⅲ.①经方—临床应用
Ⅳ.①R289.2

中国版本图书馆 CIP 数据核字(2011)第 060248 号

中 国 中 医 药 出 版 社 出 版
北京市朝阳区北三环东路 28 号易亨大厦 16 层
邮政编码 100013
传真 010 64405750
三河市同力彩印有限公司印刷
各地新华书店经销
*
开本 710×1000 1/16 印张 14.5 字数 224 千字
2011 年 6 月第 1 版 2019 年 4 月第 4 次印刷
书 号 ISBN 978-7-5132-0428-6
*
定价 45.00 元
网址 www.cptcm.com

二〇一〇年 十二月

仲尼之学
並未过时
梦杨光大
承继有责

仕伟同志七十作正
瞰书屯山祝

邓铁涛

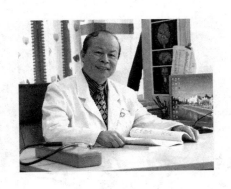

黄仕沛简介

　　黄仕沛,1945 年出生,广东南海县人。祖辈五世业医,其父黄继祖为广州市名老中医,精于温病。20 世纪 60 年代初就读于广州市中医学徒班,并随父侍诊习医。1965 年取得中医师资格,1983 年起连任广州市越秀区中医院副院长、院长。2000 年被广州市政府命名为"广州市名中医"。2004 年调至广州市越秀区政协任专职副主席。退休后任广州市越秀区中医院南院名誉院长。现为中华中医药学会热病专业委员会委员,广东省中医药学会脑病专业委员会顾问,广州中医药学会常务理事。20 世纪 90 年代起"觉今是而昨非",转而专攻仲景之学。临床上独尊经方,以大剂称著。

《黄仕沛经方亦步亦趋录》
编委会

策　划　陈国成

顾　问　黄仕沛

主　编　何莉娜　潘林平　杨森荣

编　委　康旦霞　梁淑贤　郑明

冯　序

中医辨证有八纲、气血津液、脏腑经络、六经、卫气营血、三焦、病因等诸多辨证理论,所有辨证论治之核心,皆离不开一个"证"字。辨证论治必须达到的最终目的,则要落实到一个"治"字。方证相对,把"证"和"治"合而为一。

无论是经方派,还是时方派,最终都要把辨证论治落实到"方证相对"。人们普遍认为,"辨证论治,先要辨其证候,再要论其治法、选择方药",由此可见"证候→方药"乃是中医所有辨证方法的最终目的。换言之,"方证相对"是中医所有辨证方法的尖端。虽然对于同一证候组合,"经方派"和"时方派"所选择的方药并不相同,但如果治病有效,则必是用药对应证候。

良医必用良方,良方何其多,如何掌控?《黄仕沛经方亦步亦趋录》一书揭示了寻觅良方之法。

该书作者仔细总结学习、应用方证经验,体悟方证对应之理,堪称一代经方传人。应当指出,书中虽有不少值得商榷之处,但个人体会、观点,可促进学术争鸣,丰富经方学术和理论,此亦揭示《伤寒论》、经方医学,是来自一代一代方证对应经验的总结。

《汉书·艺文志·方技略》记载有"医经七家"和"经方十一家",是说汉以前把记载医学理论的书称医经,把记载医方的书称经方,汉前所称经方概指方剂。不过要说明的是,经方十一家中有《汤液经法》三十二卷,其所用理论是八纲,其所用方药、方剂称方证,发展至汉代,由于病位概念发生变化,即原只有表、里两个病位,而增加了半表半里后为三个病位,从而产生了六经辨证理论,此即张仲景的《论广汤液》,流传于世,后经王叔和整理始称《伤寒杂病论》。此即经方医学体系,简称经方,即现今中医界所称经方,是指以八纲、六经为辨证理论,治病要求方证对应的医学体系。

经方方证的产生,当追溯到上古神农时代。这里不但要明确经方方证的起源,更要明确中医的发展史。

我国历来重视方剂和适应证的研究，后世方如潮涌出现，皆是证明，如《千金要方》、《和剂局方》、《太平圣惠方》等，其内容主要是讲方剂及其适应证，对后世深有影响。在长期临床实践中，通过对比研究，经方用药与时方不同，早已引起中医界注目，如清代的徐灵胎，查阅大量医学文献，考证中医学术源流，认为经方与时方用药有明显不同，为此特立专著《本草古今论》垂教后世，深受中医界推崇。他通过对比研究指出："本草之始，昉于神农，药止三百六十品，此乃开天之圣人与天地为一体，实能探造化之精，穷万物之理，字字精确非若后人推测而知之者，故对证施治其应如响。仲景诸方之药悉本此书，药品不多而神明变化，已无病不治矣。迨其后，药味日多，至陶弘景倍之而为七百二十品，后世日增一日……然皆不若《神农本草》之纯正真确，故宋人有云：用《神农》之品无不效，而弘景所增已不甚效，若后世所增之药则尤有不足凭者；至其注释，大半皆视古方用此药医某病，则增注之古方治某病，其药不止一品而误以方小，此药为专治此病者；有之更有以己意推测而知者；又或偶愈一病，实非此药之功而强著其效者，种种难信，至张洁古、李东垣辈，以某药专派入某经，则更穿凿矣！"

时方与经方不同，主因理论的不同。吉益东洞将中国传统医学的发展历程分为性质不同的三个阶段或者三个流派：出现最早的是"疾医"，后于汉代出现的是"阴阳医"，再后来于晋唐时期的是"仙家医"。虽然三派出现的时代待商榷，但认为"先秦时代的名医扁鹊和东汉时期的张仲景，都属此类（疾医）"，是较为客观正确的，体现了经方是中医的主流。章太炎的经学老师俞曲园先生的母亲、妻子、长子皆为时医误治而亡，愤而写《废医论》，因奋而学医，后对陈存仁说过一段意味深长的话："中国医药，来自实验，信而有征，皆合乎科学，中间历受劫难：一为阴阳家言，掺入五行之说，是为一劫；次为道教，掺入仙方丹药，又一劫；又受佛教及积年神鬼迷信影响，又受理学家悬空推论，深文周纳，离疾病愈远，学说愈空，皆中国医学之劫难。"道明了中医的发展受到不少干扰，掺入了不科学的理论、学说，故呼吁为了学好中医，必须排除这些干扰，曾对章次公医生说："治医必须做到三点：贯习群方，用资验证，一也；上不取《灵枢》、《内》、《难》，下不取薛、叶诸家，以长沙为宗师，二也；兼综远西之说，以资攻错，三也。"近代中医大家恽铁樵更有深切体会："凡研究药物，当从《伤寒论》方药入手，其次《金匮》，其次《千金》。不由此道，纵记忆千万验方，

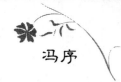

徒增魔障。丹溪、东垣专以滋补为能，其所用药泰半皆本经上品，与《伤寒》、《金匮》、《千金》截然不同。在朱李自身，或不失为良医，然后人仅能师其短处，中国医学由此衰落。至于叶天士之后，无理取闹，更无费吾笔墨之价值矣。"乍看似属偏激，实是与俞曲园有同样丧子之痛和研究中医之深切体会。这也反映经方亦历受劫难，受到不科学的理论干扰，但经方实践家，通过艰苦努力、通过临床实践在排除这些干扰，一代代在传承和弘扬经方。

我与黄仕沛先生对时方体系和经方体系都有所涉猎，较能熟悉应用，对两者颇也重视和借鉴，之所以在后半生我们均潜心于经方临床和经方研究，就是为了从经方体系出发（当然也可以从时方体系出发，盼望更多医学同行投入这项工作），身体力行地用临床，印证"方证相对理论体系是中医大道"，方证相对是中医所有辨证方法的尖端。

冯世纶

2011 年 5 月 1 日　于北京

冯世纶，卫生部中日友好医院教授、主任医师。中国当代杰出的经方临床家、教育家。

1938 年出生于河北晋州，1965 年毕业于北京中医药大学中医系，先后师承于董建华、赵绍琴、胡希恕等老中医，尤其受胡希恕学术思想影响而专注于经方研究，出版学术专著《经方传真（胡希恕经方理论与实践）》、《胡希恕伤寒论通俗讲话》、《中国汤液经方——伤寒杂病论传真》、《胡希恕讲伤寒杂病论》、《胡希恕病位类方解》、《冯世纶经方临床带教实录》、《解读伊尹汤液经》等专著。

刘　序

　　余于广州名中医黄仕沛老师可谓心倾慕之,神向往之。原于黄师入室弟子杨君森荣,参加"传统医学师承"教育时,使我忝为师位。森荣君与余频繁晤面和信息交流中,大量给予黄师应用经方的有益经验和卓越见解,常常令我茅塞顿开,耳目一新。于是对于黄师,吾常作侍诊于侧、恭聆教诲之想。奈何京粤途远,公务少暇,探骊撷菁,决非蹴就。爰之总嘱森荣君多予黄师学验高论,以为座右之策。近日森荣君电邮发来黄师众徒侍诊案话一帙,名曰《黄仕沛经方亦步亦趋录》,黄师命我作序。窃审吾何人也,敢予名家行迹序言,唯再三谦恭不过,矧可值此聊发向慕黄师之臆,故尔遵命。

　　世谓经方者,涵指《内经》十三方与张仲景《伤寒杂病论》诸方。经方之旨何如,"经者,常也"(唐·李鼎祚《周易集解》);"方者,法也"(宋·卫湜《礼记集说》)。由是可见,所谓经方者,即常法也。非离奇古怪,非千载难逢,俱为常见习用之方法。亦步亦趋,学籍圣人,乃中华人文之传统。人学孔圣,医学仲圣,步趋前行,实为正径,如斯方能从随圣人臻至大境。芸芸众生人人若为孔孟,千秋百代何患! 悬壶医家个个如是仲景,万般疢难堪拒! 故《黄仕沛经方亦步亦趋录》斯谓,深得吾心。

　　《黄仕沛经方亦步亦趋录》,通篇示人经方可学,经方好用,经方起沉疴,经方愈大病。究其要者,方证对应而已。方证对应是中医诊疗之精髓,是形成最早和最直接有效的诊疗模式,而仲圣经方是为圭臬。柯韵伯对《伤寒论》方证对应的严谨性非常服膺,"仲景之方,因病而设,非因经而设,见此证便与此方,是仲景活法"。徐灵胎进一步指明:"盖方之治病有定,知其一定之治,随其病之千变万化而应用不爽,此从流溯源之法,病无遁形矣。"当医家能够形成方证对应的临床诊治模式时,就意味着其对某一疾病或病症有深刻的认识和丰富的经验,是措置裕如的体现。可以说,方证对应是医家甚至中医学的最高境界。方证丝丝入扣,自然效如桴鼓。黄师脉案,凿凿如山。

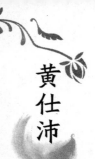

擅用经方已为不俗,重用经方更当慨叹,案中药量之重,非有过人胆识者难以担当。每识于此,不禁油然生出敬佩。速验之效,绝非偶然。此正经方运用之奥妙。

尤喜黄师众位高徒,师心自用,效仿得法,卷中所间徒弟医案,颇具黄师风范。常闻森荣君论黄师教授之周详,师徒问对之深刻,卷中流露历历在目。窃以不在黄师之侧而遗憾,更以黄师之学绪有承继而欢颜。

展卷览读,难捺击节于情;掩卷沉思,不免抚案于态。"为天地立心,为生民立命,为往圣继绝学,为万世开太平",虽为鸿儒博大襟怀,医家任之以行,不亦辅弼成就之大命乎!《黄仕沛经方亦步亦趋录》者,正继绝践行之实际也。

鄙性憨钝,学力不敏,黄师命序,勉强从之。心思所至,不避谫陋,故敢以序。

刘洋

2011 年 5 月于中国中医科学院

刘洋,男,医学博士,中国中医科学院研究员,对《伤寒论》有深入研究。担任中国中医科学院中医基础理论研究所中医学方法论研究室主任,硕士研究生导师。中国中医科学院学位委员会基础分会委员,中国中医科学院中医基础理论研究所科学技术委员会委员,中华中医药学会肿瘤专业委员会委员,中华中医药学会诊断学专业委员会委员,北京中西医结合学会基础理论专业委员会委员。

陈 序

广州市名中医黄仕沛早年与我同窗共读五载,50 年来相知相交,深知其名医之路是一步一个脚印走出来的。

仕沛贤弟生于中医世家,幼承庭训,乃父继祖公是广州市名老中医。加之他勤奋好学,长耽典籍,若啖蔗饴,在广猎群书、强记博识的同时,也是我辈学术上第一个"食螃蟹的人";1973 年便为"西医学习中医班"最年轻的授课老师,自后培养了多批中医人才。1979 年广东省中医学会首届学术年会上,他作为最年轻的论文作者宣读了论文《温柔补肾法及其在临床上的运用》,颇受注目。80 年代他又以经方"抵当丸"化裁,制成"黄氏抗栓丸",治疗脑血管病颇有疗效,使越秀区中医院脑血管病专科成为"广东省重点专科"。

20 世纪 90 年代初开始,黄氏更"觉今是而昨非,临床尽弃昔见"。转而专攻仲景之学,经过刻苦钻研,在探索中悟得仲景的辨治关键在"方证对应"。又觉胸臆顿广,疗效突显。近日他带来手稿一卷,乃其师徒以经方取效之案例,一案一议,务在说明仲景大义,紧密联系临床。一方一药,谨守仲景法度。有类《经方实验录》、《黎庇留医案》、《集思医案》,要言不烦,稿名曰:《黄仕沛经方亦步亦趋录》。

我领会所谓"亦步亦趋",就是学习、运用经方的正确方法,亦即所谓"行不逾矩"也。

《伤寒杂病论》不是一部理论的书。内里并无洋洋大论,也不会有君臣佐使、归经、升降浮沉等论。如具桂枝汤证则用桂枝汤,具麻黄汤证则用麻黄汤,"脉结代,心动悸"则用炙甘草汤。正如柯韵伯曰:"有是证用是方。"如此还原仲景的原意就是"方证对应",无须以其他论说穿凿附会。

其次,经方的用量、煎服法、将息法等无一不是临床的重要环节,内藏玄机。"亦步亦趋"始能尽取其义。

2009 年 1 月,黄氏收下两名硕士研究生毕业的潘林平、何莉娜医师以及热衷伤寒学的俊才杨森荣为徒，经过仕沛贤弟以"段师琵琶，不近乐器十年"的"跳出旁门"的教授方法，排除干扰，专注经方，两年间竟大有所成，对乃师的经验作出有深度、有见地的总结，并且以乃师的方法用于临床，所获验例不少。"亦步亦趋"此之谓也。

仕沛贤弟数十年孜孜以求，不断进取，诲人不倦，真如柯琴曰："仲景之门，人人可入。"诚感人也，余虽不才，却乐为斯序。

陈建新

2011 年 5 月于羊城

陈建新老师是黄师早年同学，中医副主任医师，广州市越秀区中医学会学术顾问，名誉理事长。

自　序

　　广州市名中医黄仕沛，耽寝中医典籍 40 余年，学验甚丰，临床使用经方者十居八九，用药精简而量重，严谨而不失灵活，往往出奇制胜，应手而愈。主张方证对应，不尚空谈。常谓"仲景步亦步，仲景趋亦趋，是学习经方最基本要求，也是最高境界。"并以此勉励学生以仲景书为法，努力探讨仲景辨治规律。我们有幸拜于门下，侍诊之余，整理黄师医话数十则，多是我们亲历目睹者，间有数则是我辈仿效仲景法而验者，不过俯拾而已，未必俱属奇案大病，但求合仲景意者便录。

　　《庄子·田子方》载："颜渊问于仲尼曰：夫子步亦步，夫子趋亦趋，夫子驰亦驰，夫子奔逸绝尘，而回瞠乎后矣。"本医话录名曰"亦步亦趋"，其意有三：一者以示笔者对经方并无创见，不过依样画葫芦而已，孔子谓述而不作也。二者以示经方之疗效是可以重复的，方证对应便可。三乃师徒合作，固然师步徒亦步也。

何莉娜 潘林平 杨森荣

目录

黄仕沛

经方亦步亦趋录

——方证相对医案与经方问对

方证相对医案

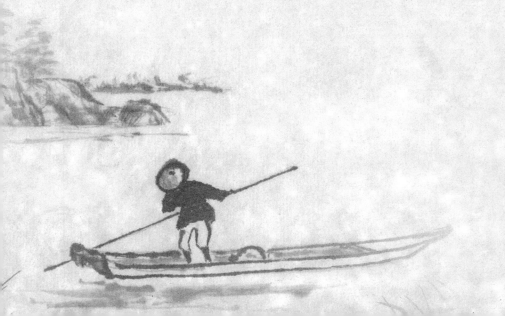

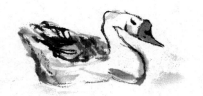

独家感悟:葛根汤证更多"非表证"
——强直性脊柱炎案

　　黄某,男性,50岁。黄师黄仕沛先生之世侄也,师初出道时,患者之父因患血栓闭塞性脉管炎,黄师以大剂四妙勇安汤治疗症状好转,免其截肢之苦,遂成忘年之交。患者颈项背痛已多年,因工作繁忙,疼痛时靠自服消炎止痛药缓解暂时之急。近年渐觉腰项屈伸俯仰不利,疼痛加重,静止、休息时为甚。服止痛药又增胃痛。2008年7月于外院行腰椎正侧位片:双侧骶髂关节间隙模糊,关节面欠光滑,局部骨质密度增高,腰椎椎旁韧带骨化,骨桥形成,并行HLA-B27-DNA:阳性,确诊为"强直性脊柱炎",已予抗风湿治疗及激素冲击,仅能暂时止痛,又增胃肠道副作用。其妻促其过府找黄师商议。

　　此葛根汤证也。处以:

　　葛根90g　桂枝20g　麻黄20g(先煎)　白芍60g

　　防己30g　白术30g　附子15g　炙甘草30g

　　大枣20g　生姜10g　砂仁10g

　　按:《伤寒论》第31条曰:"太阳病项背强几几,无汗恶风者,葛根汤主之。"第15条:"太阳病项背强几几,反汗出恶风者,桂枝加葛根汤主之。"世人阅此两条,多从太阳病三字着眼;多从有、无汗着眼。

　　若从太阳病着眼,仅以为此方是解表剂,是以其用窄矣。究其原因,仲景治项背强几几,不拘是否表证。如强直性脊柱炎非一日之病,又何来表证?又平常人不会自汗,故仲景意治项背强几几必以葛根汤为主。因常人不会自汗,故第15条原文多一个"反"字,用桂枝加葛根汤,是迫不得已才不用麻黄也。麻黄实为温经止痛之要药,仲景治痹诸方多有此品。黄师常曰,第35条,麻黄汤八大症:"太阳病,头痛,发热,身疼,腰痛,骨节疼痛,恶风,无汗而喘。"有一半是疼痛者。可窥仲景之意也。

　　此例麻黄用20g,仍有递增之空间,为稳起见,每三剂递增2~3克。此例最重用至 30g,并无大汗淋漓,更无心律失常,胃痛不复再发。如是一年,腰背不复有痛,强直感觉也较服药前为轻,期间或有停药一两周,亦无所苦,较之西药强也。

患者其弟移居美国,2009 年 10 月 10 日来电诉说因腰椎间盘突出,左侧下肢坐骨神经痛已月余,中西药、按摩无效。问有无办法可以止痛?

黄师亦告与葛根汤。麻黄用 15g 起,每两天增 3g。15 日来电:"服药 4 剂,麻黄用至 18g,已不痛矣,现已复工。并说有一亲戚,也患坐骨神经痛多年,可否介绍此方给她。"吾师为稳妥起见,叫他不要随便推荐此方。10 月 18 日来电说:"现已不复有痛矣。方药仍服,但这两晚夜汗较多,余无特殊,麻黄已增至 21g。"师答曰:"可停药矣。"黄师弟子潘林平深有感触,她自己为医以来,收到病人第一面锦旗,就是她懂得运用葛根汤治好了颈椎综合征的病人所送。

反思误案:用方必察"利之弊"

——葛根汤之误案

康某,黄师之师姐,吾辈以"师姑妈"称之,年已 70,犹研究经方不辍。素有糖尿病、颈椎病、骨质疏松、老年退行性骨关节病史。今年 3 月起,每夜出现发作性的单侧小腿至足趾部位挛急疼痛,夜间为甚,每夜发作一两次,每次持续 3 至 5 分钟,痛甚无法入眠。曾服葛根汤及改善骨质疏松药物可缓解。近日发作又频,挛急延及双侧腓肠肌,每夜发作两三次,服用氨基葡萄糖胶囊后症状未见改善,2010 年 5 月 31 日遂商治于黄师。

此本芍药甘草汤证,又伴有肩颈疼痛,故处以葛根汤加北芪,处方:

北芪 90g 葛根 60g 麻黄 10g 桂枝 15g

白芍 60g 炙甘草 30g 大枣 15g 生姜 10g

3 剂。服药后肩颈疼痛缓解,两脚挛急亦减,唯彻夜不能入睡。

6 月 7 日,继予葛根汤,4 剂,岂料服第 1 剂后,夜间双侧腓肠肌抽痛又频,足趾尤甚,每晚三四次,须不停以药油按摩,方能缓解,整夜未眠,苦不堪言。且几天来又增入夜怕冷,手足凉,神疲倦怠,少气无力,腹痛,胁痛,大便溏。

6月11日,黄师意识到,此乃麻、葛更伤阳气也,即改予桂枝加附子汤,易生姜为干姜,处方:

北芪60g 桂枝30g 白芍60g 赤芍30g

炙甘草30g 大枣20g 干姜20g 附子24g

4剂。服药当晚,仅发作一次,甚轻,夜可安睡,次晨喜甚致电黄师。

6月15日,再与上方5剂。自后未有发作,已如常矣。

按:事后黄师坦言此案之误在于葛根汤,并谓经验与教训,尽在论中第29、30条中矣。脚挛急本是芍药甘草汤证。黄师当时觉有肩颈疼痛,加之芍药甘草汤只两味,为增其制,故投以葛根汤。服后夜不成眠,本应有所警觉,但一再误投原方,虽非"一逆尚引日,再逆促命期"。但阳气再伤之象更为明显,故而出现肢凉畏冷、神疲乏力、便溏等。

《伤寒论》第29条曰:"伤寒脉浮,自汗出,小便数,心烦,微恶寒,脚挛急,反与桂枝汤欲攻其表,此误也。"虽然此证之初,并未有自汗出、小便数、心烦、恶寒等明显阳虚证,但病者素体多病,阳本不足。服葛根汤后,虽未汗出,但彻夜不眠,已提示不宜服麻黄剂。"反与桂枝汤欲攻其表"尚且为"误也"。夫葛根汤攻表夺阳更甚于桂枝汤,而一再投之,阳虚之证突显,脚挛急加重,为势所必然也。此时可"作甘草干姜汤与之,以复其阳",然后"若厥愈足温"后,"更作芍药甘草汤与之,其脚即伸。"尤幸见阳虚之兆,即迷途知返,投以桂枝加附子汤,挽回被伤之阳。

仲景原备有三处锦囊:①第29条:"作甘草干姜汤以复其阳"。②第68条:"发汗,病不解,反恶寒者,虚故也,芍药甘草附子汤主之。"③第30条:"病形象桂枝,因加附子参其间。"第20条:"太阳病,发汗,遂漏不止,其人恶风,小便难,四肢微急,难以屈伸者,桂枝加附子汤主之。"甘草干姜汤自属最轻;芍药甘草附子汤又为稍重;桂枝加附子汤更重。黄师选桂枝加附子汤且生姜易干姜,乃双管齐下,逆处求安,终归无恙。

仲景书焉可不细读乎!

辨证难关:不传之秘在"辨"字
——不完全性肠梗阻案

何某,女性,89 岁。因有老年性痴呆病史,长期居住老人院。2010 年 7 月 13 日开始出现食入即吐,腹胀满,大便秘结,当时无寒战发热,无腹痛、呕血、黑便等不适。即由家属送至我市某三甲医院住院,行血常规:WBC:11.98×10^9/L,NE:84.7%,腹部 CT:不完全性肠梗阻。因患者高龄,不能耐受手术,暂予禁食,抗感染,补液支持为主,并予桃核承气汤及开塞露灌肠。灌肠后,可解少量硬便,但如是治疗十余日后,患者食入即吐及腹胀满症状未见好转,家属要求转我院继续治疗。入院时患者暂无呕吐,腹胀满而不痛,复查腹平片仍提示不完全性肠梗阻,仍予禁食及补液。

主管医师与黄师短信联系,问其能否继续予承气汤类中药内服及灌肠。黄师认为此患者无腹痛,以胀满为主,非痞、满、燥、实、坚的大承气汤证。

此患者老年体虚,虽腹胀,便秘,呕吐,但无明显腹痛,其肠梗阻的主要原因考虑为肠麻痹引起,动力不足所致。而此患者在外院已反复攻下而不愈,其虚证更明显。虽有便秘等可下之证,但并非具大承气汤痞、满、燥、实、坚之证,更不是第 106 条"热结膀胱,其人如狂……但少腹急结"下焦瘀血的桃核承气汤证。

此证食入即吐,第 204 条:"伤寒呕多,虽有阳明证,不可攻之。"临床上犹应活看。注家多认为,呕大多为病势趋上,故不宜孟浪攻之。而《金匮要略》:"食已即吐者,大黄甘草汤主之",却以吐为辨证要点。因此,不能一见便秘即用攻下。呕吐可用大黄,也不要以为一用大黄即是攻下。第 208 条:"可与小承气汤,微和胃气";第 250 条:"与小承气汤和之。"第 251 条:"以小承气汤小小

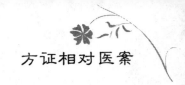

与和之。"小承气、调胃承气均属和法,而非攻下。

可试以厚朴生姜半夏甘草人参汤合小承气汤。处方:

法夏 24g 炙甘草 12g 党参 30g 厚朴 25g(后下)

生地 45g 生姜 15g 枳实 30g 大黄 20g(后下)

服第 1 剂药后,次晨解黑褐色烂便 1 次,量约 100ml。并予开塞露灌肠,灌肠后,又解黑褐色烂便 1 次,量约 200ml。如是共服药 5 天,每天均有大便解出,腹胀消。本欲复查腹平片评价患者肠梗阻情况,因患者痴呆,近日精神好转后,烦躁乱动,不能配合拍片,暂未予。尝试予少量进食,食后无呕吐。得泻后,改予小柴胡汤,处方:

柴胡 24g 黄芩 15g 法夏 24g 党参 30g

大枣 15g 炙甘草 15g 厚朴 20g(后下) 枳实 20g

住院 15 天,可进食,无呕吐,大便每日可解,予出院。

按:小承气汤乃大承气汤去软坚之芒硝。由枳实、厚朴、大黄三味组成,虽为下法,而非峻攻。大剂量使用枳实、厚朴意在行气除胀消痞而大便自通。第66 条云:"发汗后,腹胀满者,厚朴生姜半夏甘草人参汤主之。"此方借人参补气之力,联合枳朴行气之功,针对虚胀、虚满,故联合用之。服药后得泻下,止后服,改予小柴胡汤调和枢机,巩固疗效。

辨方证之妙,更有合方并方
——带状疱疹后遗神经痛案

粤剧老艺人叶某,73 岁。素有慢性阻塞性肺病。2008 年 11 月左背部、项部带状疱疹,经治疗后疱疹已结痂,遗留左后颈背连臂疼痛,左偏头痛,恶风畏热,口苦,苔薄白。

处以小柴胡合葛根汤,处方:

柴胡 24g 黄芩 15g 法夏 24g 党参 30g

生姜 3 片 大枣 12g 炙甘草 15g 葛根 60g

麻黄15g（先煎）　白芍60g　桂枝12g

3剂后来电诉疼痛已失，若常人矣。

按：带状疱疹时医常以清热解毒为理所当然，动辄以金银花、连翘、公英、地丁、板蓝根、大青叶等，实已离中医辨证精神。特别是疱疹已消，红肿已退，仅遗疼痛时，仍盲目以清热解毒投之，无异于贼过兴兵，徒损正气而又无补于事。于此际黄师常辨疱疹所损之部位及现证而施药。如本例恶风畏热，偏头痛，口苦，正是小柴胡加石膏证，后项背连臂疼痛则是葛根汤之所宜也。故两方合用而竟效。

黄师弟子杨森荣问："小柴胡汤合葛根汤，未见仲景有此法也，应如何理解？"黄师应曰："森荣果明眼人也。《伤寒论》第264条：'少阳中风，两耳无所闻，目赤，胸中满而烦者，不可吐、下，吐、下则惊而悸。'第265条：'伤寒，脉弦细，头痛发热者，属少阳。少阳不可发汗，发汗则谵语……'少阳病虽有忌汗、吐、下之定例，但是研究《伤寒论》与研究经方应有异有同、有分有合。临床上并非一见小柴胡便是少阳病，一见用麻、桂、葛便是发汗解表。"

临床探秘：破解千古疑难病

——续命汤医案（六则）

案一　多发性硬化案

陈某，女性，39岁。2008年5月因痛失爱女悲伤欲绝，终日哭泣。2008年6月开始出现视朦，遂至眼科医院住院，诊断为"视神经炎"，治疗后双眼视力恢复同前。7月患者欲解开心结，往梧州旅游。8月6日在梧州旅游期间再次出现视朦，左下肢乏力，遂于当地医院住院。次日病情急剧加重，出现声音沙哑，四肢无力。查MR：颈3~5脊髓异常密度影，诊断为"多发性硬化"。8月11日出现呼吸无力，诊为呼吸肌麻痹，予有创呼吸机辅助通气，当时四肢已完全不能抬离床面。8月16日转我市某三甲医院继续治疗，查脑脊液蛋白电泳，确诊为"多发性硬化"。仍以有创呼吸机辅助通气，并予大剂量激素及丙种球蛋白冲击。10月12日成功脱机后,11月1日转入我院。入院时患者精神萎靡,面色㿠白,体温:38℃左右,视物已较前清晰,呼吸稍促,气管切开,痰多,咳痰无力,四肢软瘫,双上肢可稍抬离床面,双下肢仅能床上平移,四肢感觉障碍,颜面、脊柱及双上肢痛性痉挛,以左颈部及左上肢为甚,留置胃管、尿管,舌淡,苔薄白,脉细。中医予生脉针静滴;西医方面予抗感染、化痰,控制脊神经受累后的异常放电,并予营养支持。11月4日黄师查房。

认为此为续命汤方证,故处方:

麻黄 15g(先煎) 北杏 15g 白芍 60g 川芎 9g

当归 15g 干姜 6g 炙甘草 20g 桂枝 10g

石膏 60g 党参 30g 北芪 120g

3剂后,体温下降至37.5℃左右,麻黄递增至18g。7剂后,患者已无发热,精神好转,血压、心率如常,病能受药也。麻黄增至22g,佐以桂枝15g。因仍有明显痛性痉挛,加全虫10g,川足4条。10剂后,痛性痉挛明显改善,双上肢活动较前灵活。麻黄加至25g,去党参,改为高丽参30g(另炖)。患者已无明显肺部感染征象,予停用抗生素,并始予针灸、康复治疗。麻黄继续递增,最大用至30g,而未见心律失常。

12月10日,服药40天,患者精神明显好转,痰液减少,请我市某三甲医院神经外科会诊,拔除气管套管,无明显痛性痉挛发作,当时已可床边小坐,双上肢活动灵活,双下肢可抬离床面。12月22日,即服药第52天,患者拔除胃管、尿管,言语清晰,自主进食,无二便失禁,可床边短距离行走,四肢感觉障碍明显减轻。

2009年1月15日,可自己步行,基本生活自理,出院。此后患者曾数次独自来我院门诊复诊,肢体活动几如常人。患者自行附近门诊康复锻炼,未再服中药。

2009年7月,患者与丈夫争吵后,出现胸闷、心悸不适,当时未见视朦及肢体麻木乏力加重。查心电图:频发室性早搏。MR:延髓及颈3脊髓内异常信号影,未排除脊髓炎。对症处理后出院。

2010年1月3日,情绪刺激及劳累后,患者再次出现右足第1、2足趾麻木、疼痛。1月4日开始出现双下肢麻木。1月5日出现右下肢乏力,完全不能抬离床面,遂由家属送至广东省中医院留观,予对症处理。考虑存在频发室早,予胺碘酮口服控制心律。治疗后,下肢瘫痪症状未见好转。1月9日转神经专科治疗。1月10日开始出现左下肢乏力,肩颈及四肢肌肉僵硬。1月12日始予激素及丙种球蛋白冲击。1月17日激素减量至60mg。建议每周减10mg,减至10mg维持2周后停药。

1月22日,因上次发作服黄师所开中药后病情明显好转,故患者要求再转我院继续治疗。入院时,患者神清,视朦,声嘶,左三叉神经眼支及上颌支感觉减退,四肢肌张力齿轮样升高,双下肢乏力,左下肢肌力Ⅲ级,右下肢肌力0级,肩颈及四肢肌肉僵硬,胸10以下平面感觉减退。躯干平衡障碍,右侧肢体痉挛抽搐。心电图正常,无胸闷、心悸不适。

患者停药日久,近期有室性心律失常,故师仍处以续命汤,麻黄仅予15g,并嘱注意检测心脏情况。处方如下:

麻黄15g(先煎) 北芪120g 桂枝30g 干姜15g

川芎9g 当归24g 党参30g 炙甘草30g

石膏90g

患者服药后每日麻黄加药3g,无胸闷、心悸、汗出,三次复查心电图未见异常。至2月1日麻黄加至33g,并间断加用高丽参。患者自觉躯干平衡障碍及右侧肢体痉挛抽搐明显好转。

2月2日,患者肌力尚无明显改善,麻黄加至35g,并加细辛15g、肉桂10g。2月4日患者双下肢肌力开始较前改善,左下肢肌力Ⅳ级,右下肢肌力Ⅰ级,声嘶亦较前好转。2月5日为加强疗效,中药改为一日两剂。病有起色,患者对黄师甚是感激,并悔当日不应过早停服中药,致病情再次加重。

2月9日患者仍有肩颈及四肢肌肉僵硬,更加白芍60g。此时患者右下肢肌力恢复至Ⅱ级,扶持下可站立。2月11日因临近春节,予带药出院,嘱门诊复诊。

2月15日患者门诊复诊,可扶行,继续服药,2周后,患者已可独立行走。

案二 多发性硬化反复发作案

赵某,女性,42岁。移居美国,1990年突发左眼失明,我市某三甲医院诊断为"多发性硬化",激素冲击治疗后失明症状消失。但其后神经系统功能缺损症状反复发作5~6次,每次发作症状不尽相同,曾出现言语障碍、呼吸肌乏力、肢体运动障碍等表现，但每次在激素冲击后，症状均能基本缓解。末次发作于 2006 年，以小便失禁、双下肢截瘫为主要表现，此次经激素冲击治疗及康复治疗后，仍有明显后遗症状。双下肢萎缩，步履蹒跚，虽扶四足助行器助行，仅能行十余米，平时多坐轮椅代步。回国接受针灸治疗数月，经人介绍，于 2009 年 5 月前来请黄师诊治。患者形体纤弱，面色㿠白，舌淡，脉细。

处以续命汤加北芪，麻黄用量依例逐渐递增至 30g，药后仅间有短暂心悸，余无特殊。两个月后可独立行走，精神畅旺，饮食如常。8 月携黄师处方返回美国，继续服药。9 月来电感觉良好，美国复诊，当地医生甚为惊讶，皆赞叹中国医学之神妙。唯麻黄一药，遍寻全城药肆均配不到，如之奈何也。2010 年 8 月，患者回国探亲，曾多次来黄师门诊复诊，精神畅旺，可独立行走。

案三　脊髓膜瘤术后案

欧某，男性，54 岁。2007 年无明显诱因下出现腰痛、双下肢乏力、麻木，右下肢为主。外院予胸椎 CT：相当于胸 11 椎体水平锥管内髓外硬膜下占位，考虑脊髓膜瘤，伴肿瘤水平以下脊髓空洞症，行手术切除。术后因"脊膜瘤术后脊髓萎缩"，在我市多家医院住院，予激素冲击、营养神经、改善微循环及理疗、高压氧等治疗，效果不佳。2008 年 7 月 16 日，至我院寻求中医治疗，接诊医生处以续命汤（麻黄用 15g）。7 月 18 日，适黄师查房，见患者中等身材，形体尚壮实，然手足稍冷，右下肢痿躄，须拄杖而行，右下腹时有疼痛，按之软，大便如常，小便频而不畅，脉沉而细。

黄师曰："宜续命汤"。恰两日前我院接诊医生在场，曰已开续命汤，麻黄 15g。黄师解释："现方温经达营之剂量远未达治疗量。"书以阳和汤加减。

众惊问："何以用阳和汤？"师曰："阳和汤有续命意也。不过以补肾药易养血药而已。"众恍然大悟。处方：

麻黄 18g（先煎）　肉桂 10g　干姜 12g　熟地 30g

鹿角胶 18g（烊化）　北芪 90g　附子 30g　炙甘草 30g

麻黄用量，每两至三日递增 3g，最大用至 30g。患者出院后继续门诊，两月后可弃杖而行，药后稍出汗，心律如常。患者坚持门诊治疗，服用中药至今，近一年来已可独自前来复诊，行动如常人。

案四　急性胸、颈段神经根炎案

何某,男性,65岁,2008年4月18日其妻来诉,两月前始觉肢麻、头倾、乏力,在本院门诊就诊,疑为中风。自往我市某三甲医院,疑为重症肌无力,遂收入院。病情继续发展,咳逆上气,不能自主呼吸,转入ICU,有创呼吸机辅助通气已第45天。头颅CT、MR无明显责任病灶,因病情重,未行新斯的明试验、腰穿及肌电图检查,考虑为:急性胸、颈段神经根炎,累及呼吸肌。主管医生向其妻交代,针对病因,西医对此病无有效疗法,只能对症而已。故其妻要求自己找中医试治,获同意,故经人介绍来恳黄师往诊。患者神识尚清,痰多,舌尖稍红,脉洪大。

姑以《古今录验》续命汤,原方加北芪试治。方药:

北芪120g　麻黄15g(先煎)　北杏15g　川芎9g

当归24g　干姜6g　高丽参15g(炖,另兑)　肉桂6g(焗)

生石膏90g　甘草15g

4剂。主管医生觉北芪、石膏太重,劝减其量,病家不以为然。

师曰:此属风痱无疑,但死兆有两端:一者头倾,经云:"头倾视深,精神将夺矣";一者脉洪大, 重病脉大未必是安,《金匮要略·痰饮咳嗽病脉证并治》曰:"久咳数岁,其脉弱者可治,实大数者死",《金匮要略·肺痿肺痈咳嗽上气病脉证治》曰:"上气,面浮肿,肩息,其脉浮大,不治"。

22日,鼻饲中药后病情稳定,按原方再进3剂。25日诊脉稍和缓,原方3剂,麻黄增至20g。再加细辛15g,嘱两味必须先煎半小时。28日往诊,白天已不用呼吸机,病者笔谈曰:"精神很好,唯入睡后怕窒息,故晚上不敢不用呼吸机。"脉象滑稍缓,微汗出,肤稍冷。

《金匮要略》原方后注:服后"汗出则愈",佳象也。麻黄减为15g。4剂。30日晨,家属来电,昨晚停用呼吸机,一切顺利,病人安睡。5月2日,全停呼吸机已3天,情况稳定,舌尖边略红,苔薄白,脉滑痰多。询之有否胸翳、短气? 曰:"无"。

嘱病人可试坐,上方加五味子15g、枳实24g,3剂。5月5日,呼吸机已停用第6晚,病人情况良好,自诉有些口干,舌稍红苔薄,主管医生考虑再观察三四天,便可拔除气管插管,并等待普通病房有床位,即转出ICU病房。

师嘱其多坐,以渐适应日后站立行走。拟麦门冬汤加味:

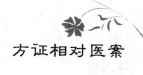

麦冬 90g 五味子 15g 高丽参 15g 法夏 24g

大枣 20g 炙甘草 24g 茯苓 24g 枳实 30g

北芪 120g

3 剂,水煎服。

想麦门冬汤乃治"大逆上气,咽喉不利"。仲景描述呼吸困难一般用咳逆、气逆、喘满等,可见"大逆"非一般之上气,当是症情严重者。风痱是痿,肺痿也是痿,肺热叶焦也。再者病人今天有口干,诸症已趋稳定,麦门冬汤应合其时,仲景此方用麦冬特重,七升。

5 月 6 日,家属来电,今天转神经内科,一切顺利,唯该科主管医生不同意外来中药,故只服了 1 剂。不敢有违医院制度,奈何。5 月 11 日,黄师往探视之,观其眼欠神,似有倦意,询之有否胸闷、呼吸急促等,自诉无不适。不便开药,唯好言以慰之。晚 11 时家属来电,病情急转直下,主管医生要求气管切开再上呼吸机,并谓此病不治,今后只能靠呼吸机维持,家属不同意。5 月 15 日傍晚 5 时,家属来电,病人已转入昏迷状态。患者于 5 月 17 日死亡。

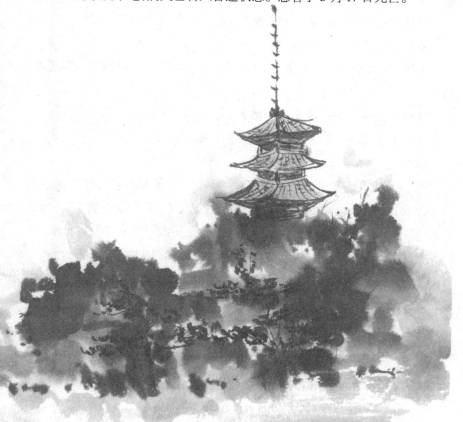

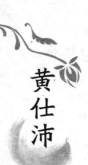

按：此例观之，乃风痹之重症，病情一度好转，又急转直下，显然与续命汤有关，莫非此方果真能续命？

案五　帕金森案

黄某，女性，51岁。素性格开朗，家庭和睦。5年前，开始出现四肢乏力、僵硬，反复发热，无汗。辗转市内多家三甲医院就诊，考虑"帕金森综合征"可能性大。曾予多巴丝肼抗帕金森治疗，效果不佳。5年来病情日益加重，逐渐出现饮水呛咳，呼吸费力，持续发热，终年无汗，卧床不起。2009年5月，病情加重，高热，痰多，呼吸困难。中山一院收住院予以气管插管，抗感染治疗，半月后生命体征较前稳定，为寻求中医治疗，经中山一院神经科主任介绍，6月11日转我院治疗。来院时，虽神清，精神萎靡不振，经鼻气管插管，痰多，需反复吸痰，持续高热，无汗，四肢均不能抬离床面。

西医治疗上以抗感染及呼吸道管理为主。中医考虑高热，无汗，予大青龙汤加减，处方：

麻黄20g　桂枝15g　北杏15g　甘草15g

石膏90g　生姜12g　大枣12g

3剂后，发热未解，最高40℃，考虑病程迁延，属往来寒热，予小柴胡汤，处方：

柴胡15g　黄芩25g　法夏24g　党参30g

大枣12g　生姜15g　炙甘草12g　石膏120g

麻黄6g　北杏15g

又服3剂，仍高热，每日体温39℃，痰多，无汗。反复与家属沟通，考虑植物神经调节紊乱引起高热，建议转空调房，家属不同意，后因高热不退，转市中医院治疗。市中医院住院期间考虑感染重，痰液引流不畅，予气管切开。住院1个月，感染有所控制，家属慕黄师之名要求再转回我院寻求中药治疗。7月14日患者再次入院，此次家属同意入住空调房。入院时神疲，表情呆滞，间歇发热无汗，气管切开，痰多，四肢皆不能抬离床面。身体不能自收持，口不能言，拘急不得转侧。

考虑属续命汤证，故拟方药如下：

麻黄18g　北杏15g　肉桂12g　川芎9g

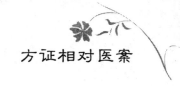

当归 24g 党参 30g 白芍 60g 炙甘草 30g

大枣 12g 干姜 12g 石膏 60g

2～3 日麻黄递增 1 次,8 月 4 日麻黄加至 25g。患者精神状态较前好转,常面带微笑。8 月 6 日,患者再次出现高热不退,体温最高 39℃,无汗。

又改予大青龙汤:

麻黄 28g 桂枝 12g 北杏 15g 甘草 10g

石膏 90g 生姜 6g 大枣 15g

两日后加至麻黄 30g,服药 13 天,仍发热,体温 37℃～38℃,改为:

麻黄 30g 北杏 15g 苇茎 60g 薏苡仁 30g

桃仁 15g 石膏 60g 知母 15g 青天葵 20g

甘草 15g

体温渐得以控制。9 月 1 日,考虑患者体温明显下降,仍予续命汤,处方如下:

麻黄 33g 肉桂 15g 川芎 9g 当归 24g

党参 30g 白芍 60g 炙甘草 30g 大枣 15g

干姜 15g 石膏 60g 北芪 90g

三天后加量至 35g,患者神清气爽,面带笑容,手心及腋下有微汗,吸痰次数减少,左上肢可抬离床面,双手肌力Ⅲ级以上。

按:本例患者存在两个主要汤证,其一,为续命汤证:乏力,拘急,吞咽障碍和呼吸困难。其二,为大青龙汤证:发热,无汗。因病情重,发热无汗反复出现,故在使用续命汤治疗运动障碍的同时,当发热、无汗为主要矛盾时,改予大青龙汤。

案六 胸腺瘤术后放疗后脊神经受损案

梁某,女性,48 岁。廉江人,粤剧名伶梁某好友。2004 年因重症肌无力,查为胸腺恶性肿瘤,行胸腺手术,随之放疗,重症肌无力症状改善,但致脊神经受损,下肢行步蹒跚,麻痹不仁,全身肌肉常抽动,颈以下无汗。2008 年 8 月因双眼睑下垂,复视,全身乏力,气短,来广州军区广州总医院住院,诊断为"重症肌无力",用溴吡斯的明后,眼睑下垂、复视改善,但余症依然。虽出院在家,但举步维艰。

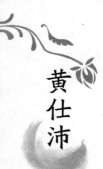

2008 年 10 月 13 日经梁某介绍请吾师往视之,患者面色㿠白,带倦容,语音低微,短气眩晕,头汗涔涔,至颈而还,脉虚数。

即处以《金匮要略》所附《古今录验》续命汤加味,处方:

北芪 120g　麻黄 12g(先煎)　北杏 15g　白芍 60g

川芎 9g　当归 24g　干姜 10g　肉桂 6g

高丽参 15g(另炖)　炙甘草 12g　大枣 15g　石膏 30g

3 剂。嘱服药后,覆被静卧,汗出勿当风。

15 日复诊,精神转佳,行路已能举步,三天来仅腓肠肌跳动一次。以前髀枢以下麻痹刺痛,现转至膝以下矣,气短改善。服药后两三个小时得汗,汗出至双臂,惟仍有眩晕,否则可以下小区花园散步矣。原方麻黄加至 15g(先煎)、白芍 90g、干姜 15g。3 剂。18 日再诊,情况良好,守方 3 剂。岂料 19 日晚来电,突然呕吐频频,往广州军区广州总医院急诊,诊为"重症肌无力危象",再度入院。此后无再服中药。

2010 年 3 月 8 日,患者再请黄师往诊,谓自 2008 年 10 月再进医院后,反复几次住院,双下肢活动更差,至今年春节前又突发重症肌无力危象,经抢救治疗后,主管神经科医生建议她再找中医治疗,再欲食中药云云。现常胸臆不舒,气短乏力,腹胀,双下肢不能抬离床面,只能坐轮椅,双下肢肌肉萎缩,肌肉抽搐,仍以续命汤加北芪 120g,麻黄 18g(先煎),每隔三天递增 3g。至 3 月 20 日麻黄增至 30g,双下肢肌肉抽搐已止,右下肢明显能自主活动,左踝也稍能摆动,胸臆憋气感觉已消失,心率:82 次 / 分。继续服用上方,维持麻黄用量。3 月 31 日诉说下午双脚面、脚踝浮肿。至 4 月 3 日双脚仍浮肿,细询所服钾片(补达秀)原粒自大便排出,料是失钾所致。她咨询神经科医生,也告知是失钾,但她恐怕是中药副作用,而停用中药,奈何功败垂成也。

综上所述:《古今录验》续命汤出自《金匮要略》,原文:"治中风痱,身体不能自收持,口不能言,冒昧不知痛处或拘急不得转侧"。组方:麻黄、桂枝、当归、人参、石膏、干姜、甘草各三两,川芎一两,杏仁四十枚。

上述多发性硬化案两例,第一例较重,已累及呼吸肌,第二例为典型的多发性硬化,具有时空多发性特点,发作次数多,病程较长。以上两例发病皆与感染有关,免疫机制参与,皆以累及运动系统及后组颅神经为主,伴有感觉障碍,这与续命汤原文中的症状基本相符,有是证用是方,故疗效显著。

帕金森案,除续命汤诸症外,还有一个突出的临床特点,那就是发热,这是植物神经功能障碍引起的。《伤寒论》:"太阳中风,脉浮紧,发热恶寒,身疼痛,不汗出而烦躁者,大青龙汤主之。"在有是证用是方的原则下,以大青龙汤发汗退热,更为恰当。大青龙汤是麻黄汤倍麻黄,加石膏,配以姜枣组成。与续命汤相比,同是麻黄为君,桂枝辅之,只是不含川芎、当归、人参补益之药而已,其力更专。大青龙汤在发汗退热的同时,还是具有温通经隧之能的。无发热时,加上益气活血之品,就是续命汤了。

急性脊神经炎案,主要累及外周神经,是各案中病势最急、病情最重的,发病即累及呼吸肌。该患者病情危重,一度好转,中途停药,前功尽费,终至不治,奈何。

脊髓膜瘤案,为术后,又是肿瘤,阳气已虚,手足冷,小便频,故予阳和汤。黄师指出,阳和汤有续命意也,不过以补肾药易养血药而已。虽是外科名方,亦可用于此病。可见黄师用药,已臻化境。

黄师以其深厚的中医功底,对续命汤深入研究、灵活运用,取其温通宣散、益气活血之力,散血脉中凝滞之邪,治疗神经系统疾病屡获奇效,以上几例验案可见一斑。故公诸同好,希望对研习经方者有所启迪。

经方妙用:别有一番滋味在心头

——续命汤通腑案

钟某,男性,65岁。2010年3月前后,始觉神疲,体倦,不思饮食,全身疼痛,腰骶为甚。4月,开始出现上腹部疼痛,双下肢乏力,感觉障碍,小便潴留,大便不通。入我市某三甲医院住院,查体:全身浅表淋巴结未触及肿大,肝大,剑突下四横指。左下肢肌力Ⅲ级,右下肢肌力Ⅳ级。胸10以下平面感觉减退。以痛触觉减退更为明显。腰椎CT:腰2/3、3/4、4/5椎间盘突出。ECT:骶髂关节骨代谢活跃。消化系B超及腹部CT提示:肝多发絮状占位病变。考虑为恶性肿瘤转移，原发灶未明，予肝组织穿刺活检：肝B细胞型非霍奇金淋巴瘤。因患者拒绝行肠镜，仔细阅读腹部CT，暂不支持肠腔转移。曾有冠状动脉支架植入术后病史，不能行MR检查。但据其症状、体征，腰骶椎转移压迫脊髓可能性较大。治疗上以对症治疗为主，以芬太尼贴止痛。二便潴留考虑原因有二，一则骶髓受压，二则阿片类止痛药影响肠蠕动。予留置尿管，住院期间予大承气汤内服，桃核承气汤保留灌肠，三日一次，前后月余。每次皆需灌肠才可排便。5月15日转我院，腹仍胀甚，需灌肠，转院途中尿管脱出，小便自解。腹胀，便秘。

窃以为此当为大承气汤证，予：

大黄15g（后下）枳实20g 厚朴20g（后下）芒硝10g（冲）

下午5点服药，同时予开塞露灌肠，药后未得矢气，至夜晚10点，腹痛肠鸣，解出黄色烂便100ml，腹胀未减。

次日下午，黄师查房，曰："此虽腹胀、便结，实与承气汤证之痞、满、燥、实、坚有别。双下肢乏力、麻木、二便潴留，腰骶脊髓病变引起，非燥屎内结。因无力行舟，故大便不得下。欲得泻下，当治其本，以续命汤温通经隧，才可取效。"处方：

麻黄15g（先煎）桂枝15g 干姜10g 石膏60g

当归24g 芒硝10g（冲服）大枣15g 炙甘草15g

大黄15g（后下）枳实20g 厚朴20g（后下）川芎9g

槟榔15g

3剂。黄师并嘱三天后，如无不良反应，按情递增麻黄用量。吾辈将信将疑，此虽脊髓压迫，但因恶性肿瘤引起，续命汤真能取效？

服药一剂后，仍未得矢气，腹胀甚，仍予开塞露灌肠。又服两剂，可矢气日一两次，余症未见改善，继续以开塞露灌肠。吾更为疑虑，麻黄暂未加量，守方4剂。前后共服药7剂，第七日傍晚，药后，解黄色烂便约50ml。两个月来第一次自行排便，家属颇为欣喜。

因请示黄师，麻黄要否加量？黄师谓："早就应当加量矣。"麻黄加量至20g，仍配合大承气汤，4剂。第四日晚上，解黄色烂便四次，腹胀尽除。

患者服承气汤日久，尚需配合灌肠，今得泻下，吾始信此乃续命汤之效也。麻黄加量至25g，去大黄、槟榔。是日，患者服药后，即得大便一次。此确续命汤之效也。自后病者每日自行排便，遂于 6 月 1 日带药七天出院。

按：此案为肿瘤压迫脊髓，双下肢活动障碍，二便不通，现症有类风痹。尤幸双下肢尚未全瘫，转院途中尿管自行脱落，小便却能自解。尚可望振奋沉阳，以通腑气。所谓"大气一转，其气乃散也。"桃仁承气汤、大承气汤作用在阳明胃与肠，非其治也。初用续命汤时，因信心不足，故未按师嘱加量，及至第七天，患者能自行排便，方信其效。若早加量，更胜于此。

再细读《金匮要略·水气病脉证并治》第 31 条："师曰：寸口脉迟而涩，迟则为寒，涩为血不足。趺阳脉微而迟，微则为气，迟则为寒。寒气不足，则手足逆冷。手足逆冷，则营卫不利。营卫不利，则腹满肠鸣相逐。气转膀胱，营卫俱劳。阳气不通则身冷，阴气不通则骨疼，阳前通则恶寒，阴前通则痹不仁。阴阳相得，其气乃行，大气一转，其气乃散，实则矢气，虚则遗溺，名曰气分。"及第 33 条："气分，心下坚，大如盘，边如旋盘，水饮所作，桂枝去芍药加麻黄细辛附子汤主之。"又别是一番滋味也。

附：《古今录验》续命汤小议

何莉娜

关于《古今录验》续命汤的认识

续命汤为《金匮要略·中风历节病脉证并治》的附方，是林亿等重新整理《金匮玉函要略方》时，采集散在于《古今录验》中的方剂。原文："治中风痹，身体不能自收持，口不能言，冒昧不知痛处或拘急不得转侧。"组方：麻黄、桂枝、当归、人参、石膏、干姜、甘草各三两，川芎一两，杏仁四十枚。古方书中，以"续命"为名的方剂（大、小、西州）共二十多首，后世把纯用温药者，称为热续命；加入寒凉药者，称为凉续命。《千金》、《外台》中治风的方剂，即使不名"续命"，但方中药物，多是类同"续命"。

自仲景到隋唐，《古今录验》续命汤广泛使用。金元以后，因医家反对以"外风"论治中风，该方亦少有人问津，但这种认识值得重新商榷。

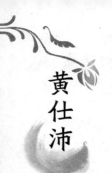

《古今录验》续命汤原为治风痱而设。风痱是中风的一种,先贤将中风分为四类,偏枯为半身不遂;风痱为四肢不收;风痹为身体不仁;风懿为吞咽及构音障碍。续命汤本拟治风痱,但上述四类,其病因病机相仿,治疗风痱之方,故同样可以治疗中风。黄师认为该方不但能治中风,还能治多种神经系统疾病。

原文可这样理解,"身体不能自收持",指四肢肌力下降,肌张力降低;"冒昧不知痛处",指感觉障碍;"口不能言",指言语欠清,吞咽功能障碍;"拘急不得转侧",指肌张力增高及伴发神经性疼痛的症状。结合方后所述"并治但伏不得卧,咳逆上气,面目浮肿",指的是重症影响呼吸或伴发肺部感染。通观以上症状和神经系统疾病中累及运动系统,造成肌力、肌张力障碍;累及感觉系统,影响深、浅感觉及复合感觉;累及后组颅神经,出现呼吸困难,言语、吞咽障碍的临床表现相符。该方以麻、桂、姜破癥坚积聚,温通经隧,更配以大量益气活血之品,使血脉畅通,经气流转,清窍通利,治疗多种神经系统疾病,改善神经功能缺损症状,当取奇效。故我们不应因反对"内虚邪中"而反对续命汤。

关于临床运用《古今录验》续命汤的体会

一、要从仲景的原意去解释续命汤

仲景论广《汤液经》,是经方中的一家,经方派与以《内经》为代表的医经派实属两家。续命汤的组成,世人看之,奇特难明。后世誉之者,每引经据典,多方诠解,为了证明此方之妙,从《内经》、《难经》寻找依据,对于有利于己意者铺陈发挥,于经理不合者弃而不论。以发散风寒,调和营卫释之当然难以理解。还有认为"本方重在石膏、干姜并用,而调理脾胃之阴阳。盖因风痱以四肢突然瘫痪为特征,主四肢者脾胃也。《素问·太阴阳明论》云:"'脾病四肢不用',脾胃升降失调也。故以干姜辛温刚燥,守而能散,大具温补宣通之力,石膏辛微寒而柔润,质重,具沉降之能。所以本方用此二味,调脾胃阴阳,使脾升胃降,还其气化之常,四肢得禀水谷,此治痱之本也……"如此这般,似乎把此方解释得既合经典,又与众不同,无懈可击。然则唐以前多首续命汤无用干姜、石膏者又作何解释?故不应以源于《内经》、《难经》的辨证理论体系来解释仲景的方证。

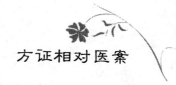

二、续命汤当以麻黄为君

麻黄首载于《神农本草经》："主中风,伤寒头痛,温疟,发表出汗,去邪热气,止咳逆上气,除寒热,破癥坚积聚。"续命汤应以麻黄为君,第一:麻黄是诸方共有之药。第二:该药有温散宣通、破癥坚积聚之效。

现代医学认为,麻黄具有中枢神经兴奋作用,较大治疗量即能够引起大脑皮层和皮层下中枢特别是脊髓的兴奋[1]。麻黄主要含麻黄碱、伪麻黄碱、去甲基麻黄碱及挥发油等。伪麻黄碱较麻黄碱有显著的利尿作用,挥发油具有很强的发汗作用。麻黄碱具有发汗、兴奋中枢神经、兴奋心血管系统及平喘的作用,它是兴奋大脑皮层和皮层下中枢特别是脊髓的主要成分。

麻黄的煎煮、炮制法中,"去节"及"先煎去上沫"针对的就是麻黄碱[2]。我们使用麻黄时,最怕的就是它引起心律失常的副作用,而引起中枢兴奋的药理成分和造成严重副作用的成分都是麻黄碱,这是我们使用麻黄时最感困惑的地方。根据观察,一般来说,在先煎的前提下,对于心功能尚可,无心律失常病史的患者,使用大剂量麻黄(15～30g),其少发生心率增快及节律改变的情况。我们考虑,对于有中枢神经系统损害的患者,神经元中相关神经递质的受体比心血管系统对麻黄碱作用的反应阈值要低得多。一般能使患者中枢神经系统兴奋,改善症状的药量,往往未致心律失常。按黄师经验,麻黄2～3天加量1次(急病者,周时观之),每次递增3g,最大可用35至45g,因该药兴奋性较强,以下午3点前服药为宜。

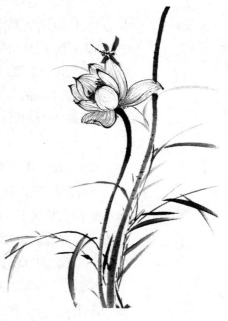

三、关于续命汤中麻、桂相配

仲师用麻黄每配桂枝,几成定例,后世多以为麻得桂助,发汗之功更著,黄师认为此乃只知其一,实仲师另有深意,桂不但独能温通,更能定悸,可减麻黄致悸之弊也。《伤寒论》第64条中有"发汗过多,其人叉手自冒心,心下悸欲得按者,桂枝甘草汤主之。"原文中,所指令患者"发汗过多"者,当为麻黄剂,"其人叉手自冒心,心下悸欲得按者",指的就是麻黄剂的副作用。如是,可见桂枝与麻黄同用,可减少麻黄所致心律失常的副作用。方有执曾于《伤寒论条

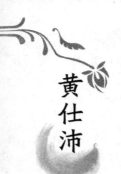
辨》中有类似论述："麻黄汤中用桂枝,何也? 曰:麻黄者,突阵擒敌之大将也,桂枝者,运筹帷幄之参军也,故委之以麻黄,必胜之算也,监之以桂枝,节制之妙也。"现代药理研究证实桂枝可加快伪麻黄碱的吸收,促进人体对伪麻黄碱和麻黄碱的吸收利用程度,降低伪麻黄碱清除率以保证体内有足够药量发挥药效,使伪麻黄碱主要分布于体液,有利于减少体内蓄积,防止、降低毒效,提示桂枝与麻黄减毒增效的配伍关系[3]。

四、关于续命汤中的补虚

黄师认为《古今录验》续命汤不单以大剂量辛温之品宣散血脉之凝滞,还配合当归、人参、川芎等药益气养血以散血脉的虚滞。对于虚证较为明显的患者,在原方基础上还可加用地、芍、鹿胶等。例如后世的阳和汤,以补益气血,使血脉畅通,经气流转,清窍通利。黄师曰:"阳和汤有续命之意",此之谓也。

五、关于续命汤的清热

石膏当是《古今录验》续命汤中最受争议的一味药,为何在大队辛温之品中,配以甘寒的石膏呢? 黄师认为方中大量辛散温通之药,非专为振奋沉阳也非发散风邪而设,使用续命汤者不必都有阳虚或表证。麻、桂、姜功在温通,目的在于温散血脉凝滞。佐以石膏等寒凉之品,并非为了后世所说的清肝经上亢之火,或清肺经阴伤之热。仲景使用石膏主要是为了防止药物过于温热。故有热象也是可以使用续命汤的,只要患者无大热,又能耐药就可以了。

关于《古今录验》续命汤与补阳还五汤

王清任在经过自己大量实践之后,认为人体气血运行当左右平衡,现出现半身不遂,则是不遂的半身气血亏虚,"亏损元气,是其本源",故立补阳还五汤。以大剂量北芪为君,以补气为主,气旺则血行,辅以活血化瘀药。自王清任后益气活血成为治疗中风的大法。

补阳还五汤和仲景的续命汤在立方上有近似的意思。瘀血是中风的发病基础,这是近年来已被广泛接受的,而此两方都是针对瘀血而设。首先两方皆有川芎、当归等活血之品。而补阳还五汤加大量北芪为君,使气行而血行,续命汤则以麻黄、桂枝、干姜为主,温散经脉凝滞之瘀,无论是益气之药还是辛温之品皆为化瘀而设,并非专为益气、温阳。黄师在运用续命汤的时候,病情重者,往往亦加北芪、高丽参等,以助药力。

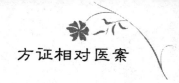
参考文献

[1] 马勇，徐暾海，徐海燕，等．麻黄研究进展 [J]．吉林中医药，2008,28(10):777~779.

[2] 张苗海．对麻黄"去节先煮去上沫"的认识与研究[J].辽宁中医药大学学报,2008,10(11):11~13.

[3] 罗佳波，余林中，贺丰，等．麻黄汤组方原理的研究[J].世界科学技术——中医药现代化,2007,9(12):6~11.

不可尽信：医之以讹传讹者多矣

——间歇性跛行案

黄师老友何某，68 岁。粤剧名小武也，舞台上跳扎翻腾，功底甚厚，当年演孙悟空轰动一时。素有高血压、慢性肾功能不全、痛风等病史。2006 年 7、8 月间，忽觉行步不及百米便感双腿腓肠肌抽痛，必休息片刻方能继续行步。

师曰："此动脉硬化，间歇性跛行也，动脉腔狭窄，行走活动量增大，供血不足也，应以益气化瘀。"遂处补阳还五汤，似效不效，如是一年多矣。何某阅保健科普文章也知此病无甚良策，且发展下去终会下肢溃烂，甚而需截肢。更兼素来信任老友，但求不恶化便算好，故无疑问。2008 年 2 月春节，天阴久冷，症状加甚。

黄师忽念《伤寒论》第 29 条曰："伤寒脉浮，自汗出，小便数，心烦、微恶寒，脚挛急……更作芍药甘草汤与之，其脚即伸。"第 30 条也曰："重与芍药甘草汤，尔乃胫伸。"即处：

白芍 60g 甘草 30g 北芪 120g 川木瓜 15g 怀牛膝 30g

7 天后复诊，症状明显改善，已能步行四五百米。遂把白芍加至 90g，10 剂。3 月 11 日来诊谓：已如常人，行走四五公里，无觉不适矣。

按：按理治病必求于本，补阳还五汤活血化瘀乃求本之法，而效果不理想，芍药甘草汤，应不能对血液流变学有所改变，何以能取效，是否难以理喻哉。

黄师弟子劳婉玲医师问曰:"本方治挛急之理,是否如方书解释'酸甘化阴?'"黄师笑曰:"如此说,叫病家食'话梅'或食'咸酸'之类,岂不是好?"徐灵胎曾谓:"药之治病,有可解,有不可解者也。"此经方难以理喻也。再者芍药《本经》曰:"苦平",不知何时起谓味酸。黄师弟子韦淑敏医师即往中药房取白芍嚼之,果味苦,全无酸味。医之以讹传讹者多矣,不可尽信。

静思细考,难证不难

——手足十指(趾)端肿痛案

谭某,男性,36 岁。嗜啤酒,肝功能损伤。十指(趾)端肿如鼓槌状,疼痛,色素沉着 20 余日。血沉、抗"O"阴性。

予桂枝芍药知母汤合木防己汤,处方:

桂枝 15g 芍药 30g 知母 15g 白术 30g

防风 15g 麻黄 15g(先煎) 附子 15g 防己 30g

石膏 60g 炙甘草 15g

服 3 剂肿痛基本好转,微红,继服 4 剂,诸症皆失。

按:桂枝芍药知母汤出自《金匮要略·中风历节病脉证并治》,魏念庭曰:"此方乃通治风寒湿邪之法,非专为瘦人而设也",一语道破,可谓心得之言。《金匮要略》治湿诸方有:麻黄加术汤、麻杏薏甘汤、防己黄芪汤,诸方各有所主。而风湿相搏之桂枝附子汤、白术附子汤、甘草附子汤,后世更称之为风寒湿三方。可以说桂枝芍药知母汤是诸方之综合化裁而成,芍药、知母又为制热而设,使久服而能任药之意。

临床运用此方,黄师喜与木防己汤合用。木防己汤出自《金匮要略·痰饮咳嗽病脉证并治》:"膈间支饮,其人喘满,心下痞坚,面色黧黑,其脉沉紧,得之数十日,医吐之、下之不愈,木防己汤主之。"方用木防己三两、桂枝二两、人参三两、石膏十二枚,如鸡子大。此方原治支饮,近人亦以之治充血性心力衰竭,确有奇效,在此不赘。吴鞠通却常去人参以之治痹。《温病条辨》有加减木防己汤治痹。《吴鞠通医案》痹门共十五案,其中用本方竟占六案。其他如痰饮门、寒湿门、中风门等皆有用之,均去人参而重用石膏。如《痰饮门·赵案》,吴氏谓:"石膏少用万不见效。"此案"前后共用石膏百斤之多。"吴氏治痹是活用了仲景此方。

黄师用木防己汤合桂枝芍药知母汤也取防己利湿而清热,与石膏配合知母、芍药更能清内郁之热,制温药之燥也。

《金匮要略》木防己汤应是仲景用石膏最重的一首方。仲景用石膏:白虎汤是一斤,麻杏石甘是半斤,大青龙汤是如鸡子大一枚。鸡蛋大一枚石膏约45g,小的也不小于30g,如果十二枚大约是360～540g。按一两即15.6g计,白虎汤不过是250g。由于用量太重而又不好理解,故有些版本是三枚。而有些注家如清代莫枚士的《经方例释》说:"凡云如鸡子者,皆谓如鸡子黄也,王氏《古方权量考》云鸡子黄,与弹丸大相等。此方石膏太多,恐大十二枚为'黄'大十二枚。"黄师觉不然也,查仲景用"黄"必写鸡子黄,表达其量时如猪膏发煎用乱发如鸡子大三枚。排脓散则曰:"取鸡子黄一枚,以药散与鸡子黄相等揉合令相得。"而用石膏时则用鸡子大来表达其量的,如大青龙汤等。而确用弹丸大者自直书弹丸大以比喻,如薯蓣丸之"炼蜜和丸如弹子大",葶苈大枣泻肺汤之"葶苈捣丸如弹子大",竹皮大丸"用枣肉和丸如弹子大"等。故仲景写鸡子大、鸡子黄大、弹子大是不会混淆而各有所指的。那么本方用石膏十二枚如鸡子大,确实是较重,仲景应是自有其用意的。故吴鞠通用本方时其用量也较大也。

"判若两人"的疗效从哪里来

——肺癌术后喘满案

高某,女性,43岁。肺癌术后4个多月仍喘满气短,神疲无力,多处延医不效。经人介绍来院请黄师诊治不遇,请他医先诊,用化痰平喘之品,3剂,无咎无誉,症状如前。2008年3月28日再来求治,因病号多,候诊大厅无坐处,

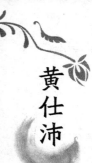

黄仕沛

经方亦步亦趋录

——方证相对医案与经方问对

患者诉说气喘无力,要求允她在诊室内稍坐候诊,黄师见其颇为痛苦之状,即先与她诊。刻诊:喘满有痰,面色苍白,乏力,指甲鼓起,隐见血筋。

《金匮要略·痰饮咳嗽病脉证并治》:"膈间支饮,其人喘满,心下痞坚,面色黧黑,其脉沉紧,得之数十日,医吐之、下之不愈,木防己汤主之。"处方:

　　防己30g　桂枝15g　党参30g　石膏90g

　　葶苈子30g　枳实15g　薏仁24g　五味子15g

　　红参15g(另炖,兑入药中)

　　4剂,水煎服。

4月1日复诊,自诉服药后次日精神即转佳,气顺喘平,胸不觉满矣,以往步上六楼,边上边歇,现仅需歇息一次。续按上方6剂,红参隔日1次。

5月13日,病者适携另两病友前来,见其行步爽利,气色如常人,月余之间,判若两人。

按:木防己汤为仲景之又一奇方,药仅四味,配伍奇特,石膏与参桂同用。本书手足十指(趾)端肿痛一案,已述及此方的用量及吴氏《吴鞠通医案》以之化裁治痹。察《温病条辨》有加减木防己汤,即本方去人参加杏仁、苡仁、滑石、白通草,治暑湿痹。虽曰活用了此方,但终非仲景原方用意。

木防己汤与泽泻汤、小半夏汤、小青龙汤等方皆为仲景为治疗支饮所立之方。"咳逆倚息,短气不得卧,其形如肿,谓之支饮。"支饮的症状与现代医学慢性阻塞性肺病的临床表现相似。"咳逆倚息,短气不得卧",即患者在原有的长期的咳嗽、咯痰基础上,逐渐出现的气道阻塞和气流受限所引起的呼吸困难的表现,此时当以小青龙汤治之。而"其形如肿"、"心下痞坚,面色黧黑",则是慢性阻塞性肺病进一步发展到慢性肺源性心脏病,出现肺动脉高压,体循环淤血时的表现,临床常见"杵状指"患者,黄师便视如"面色黧黑",此时就该选用木防己汤了。

此方治充血性心力衰竭的临床报道颇多。如王氏报告用此方加减治疗心功能不全23例,效果满意。其中肺源性心脏病19例,风湿性心脏病4例,总有效率为90%(《陕西中医》1990,(9):400)。但何以此方,药仅四味,处方结构殊奇,用量特别,却能收显效?众家注释,无非曰:防己通水气之壅塞;虚则不能运邪故用人参;气化则水行故用桂枝;石膏泄胸中之虚热。黄师对如此解释终不满意。若非从临床疗效证之,任何注解均是强解。经方真难以理喻者也。

此例患者肺癌术后,症见气喘无力,指甲鼓起,隐见血筋,由于严重缺氧,已具"膈间支饮,其人喘满,心下痞坚,面色黧黑"的表现,故投本方而效。

"方证相对"如何"对"

——风湿性心脏病喘满自利口渴案

刘某,女性,56 岁。既往风湿性心脏病心房颤动病史,近年曾有多次心功能不全发作,素服地高辛、美托洛尔、呋塞米、螺内酯等药物。2010 年 3 月中旬,再次出现气促,夜间不能平卧,双下肢浮肿,小便减少。3 月 18 日拟"心功能不全"入住我院,予抗心衰处理。3 月 21 日,黄师查房,见患者面色晦暗,动则气促,口干唇燥,胸闷,胁痛,间有背痛,腹胀满,双下肢浮肿,小便减少,大便溏泄,8 ~ 10 次 / 天。

师问众人:"此何方证也?"忆师常谈及木防己汤证,皆答曰:"木防己汤证。"师曰:"非也。"众茫然。《金匮要略·痰饮咳嗽病脉证并治》:"膈间支饮,其人喘满,心下痞坚,面色黧黑,其脉沉紧,得之数十日,医吐下之不愈,木防己汤主之。虚者即愈,实者三日复发,复发与不愈者,宜木防己去石膏加茯苓芒硝汤主之。""喘满,心下痞坚,面色黧黑"类似现代医学的右心功能不全,体循环淤血的临床表现,此患者面色晦暗,气促,胸闷,双下肢肿,实木防己汤证。

然此证兼有口干唇燥,胁痛,腹满,大便溏,此寒热错杂之证,非木防己汤所能治,亦非真武汤所能治也。黄师曰:"此证诚非木防己汤一方可治,口干唇燥,胸满,胁痛,大便溏者,柴胡桂枝干姜汤证也。"众人恍然大悟,《伤寒论》147 条:"伤寒五六日,已发汗而复下之,胸胁满微结,小便不利,渴而不呕,但头汗出,往来寒热,心烦者,此为未解也,柴胡桂枝干姜汤主之。"师常言,此汤证为胆热脾寒兼有血结,脾寒多于胆热。经方之道,须学而时习之。

处方:

柴胡 24g　黄芩 15g　桂枝 30g　干姜 15g

牡蛎 30g(先煎)　花粉 30g　甘草 15g　防己 24g

石膏 90g

4 剂后，胸闷、气促大减，已能平卧。双下肢无浮肿，间有胁痛及背痛，大便六次。继续服药，10 剂后，已无胸闷、胁痛等症，大便溏泄仍四次，单予柴胡桂枝干姜汤，干姜加至 20g，出院继续门诊治疗。

诸证中最难治者之"水肿"辨析故事

——全身浮肿案（两则）

案一 郭某，男性，61 岁。我院住院病人。糖尿病史 10 年余，糖尿病肾病病史 4 年，严重低蛋白血症。2008 年 12 月 24 日入院，来院时面目浮肿，眼睑尤甚，形如卧蚕，目不能张，四肢浮肿，面色㿠白，腹胀，食入即吐，呕吐清涎，口干，尿少，大便不通，唇红，舌尖红，苔黄白干稍厚，脉沉。查：肾功能基本正常，尿蛋白（＋＋＋）。左下肢因糖尿病坏疽，已行高位截肢。

黄师查房，予越婢加术汤合小半夏加茯苓汤，处方：

麻黄 20g（先煎） 石膏 60g 生姜 24g 法夏 24g

大枣 12g 茯苓 30g 白术 24g 大黄 15g（后下）

嘱病人温服，覆被取微汗。4 剂后，呕止，胃纳有所改善，浮肿略消，目已能睁，伴微恶寒，舌尖已不红，但服药后无出汗。

改服大青龙汤：

麻黄 25g（先煎） 桂枝 15g 石膏 30g 大枣 12g

炙甘草 6g 北杏 15g 大黄 20g（后下）

服药 3 剂后，病人颜面浮肿完全消退，二便通畅，腹胀消失，胃纳增加。后好转出院。

按：水肿一症为诸证中最难治者之一。水气病诸方也是经方中最具代表性的方剂。记得本例治疗过程中，黄师把病情信息发给各弟子，让各人作答，然后根据各人作答情况，逐一分析。吾辈印象甚深，获益良多。

本例先用越婢加术合小半夏加茯苓汤后用大青龙汤。小半夏加茯苓汤先治其呕。《金匮要略》有越婢加半夏汤，而本例却合小半夏加茯苓汤，实是越婢加半夏汤更加茯苓、白术加强治水之力而已。

本证用大黄非只为通便泄热，实可治呕也，仲景曰："食已即吐者，大黄甘草汤主之。"可见黄师用方之活。

越婢汤与大青龙汤均为发汗峻剂，能宣通表气使郁阳得舒，水湿得以发散。两方均以麻黄、石膏相配，均用六两麻黄，倍于麻黄汤，只是大青龙麻、桂并用；越婢汤重用石膏，而不用桂，是其热重也。故本例先予越婢减其热象，浮肿已退一半，目已睁，呕吐已除，然汗未出。故易以大青龙汤，麻黄用25g，再发其汗而获效。

杨森荣师兄曾问黄师："此例无脉浮而恶寒不甚，也是可汗症吗？"黄师曰："不一定要有恶寒表证，上肿就是可汗的指征。"并且说："脉象不可凭，《金匮要略·水气病脉证并治》用越婢汤有脉浮也有脉沉。"《金匮要略》曰：诸有水者，腰以下肿当利小便；腰以上肿当发汗乃愈。可见黄师辨证之要。黄师常以仲景语告诫我们："观其脉证，知犯何逆，随证治之。"并说执一法，不如执一方，执一方，不如执一证也。黄师常说辨方证是关键，病名并不重要。风水是外邪与水气一同致病，而本例患者因糖尿病肾病，低蛋白血证引起的浮肿，外邪又从何说起？

讨论此例时，黄师曾举《吴鞠通医案·肿胀门·陈案》用麻黄附子甘草汤，足供启发，可领略麻黄治肿之功，更可见吴氏用经方已臻化境。详见本书《<吴鞠通医案>经方医案（选）赏析》一文。

案二 章某，男性，66岁。高血压、糖尿病病史近20年。一年余前开始出现胸闷、心悸、气促，双下肢浮肿。辗转我市多家三甲医院门诊治疗及留观，诊断为"冠状动脉粥样硬化

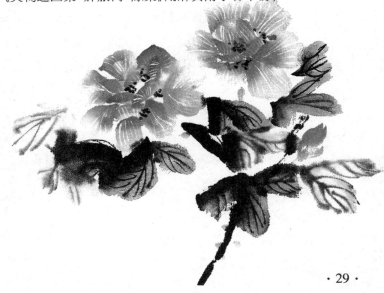

性心脏病"，并有严重心功能不全合并肾功能不全。一年来胸闷、心悸、气促症状反复发作，逐渐加重。2008 年 12 月 1 日经人介绍，始来我院住院，入院时已是面色㿠白，唇甲紫绀，喘息不能平卧，胸闷、心悸，全身浮肿，纳食甚少，小便点滴而出，舌淡胖大，苔白厚，脉沉细。

我院其他医师予诊，考虑心肾阳虚，开合失常，水饮凌心，予真武汤加减，处方如下：

熟附子 24g　白术 24g　茯苓 24g　白芍 15g

猪苓 24g　泽泻 15g　党参 24g　生姜 9g

日 1 剂，水煎服，服药 8 天，结合西医利尿、强心治疗，症状稍好转，但小便仍少，并因心衰发作抢救多次。

2008 年 12 月 9 日时值黄师查房，认为全身肿，小便少，为水气，真武汤证俱，患者全身肿明显，可加防己黄芪汤加强散水气力度，处方如下：

北芪 30g　防己 24g　附子 24g　桂枝 15g

茯苓 30g　白术 15g　白芍 15g　枳实 15g

肉桂 6g(焗)　车前子 30g(包煎)　生姜 20g

日 1 剂，水煎服，如是服药两天。患者小便明显增多，全身浮肿较前改善，体重下降 4 斤，家属戏称有判若两人之感。其后患者多次来我院住院，以真武汤合防己黄芪汤加减，均效，患者见人皆称颂唯黄老之方能治我。

按：水气病指脏腑功能失调，导致津液运行障碍，以致水湿停聚，泛溢人体各部形成以肿为主证的疾病，即通常所说的水肿病。

本例为心阳不振，饮邪凌心，以真武汤自不待言，而黄师于方中重用生姜，是关键所在。原方中用三两，方后云："若呕者去附子，加生姜，足成半斤。"成为仲景方用生姜最重方之一。此证虽以心阳不振为本，但水气内停不可忽视，须赖生姜资附子以散水气。前方仅用 9g，故效不显，黄师加至 20g，并嘱家人煎药时生姜必须用足。足见黄师之用意也。

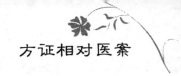

经方如何从条文的"独木桥"走出

——炙甘草汤案(三则)

案一　肺癌术后案

卢君,黄师之老友也,已 70 开外,尚返聘任职园林局下属之餐厅经理,每年春节前必有水仙花头送来,以供玩赏,30 多年从未间断。2006 年春节未见送来,心甚奇之。4 月间,其夫人来电云卢君春节前因患肺癌住广州市呼吸病研究所,手术治疗,现术后仍气喘痰鸣,消瘦不能食,欲师往诊视。师即诣其家,见其形瘦神疲,喘息难卧,痰多如沫,心悸,脉细数,舌质红绛无苔,如剥油猪腰,舌面满布裂纹。

此真阴亏竭也,病乃肺痿,"肺痿涎唾多,心中温温液液",主以炙甘草汤。

遂处以复脉汤加减:

麦冬 24g　五味子 15g　生地 90g　阿胶 15g(烊化)

石斛 24g　西洋参 30g　炙甘草 30g　大枣 25g

龟板 30g　鳖甲 30g　白果 10 粒(炒)

以水十碗,花雕酒一瓶同煎。3 剂后,气顺痰平,心悸已缓,神清气爽,一周后,舌红绛转为淡红,已有薄苔,可下楼饮茶。如是加减调治月余,已能回餐厅巡视;再半月,返回工作岗位。

案二　冠脉支架植入术后案

粤剧名伶罗品超,素禀壮实,思维敏捷。2004 年以 94 岁高龄,上演其首本戏"罗成写书",破世界健力士纪录。2006 年春节前因急性心梗行支架植入术,自此精神渐差,至 4 月 28 日,因腹泻又入院治疗至 5 月 6 日出院,腹泻虽止,但神疲不欲食,语言謇涩,口角流涎,时有糊涂之举,夜不能眠,家人来电,请师往诊,因是旧友,即驱车前往。甫入门,师问:"鉴叔尚认得我吗?"答曰:"啊啊,好久不见"而已,脉尚调匀,舌淡苔少。

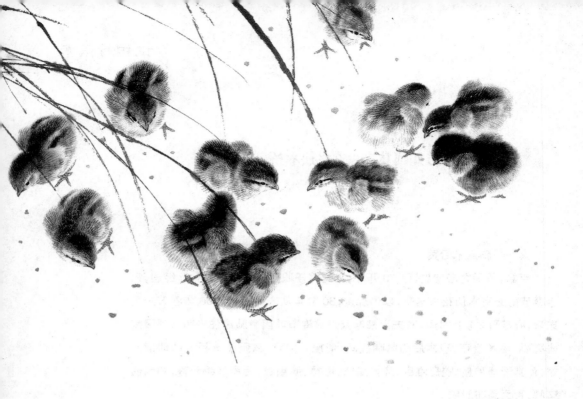

　　实阴阳气血亏损也,即书炙甘草汤,原方生地用 45g,人参用高丽参 10g,加北芪 120g、当归 24g,水煎服日 2 次。3 剂后,精神转佳,二便通调,能食,再处 3 剂。师刚好要赶武汉出差,交代家人服药后,电话联系,再处方药。1 周后,武汉回穗,再到他家,按铃竟是他亲自开门,问曰:"鉴叔,尚认得我乎?"答曰:"认得,黄医生嘛,你驳长我命的。"诊脉间,谈笑风生,几如旧日风采,还取出高胡,亲自调琴,要师伴他唱几句他的首本名曲《春香传之爱歌》。

　　此案可见,炙甘草汤非仅为复脉而设,大凡气血虚损皆可用之。

案三　心动过缓案

　　温姓老妪,72 岁,黄师友人之母也。2006 年 6 月 24 日晨 10 时,友人来电,谓其母因心脏病,入我市某三甲医院住院已一周,病情有增无减。师因要 10 点 50 分乘直通车往香港作题为《仲景经方临床应用》的专题学术讲座,未即时应允往诊。正踌躇间,询知其母乃一周前突发心动过缓 50 次/分,室早三联律,心悸胸闷,眩晕汗出,神疲。友人夫妇,心急如焚,恳之至切。师忽转念,此症恐是炙甘草汤证,如能收效,作明日经方应用讲座又一活例,岂不妙哉?即带上行李,往市二病房,见病妪形体消瘦,闭目倦卧,呻吟、汗出,胸闷,

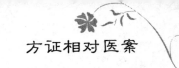

舌质淡,苔少,脉结代,参伍不调,三动而一止。主诊医生谓已加大西药剂量,病未见改善,建议安装心脏起搏器,家人犹疑,欲先试中药效果,再作决定。

遂开炙甘草汤方加减,处方:

生龙牡各30g(先) 炙甘草24g 麦冬45g

五味子15g 枣仁24g 生地60g 桂枝6g

菖蒲15g 党参30g 大枣15g

以水十碗、花雕酒半瓶同煎,复渣再煎,日服二次,并嘱次日早9点前给电话告诉病情。次日8时多,友人果欣然来电谓服药后汗出已止,精神佳,已能起坐,眩晕胸闷已减,嘱其继续服药。26日回穗,再往诊视,病者诉说药很好吃,下大便如漆,现仅胸部尚有翳闷,已较前舒服多,按之脉虽仍结代,但无前天之乱矣。

正欲处方,医生又来趋促安装心脏起搏器,师建议家属请多家医院专家综合判断,即介绍其往省人民医院,下午经省医英东心脏中心医生诊视,谓无须安装起搏器,方如前,生地改用90g、桂枝10g,并加阿胶15g(烊化),苦参30g,去菖蒲。以水十碗、花雕酒一瓶同煎,2剂。28日(星期三)往省医院诊视,病人已活动自如,但觉脘满不欲食,方如前法去阿胶,党参改用高丽参10g,加山楂15g,煎法如前继续调治,病情稳定,7月9日出院,7月17日来我院复诊,心电图:偶发室性早搏。2007年1月因恶寒呕吐,师往视之,乃外感而已,脉调匀,未见结代,小柴胡汤两剂遂愈,自谓原体形瘦小,自服几个月炙甘草汤,现肌肤胖嫩,肤色白里透红,精神焕发。

按:炙甘草汤又名复脉汤,三见于仲景之书,原方:炙甘草四两,生姜三两,生地黄一斤,人参二两,桂枝三两,阿胶二两,麦冬半升,麻仁半升,大枣三十枚,以清酒七升,水八升,先煮八味,取三升,去渣,内胶烊消尽,温服一升,日三服,一名复脉汤。本方结构严谨,面面俱到,剂量特重,用宏效彰,用得恰当,每收奇效。

总观三案:

卢案肺痿,暗合《金匮要略·肺痿肺痈咳嗽上气病脉证治第七》中附《外台秘要》治"肺痿涎唾多,心中温温液液者。"然一派真阴亏竭之象,故以加减复脉汤取效。

而温姓老妪，脉结代、心动悸之典型，又与《金匮要略·血痹虚劳脉证并治》所附《千金翼方》炙甘草汤之"虚劳不足，汗出而闷"相符，阳虚之象又著，故参、桂之温不避。

罗案则既无脉结代，也无心动悸，但属阴阳气血不足，亦可取效。

看似辨一案，实则辨类方

——奔豚案

关某，女性，88岁。初诊：2009年10月26日。

患者患慢性阻塞性肺疾病多年，年初受凉后反复咳嗽，痰白稀，四处求诊未见好转。黄师曰："小青龙汤证是也，可加石膏治之"，果四剂而咳减。

其后又患坐骨神经痛，痛苦难当，呼号不眠，黄师予续命汤痛即缓，折腾两月后渐愈。自此关某对师深信不疑。

本次缘于14天前，当时正值八月十五，关某在老人院中，突然出现胸闷痛不适，连左肩胛，心跳剧甚，全身发冷，烦躁恐惧，双手抖动，欲抱人而稍安，状甚恐怖。持续一个多小时，症状逐渐缓解，发作后仅余少许胸闷痛，体倦懒言。余无不适。当时其家属曾在我院西医门诊代其取药，因其既往有冠心病及慢性胃炎病史，医予营养心肌及制酸护胃之药。14天来，上述情况又再发作5次，每次发作持续时间较前有所缩短。为求进一步诊疗遂于10月26日入我院住院。入院时精神萎靡，懒言声低，胸闷隐痛。

适黄师查房认为此乃奔豚之证。治宜桂枝加桂汤，处方：

桂枝30g　白芍30g　生姜15g　大枣15g

炙甘草24g　生龙牡各30g（先煎）　肉桂6g

并交代发作之时可针刺其内关。当日未见上症发作。

10月27日傍晚，诉小便不畅，尿道口涩痛，烦躁，痛苦难耐。查其会阴未见异常，小便常规未见明显异常。临时酌予抗感染及碱化尿液，并予热敷。半小时后未再诉有不适。诉服第2剂后，但觉少腹发热，半小时左右。师曰："此药知也。"

10月28日中午,饭后患者突觉胸闷痛、心悸,烦躁,双手轻捶床面,其状甚痛苦。边以好言慰之,边查心电图。当时血压及心电图均未见异常。予硝酸甘油及多潘立酮口服,10余分钟即如常人。18点又诉胸闷心悸,但症状不如中午时严重,持续10分钟。当晚动态心电图回报:偶发室上性早搏。

仍予桂枝加桂汤,症状未全控制,考虑药量不足之故,增至日两服。此后未再有上症发作,服药后未再有少腹发热,间诉左肩胛痛予对症处理。11月1日,患者已谈笑风生,但仍觉语声低弱,小便少许涩痛,嘱多饮水,守前方。11月3日黄师再诊之,患者唯胸部略有小悸,感谢黄师及各医生云云。

11月9日傍晚,心悸再度发作,缘于8日晚故友重逢,追忆往事,心情激动,思潮起伏,因而再发。本次发作心悸不甚重,但觉全身颤抖,持续半小时左右。次日黄师予诊时,见其双手、嘴唇仍有微颤。

师谓:"心下悸,头眩,身瞤动,振振欲擗地"。予真武汤加肉桂。处方:

熟附子30g(先煎) 茯苓30g 白术30g

生姜3片 肉桂15g 白芍30g

3剂。服后未见发作,又服4剂,好转出院。

9月15日,因咽痛来诊,询及心悸气上冲等情况,知一切如常,未有再发。

按:奔豚一证《金匮要略》有专篇论治:"奔豚病,从少腹起,上冲咽喉,发作欲死,复还止,皆从惊恐得之。"并载奔豚汤、桂枝加桂汤、苓桂甘枣汤三方。

奔豚汤"奔豚气上冲胸"又兼"腹痛,往来寒热",为柴胡证,故于小柴胡汤以甘李根白皮易柴胡,去人参;甘李根白皮现药肆无备,未有使用经验。据《名医别录》载本品:"大寒,主消渴,止心烦,逆奔气。"想是治奔豚偏于热之主药。《外台秘要》治豚气共载13方,其中8方用本品。配生葛以清热生津,芍药则为仲景缓急止痛之品,川芎、当归能养血而活血,含当归芍药散意。

苓桂甘枣汤证仅脐下悸而已,欲作奔豚而未作也,为奔豚之轻证。桂枝用四两。证在脐下,寓小便不利之意,而重用茯苓半斤。

《伤寒论》第15条:"太阳病,下之后,其气上冲者,可与桂枝汤。"今桂枝加桂汤,更加桂枝二两,共成五两。更证桂枝为治悸、降冲之要药也。可见此方为治奔豚典型发作之方。所谓"皆从惊恐得之",黄师认为,汉代之"烧针"、"温针"可能酷似加刑,乃剧烈之精神刺激,病家每甚惧畏,乃惊恐之由也。仲景亦每非之。患奔豚者往往表现为一种神经精神症状。

黄师认为，本例患者发病呈发作性，发作时有心悸、发冷、胸闷，实气上冲也，发作时有明显精神症状，烦躁欲死，发作后如常人，此当属奔豚之典型发作。且据多日观察，患者对疼痛耐受较差，本次发病，多与先前坐骨神经痛重受折磨，不堪其苦，与精神刺激有关，乃从惊恐得之也。故治宜桂枝加桂汤。更加龙骨、牡蛎者又含救逆汤意也。

奔豚一证，有认为是神经官能症、癔病等情志病；有认为是心律失常如窦性心动过速、房颤、房早、室早、房室传导阻滞等；有认为是胃肠道疾病的。黄师认为，各说均来自临床，大可勿衷一是。**如黄师遇过一例，本院某医生之母，心率 50 次／分左右，伴频发性室性早搏，二联律。发时气自少腹上冲心，气促心悸，肢冷，汗出，蜷卧。发时黄师曾替其针刺内关，即时缓解。以桂枝加桂汤更加姜、附，病情有所好转。讵料西医考虑病态窦房结综合征合并扩张型心肌病，行起搏器植入术，术后两天死亡。另一例工程师，慢性胃十二指肠溃疡，嗳气脘痛，发时脐下悸。黄师以黄芪建中汤而愈之。**而本例老太婆则显属神经官

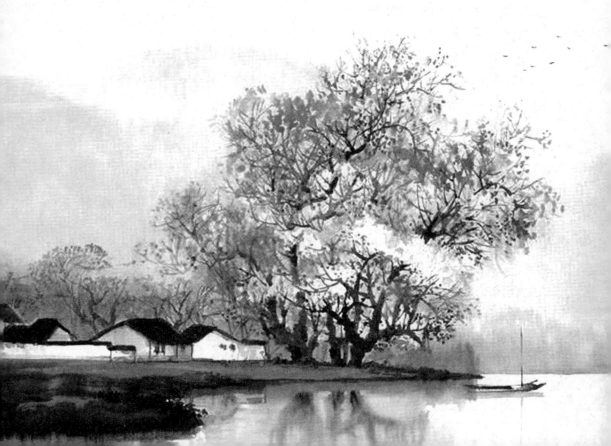

能症之类也。

此例黄师始以桂枝加桂汤，后以真武汤加桂。可见用药须如盘珠，方随证转。

《伤寒论》第82条："太阳病，发汗，汗出不解，其人仍发热，心下悸，头眩，身眴动，振振欲擗地者，真武汤主之。"此时患者全身眴动，正合此方证。真武汤中茯苓虽亦能治悸，但此例原心悸气上冲较重，故宜苓桂并用也。又真武汤中芍药一药，注家多从利水以释之。我等又问黄师：此例心悸胸满何以不忌芍药？师曰："须知仲景用药，皆以证为依据，芍药可缓急，身眴动亦肌肉急也。利水何劳芍药乎？"吾辈恍然大悟。

"越辨越明"方为经方风采
——冠心病寒气上冲感案

香港，范某，男性，45岁。汽车驾驶员教练，体胖。3年前曾因反流性食管炎，黄师以半夏泻心汤治愈。2009年春节来访，自诉近数月来，常觉胸中一股寒气上冲咽喉，时而数日一发，时而一日数发，发作时觉胸中窒息感，舌厚白，脉滑结代。

师曰此心阳不振也，以瓜蒌薤白半夏汤合枳实薤白桂枝汤，处方：

薤白 24g　瓜蒌仁 24g　法夏 24g　枳实 24g

川厚朴 20g（后下）　桂枝 15g　肉桂 10g　炙甘草 15g

7剂。次日做心电图，符合冠心病心肌缺血表现。服药7剂后来电谓：药后一股寒气上冲感觉已不复见。继续守方服一月，至今未曾再发。

按：此例脉结代，非炙甘草汤证，因舌厚白也。气上冲似桂枝加桂汤证。《金匮要略·胸痹心痛短气病脉证治》："胸痹不得卧，心痛彻背者，瓜蒌薤白半夏汤主之。""胸痹心中痞，留气结在胸，胸满，胁下逆抢心，枳实薤白桂枝汤主之。"但炙甘草汤、桂枝加桂汤、枳实薤白桂枝汤诸方，虽各有所主，但都有桂，各方证均有气上冲或悸也。临床上胸痹患者，舌苔白厚者，黄师多以此二方合用，而重用桂枝也。

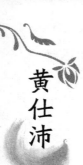
仲景凡悸或气上冲者,多用桂枝,此为定例。如《伤寒论》第15条:"太阳病下之后,其气上冲者,可与桂枝汤,方用前法,若不上冲者,不可与之。"第67条:"伤寒若吐若下后,心下硬满,气上冲胸,起则头眩,脉沉紧,发汗则动经,身为振振摇者,苓桂术甘汤主之。"第117条:"烧针令其汗,核起而赤必发奔豚,气从少腹上冲心者,灸其核上各一壮,与桂枝加桂汤,更加桂枝二两。"《金匮要略》:"太阳病,无汗而小便反少,气上冲胸,口噤不得语,欲作刚痉,葛根汤主之。"防己黄芪汤后加减法"气上冲者加桂枝三分"。气上冲和悸有时是病人对同一类症状的不同描述。仲景治悸每用桂枝,如第64条:"发汗过多,其人叉手自冒心,心下悸,欲得按者,桂枝甘草汤主之。"第65条:"发汗后,其人脐下悸,欲作奔豚,苓桂甘枣汤主之。"第82条:"太阳病发汗,汗出不解,其人仍发热,心下悸,头眩,身𥆧动,振振欲擗地者,真武汤主之。"第177条:"伤寒,脉结代,心动悸,炙甘草汤主之。"其次,四逆散加减法下:"悸者加桂枝五分"。第102条:"伤寒二三日,心中悸而烦,小建中汤主之。"《金匮要略》:"虚劳里急,悸,衄,腹中痛,梦失精,四肢酸疼,手足烦热,咽干口燥,小建中汤主之。"五苓散:"假令瘦人,脐下有悸,吐涎沫而癫眩,此水也,五苓散主之。"可见桂枝为治悸、气上冲之要药。

细味此两条,犹如仲景在我身旁也

——冠状动脉供血不足案

郑某,女性,65岁。初诊:2005年6月14日。一周前因发热恶寒,胸闷欲吐,西医诊为感冒,打针服药后,发热已退,但腹泻日四五次,胸闷加甚,再请西医复诊,心电图诊断为:冠状动脉供血不全。因前后已花千余元,经济困难,遂请中医诊治。患者自诉胸部翳闷,常要深深吸气,腹泻便溏,日一两次,口苦,舌苔黄腻。

黄师曰:此痞证也。仲景早有明训也。半夏泻心汤主之。处方:

法半夏24g 川连6g 黄芩15g 党参30g

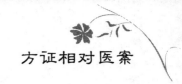

干姜 6g 炙甘草 12g 大枣 12g 瓜蒌皮 20g

川厚朴 12g（后下）

3 剂后，6 月 17 日复诊，胸闷已舒，腹泻已止，舌苔薄白，再以 3 剂巩固善后。

按：《伤寒论》第 131 条曰："病发于阳而反下之，热入因作结胸，病发于阴而反下之，因作痞也。"第 149 条："伤寒五六日，呕而发热者，柴胡汤证具，而以他药下之，柴胡证仍在者，复与柴胡汤。此虽已下之，不为逆，必蒸蒸而振，却发热汗出而解。若心下满而硬痛者，此为结胸也，大陷胸汤主之。但满而不痛者此为痞，柴胡不中与之，宜半夏泻心汤。"黄师说：细味此两条，犹如仲景在我身旁也。

此例初之时，呕而发热本宜小柴胡汤，但以他药下之，虽非服了泻下药，但可能用了些抗生素之类，而致泻下，因而徒伤里气，邪热内陷而作痞。此例如果胸痛，则可能属结胸，或胸痹。而今满而不痛，故属痞证，半夏泻心汤方证相应也。

单捷小方：力专而用宏，故立竿而见影

——眩晕案

黄师弟子杨森荣师兄之母，2010 年 10 月 17 日，突起眩晕欲倒，天旋地转，气逆欲吐，心悸欲脱，舌白不渴，卧床已两天。

森荣师兄出差刚从意大利返家，即与苓桂术甘汤：

茯苓 50g 桂枝 20g 苍术 30g 白术 30g

炙甘草 30g

1 剂。服药 30 分钟后，旋即缓解，下床活动如常矣。

按：森荣之母，素体弱多恙，居三水乡间旧居，去岁曾突起胸翳心悸，家人即送往村卫生站，西药处理后，症状未能缓解，又拟转三水市医院，适杨师兄出差法国，致电与黄师商议后，即急煎桂枝 45g、炙甘草 30g。煎好后家人驱车

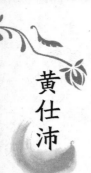

追送往三水市医院,医生检查暂未发现器质性疾患。但已用药,仍未缓解,即服汤药,半小时胸翳心悸缓解,乃桂枝甘草汤证。

此次眩晕心悸欲吐,正合仲师描述:"心下逆满,气上冲胸,起则头眩,脉沉紧,发汗则动经,身为振振摇者,苓桂术甘汤主之。"森荣师兄谨遵黄师教导:"急证虽与重剂单捷小方,毋杂无碍。"力专而用宏,故立竿而见影。

"提纲证"的是与非
——心悸气短嗜睡案

梁某,女性,69岁。1977年开始反复出现胸闷、心悸,活动后气促、夜间阵发性呼吸困难、双下肢浮肿,在广东省人民医院明确诊断为"风湿性心脏瓣膜病,心功能不全,心房纤颤",行"瓣膜扩张术"。30余年来胸闷、心悸、气促、肢肿时有反复。1997年行主动脉瓣膜及二尖瓣置换术。一个月前胸闷、心悸加重,上二楼即感气促、疲倦欲寐。于2010年3月4日收入我院治疗。入院时见:患者疲倦欲寐,时有胸闷,活动后气促,纳眠一般,二便调。查体:T:36.0℃,P:45次/分,R:20次/分,BP:110/70mmHg。叩诊心界向两侧扩大,心率50次/分,房颤征。入院第二天行24小时动态心电图:心房颤动,平均心室率53bpm,最小33bpm。黄师查房时患者诉胸闷、心悸,动则汗出,颜面微肿,舌淡暗,苔薄白,脉结。

即予桂枝加附子汤温振心阳,处方:

桂枝15g 白芍15g 生姜3片 大枣15g

熟附子15g 炙甘草15g

水煎内服。服上方7剂后患者汗出止,胸闷、心悸略减,但疲倦欲寐。黄师再次查房,见其汗出已止。"但欲寐",予麻黄细辛附子汤治之,处方:

麻黄15g(先煎) 熟附子24g 细辛15g 炙甘草15g

水煎内服,共2剂。患者服上方两剂后即感精神振奋,胸闷、心悸大减。查体:心率波动于65~70次/分。患者要求出院,嘱出院后继续门诊治疗。

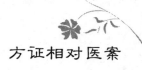

　　按：桂枝加附子汤可温振心阳，但辨证眼目为阳虚漏汗，以阳虚汗出兼见心阳不振者效佳。本案候患者服桂枝加附子汤后汗出已止，再更用他方。

　　麻黄细辛附子汤出自《伤寒论》少阴病篇第 301 条："少阴病，始得之，反发热，脉沉者，麻黄细辛附子汤主之。"原方针对少阴病表证，以温阳解表。而少阴病为何？其典型脉证为："少阴之为病，脉微细，但欲寐也。"（第 281 条）既冠以少阴病之名，故麻黄细辛附子汤证亦可有但欲寐也。所谓但欲寐是倦怠嗜睡，神疲萎靡。而缓慢型心律失常患者多表现为胸闷、头晕乏力、心悸气短、疲倦欲寐、脉沉缓或沉迟，正合本方证。对缓慢型心律失常，西药一般应用阿托品、异丙肾上腺素，但效果不佳。本方治疗缓慢型心律失常较西医具有一定的优势。

　　药理研究证明：麻黄既能兴奋中枢神经，还有类似肾上腺素的作用，故内服麻黄制剂可使心跳加快，血压升高，且作用和缓而持久；附子、细辛有显著强心作用，使心肌功能加强，提高心率，改善窦房结及房室传导的作用，故在临床上以麻黄附子细辛汤为基础方，详细辨证，随症加减，对缓慢型心律失常能收到良好的效果，且作用持久。

　　或问："少阴之为病，脉微细，但欲寐也。"是否少阴篇凡言"少阴病"必有脉微细，但欲寐？少阴病有寒化、热化，寒化又有四逆各方。如何看待？师曰：六病（经）"之为病"皆是言其大率也。后世多称之为"提纲"。非仲景原意，仲景只是以之举其要而已，如少阴病以寒化为主，"脉微细，但欲寐"是指少阴寒化也。如"太阳之为病"是指麻黄汤证、桂枝汤证而言。"阳明之为病"是指正阳阳

法崇仲圣思常沛，医学长沙自有真。
　　——岳美中

· 41 ·

明而言，不及阳明中风、中寒等。余皆如此，不能以"提纲"视之。而少阴寒化证麻辛附子汤与四逆类各方，前者原为"反发热"之少阴寒化兼表证而设，后者虽有蹉卧，但有吐、利、肢厥、汗出等证，非麻黄所宜。是以麻辛附子汤虽能振奋沉阳，但原意本为解表。现代用之以止痛、兴阳等，均是扩展其用也。

"上腹部跳动感半年"的奇病难症

——球部溃疡心下悸案

陈某，女性，50岁。自觉上腹部跳动感半年，以夜间最为明显，影响睡眠，伴嗳气，泛酸。2010年3月在外院行电子胃镜示：十二指肠球部溃疡（A1期）（球部前壁，1.2 cm×0.4cm），慢性胃炎，西医告知予抑酸药规则治疗8周，一般可治愈。但8周后，患者上腹部跳动感未减，遂于2010年5月4日来黄师门诊就诊。就诊时症见：精神疲倦，面色萎黄，自诉上腹部跳动感明显，夜间尤甚，影响睡眠，时有嗳气泛酸，胃纳一般，大便可。舌淡，苔薄白，脉弦。

黄师予小建中汤加减，处方：

桂枝30g 白芍60g 大枣15g 甘草15g

生姜10g 川朴20g（后下） 麦芽糖1匙（自加）

水煎内服，3剂。药后患者精神转佳，上腹部跳动感明显减轻，嗳气泛酸好转，纳眠可。坚持门诊治疗，服上方1个月，诸症皆除。

按：小建中汤出自《伤寒论》，由桂枝、白芍、生姜、大枣、炙甘草、饴糖组成，原为"虚劳、里急、腹中痛"而设。十二指肠球部溃疡多表现为上腹部疼痛，饥饿时明显，反复发作，迁延难愈，符合小建中汤"虚劳、里急、腹中痛"，故临床上不少医家都以本方治疗消化性溃疡。但本案例患者腹痛不明显，以上腹跳动感为突出表现，若是吾辈，未必能想到此方。

黄师曰：《金匮要略·血痹虚劳病脉证并治》曰："虚劳里急，悸、衄，腹中痛，梦失精，四肢酸痛，手足烦热，咽干口燥，小建中汤主之。"《伤寒论》第70条："伤寒二三日，心中悸而烦者，小建中汤主之。"此"心中悸"是中焦虚寒所

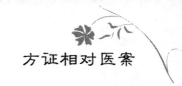

致,故不单是指心跳不安,也指上腹部(胃脘)悸动不适,正合本条。

再者,小建中汤为"桂枝汤倍芍药加饴糖"而成,芍药缓急效果明显,如芍药甘草汤,临床上见黄师用此方确能解除腓肠肌痉挛,不愧去杖汤之名。且不只能治"脚挛急",还能解除胃肠痉挛,如黄芩汤;又能解除支气管痉挛,如小青龙汤中的芍药也是此意。本案中患者上腹跳动,并以夜间明显,为胃痉挛之表现,黄师白芍用量为60g、甘草15g,以缓解痉挛,取效神速。

此外,使用本方时,临床见很多医者忽略了饴糖。《药征》认为"胶饴之功,盖似甘草及蜜,皆能缓诸急"。临证应用小建中汤时使用饴糖方不失仲景立方之妙意。不少先贤名家也不主张去饴糖。曹颖甫《经方实验录》谓:"夫小建中汤之不用饴糖,犹桂枝汤之不用桂枝,有是理乎?"临床上黄师用此方时常嘱患者自加麦芽糖,若不用饴糖此方也即桂枝加芍药汤,与仲景组方用意大相径庭。正若黄师经常教诲,经方配伍严谨,不宜轻易加减,多一味少一味,其意远矣。

医案着眼处,应与他证而甄别

——心中悸而烦案

梁某,女性,80岁。黄师弟子森荣师兄之邻人也。体瘦削,平素易汗出恶风,常便溏,吃青菜后每易腹泻。森荣师兄与黄师电商,嘱服附桂理中丸数月,自觉身体状况较前佳,多吃青菜亦无虞。近日胃肠型感冒吐泻后,胃纳差,自诉心里发慌,有莫可名状之不适,睡眠差,前医曾以健脾醒胃之属三剂,心悸心烦感更重。遂再商于森荣师兄。诊之并无胸胁苦满,无口苦口干,亦无恶寒发热,二便自调。

应与他证之惊与烦甄别。

适黄师到访,森荣师兄语黄师曰:"此为心中悸而烦之小建中汤证乎?"黄师曰:"你试处方,我来署名。"即拟:

肉桂24g　白芍45g　炙甘草24g　大枣15g

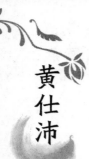

生姜20g 饴糖五汤匙（汤成纳饴）

次日来电谓当晚服药后得微汗，心悸除，烦闷感顿失，能安然入睡。嘱再服两剂收功。

按：此案着眼处为心慌心悸也。

论中107条："伤寒八九日，下之，胸满烦惊，小便不利，谵语，一身尽重，不可转侧者，柴胡加龙骨牡蛎汤主之。"柴胡加龙牡汤之悸而烦，自是较剧，甚者至"惊"，既是小柴胡之加味，应有胸胁苦满诸证，且兼热象。故非柴胡加龙牡汤证也。

本案自诉心里有莫可名状之不适，睡眠差，又当要考虑为栀子豉汤证。论中76条曰："发汗吐下后，虚烦不得眠，若剧者，必反复颠倒，心中懊恼，栀子豉汤主之。"栀子豉汤证当为较典型之"烦"，后世解释其懊恼而烦为恶心嘈杂，当是。证虽"烦"却不"悸"，且栀子豉汤证为无形之热，郁扰胸中。

《金匮要略》虚劳也用炙甘草汤，然悸而不烦，且兼脉结也。

《伤寒论》102条："伤寒二三日，心中悸而烦者，小建中汤主之。"

本案素为中焦虚寒，近日再复吐泻，更伤其阳，故非诸汤证之可比。"悸而烦者"正宜小建中汤也。

经方效如桴鼓的现场直播

——呃逆案

王某，女性，25岁。突起呃逆频作，西医服药1周，无效。2008年3月3日来诊，相对斯须，呃逆不断，讲话也被呃逆中断，咽干口渴，唇暗红。

处以丁香柿蒂汤合旋覆代赭、白虎汤加减，处方：

代赭石30g（布包、先煎） 旋覆花10g（布包、先煎）

党参30g 知母15g 石膏60g 法夏15g

甘草6g 丁香6g 柿蒂24g

3剂，水煎服。

　　3月7日复诊,呃逆已大减,再以原方加白芍60g,甘草改30g,4剂。3月10日未见复诊,12日心念之,令韦师姐电话追访,答曰:"呃逆早已消失。"

　　按:旋覆代赭汤乃小柴胡之变方,即小柴胡汤去柴胡、黄芩加旋覆花、代赭石。《伤寒论》161条:"伤寒发汗,若吐若下,解后,心下痞硬,噫气不除者,旋覆代赭汤主之。"噫气,即嗳气。而呃逆,即仲景称哕。《金匮要略》有专论。

　　胃虚有热者用橘皮竹茹汤,即旋覆代赭汤之旋覆花、代赭石易之以橘皮、竹茹。而本证为胃虚有热何以不用橘皮竹茹汤?一则旋覆代赭降逆之力尤胜于橘皮竹茹也;二则去生姜加石膏、知母,清热力强于橘皮竹茹也。

　　丁香、柿蒂为治呃逆之专药,后加芍药甘草汤解痉,更助药力,而收全功。

奇症怪病只是"常"
——噫气不除案

　　朱某,女性,82岁。嗳气频作已3个多月,辗转诸医均无效,2010年7月9日就诊于黄师。患者虽已年高,精神尚好,嗳气频频,说话常被嗳气阻断,嗳而无味。据她自诉,嗳气每天不下千次。检阅所服方药,不外理气和胃之剂,胃脘觉微胀。虽未影响饮食,但嗳气滋扰,不胜其烦。二便尚调,舌苔薄白,脉弦细。

　　处以旋覆代赭汤,处方:

　　旋覆花10g(布包、先煎)　代赭石30g(布包、先煎)

　　法夏24g　党参30g　生姜10g　大枣15g

　　炙甘草12g

　　4剂,水煎服。

　　7月13日复诊:嗳气已减,初见成效,续与前方。至7月30日自诉嗳气已减八九。惟药太难食,可否用些易于入口之药?黄师曰:"病已好八九,仍须巩固疗效,旋覆、代赭确实难食,可调整之。"

　　遂以小柴胡汤与之继续调治。8月6日自诉嗳气每天间或发一两次。黄师曰:"可停药矣,少食生冷及寒滞之品便可。"与小柴胡汤3剂。

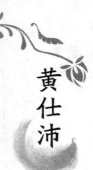

9月10日患者来诉，嗳气无发作，为保稳妥再要几剂并致谢意云云。

按：《伤寒论》第161条曰："伤寒发汗，若吐若下，解后，心下痞硬，噫气不除者，旋覆代赭石汤主之。"噫气，即嗳气。《景岳全书·杂证谟》谓："噫者，饱食之息，即嗳气也。"此证为中虚而胃气上逆。旋覆花下气消痰，代赭石镇逆气、降痰涎，为本方主药。然旋覆花，味苦，颇难入口，服后常作闷欲吐。必加重生姜安胃，草、枣调和方可。代赭石质重，于原方中用量却是最少，仅用一两，而生姜却是五两，不可不知。张锡纯用此品最有经验，常研成极细粉，冲服。

嗳气一证，多是慢性胃炎所致，也有的是神经系统疾患如胃神经功能症、癔病等所致。黄师一次义诊活动，一位三十来岁女子，自诉按压身体任何部位，即会发生嗳气。已半年多，不知是什么病。黄师随即点压其臂部，果即嗳气一声，再按他处，又复嗳气一次。后约她次日来医院再诊。次日该患者如约而来，各人试按之，嗳气仍然。黄师令学生为其针刺双手内关。留针15分钟，得气后再按之似不复嗳气，继处以旋覆代赭汤3剂。自后未见再来复诊，是否便愈不得而知。见黄师以旋覆代赭汤治嗳气多例均效果满意，不赘。

不禁拍案叫道，一言惊醒

——咽中如有炙脔案

胡某，男性，49岁，美国华侨。半年前起咳嗽频频，干咳无痰，在美国经中西医诊治不愈，借回国探亲之便，试图中药治疗。初诊2009年9月25日，患者形体略瘦，咳而不爽，自诉喉中如有物阻，不上不落，夜睡不寐，指尖稍凉。舌淡红苔薄，脉细略弦。

此半夏厚朴汤合四逆散证也，处方：

法半夏24g　川厚朴20g（后下）　云茯苓24g

柴胡24g　白芍15g　枳实15g　甘草12g

桔梗15g　生姜3片　紫苏叶15g

4剂，水煎服。

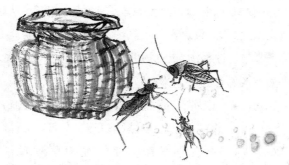

9月29日，复诊：服药后能安睡，干咳大减，喉中如有物阻亦减。再进7剂，以图巩固。

按：《金匮要略·妇人杂病脉证并治》曰："妇人咽中如有炙脔，半夏厚朴汤主之。"条文描述很形象，是专门针对咽喉有异物感的。《千金方》的描述更进一步："咽中贴贴如有炙脔，吞不下咳不出是也。"《医宗金鉴》称之为梅核气。组成：半夏、厚朴、茯苓、生姜、苏叶共五味药。后世《局方》等称为"四七汤"或又叫"七气汤"，谓可治七气（寒、热、喜、怒、忧、愁、愤），或四种药（减生姜）可治七气。

此证临床实为常见，医者每每忽略。临床可有两类情况表现为此证。

1.喉源性咳嗽。黄师观喉源性咳嗽者，往往干咳无痰，咳嗽频频，甚至连声不断，如有气上冲，讲话时吸气也咳，在空调间吸进冷气也咳，夜间睡觉常咳至醒来，问病人有痰否？答曰：不多。痰色如何？曰：白色。医者不要误以为寒饮射肺而用姜、辛、味、麻、桂等。也不要见咳之不爽以为风热犯肺或温燥犯肺，而用宣肺、止咳、化痰、润燥等，难有愈期也。如喉源性咳嗽热象不显，黄师概以此方合甘桔汤、诃黎勒散为治，每收奇效。刘守真有"诃子汤"即甘桔汤加诃子，治失音不能言语。

2.此证也有为精神症状表现之一，相当于现代医学癔球症的一种表现。奔豚证也是癔球症的一种表现。但中医治之有别，奔豚是动的、上冲的。而此方证是《千金方》所谓"咽中贴贴"之证也。

如果有郁证表现可合四逆散。《伤寒论》第318条曰："少阴病，四逆，其人或咳，或悸，或小便不利，或腹中痛，或泄利下重者，四逆散主之。"细看四逆散之五个或然证均可视为精神症状。

而本例干咳而指尖冷，不寐，咽中如有物阻，正好以此方合治也。

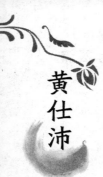

必须强调,此方药仅五味,看似平淡无奇,万不能乱作加减。从本方药物组成看为后世理气化湿之品,后世之藿香正气汤十多味药中便有此五味。但临床上半夏厚朴汤仍是半夏厚朴汤,正气汤仍是正气汤,不要混同视之。用正气汤是治不了咽中如有炙脔的。

胃酸反流、咽喉不适,或食道痉挛、吞咽障碍、呕吐等,也可考虑使用本方。

本方的煎服法,本方后载:"以水七升,煮取四升,分温四服,日三夜一服"。少阴病关于咽痛有4条条文,共5首方:猪肤汤、甘草汤、桔梗汤、苦酒汤、半夏散及汤(仲景关于咽部疾患的方当然不止这些,如狐惑病、阴阳毒以及麻黄升麻汤等都有咽痛)。苦酒汤服法是"少少含咽之"。半夏散及汤的服法是"少少咽之"。猪肤汤是"温分六服"。仲景方多是日三服。桂枝汤是急症,"若病重者,一日一夜服,周时观之……乃服至二三剂"。而半夏厚朴汤却要四服,联系咽喉诸方观之,咽部疾患的服药法是要注意的。

又按:临床观黄师以半夏厚朴汤合刘河间诃子散治喉源性咳嗽,可谓得心应手。黄师尝与澳洲卢正平师伯电话交流此方体会。卢师伯曰:"此即温病凉燥也。"黄师不禁拍案叫道,一言惊醒,不过时医只知治燥以润,只识桑杏汤,不会用杏苏散也。《内经》曰:"燥淫所胜,治以苦温,佐以甘辛。"杏苏散可能是半夏厚朴汤演变而来的。

从经典原文中寻找深层韵味

——小儿增殖腺肥大案

何某之外孙,男性,9岁,体胖。3个月前曾因发热鼻塞、流涕后,便常鼻塞张口呼吸,睡眠鼾声呼呼,间有睡眠呼吸暂停,影响睡眠。经五官科诊断为:"增殖腺肥大",建议手术治疗。2009年9月何某携孙来咨询黄师,中医可有治法?见患儿体胖,每睡鼻息必鼾,时呼吸困难。

黄师处以半夏厚朴汤合泽泻汤,处方:

厚朴 20g(后下)　法半夏 24g　云茯苓 24g

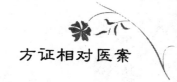

苏叶 12g 泽泻 60g 白术 30g 生姜 3 片

7 剂后,复诊:家长代诉鼻鼾已减,无窒息,再按原方服三周。其母说观察其睡眠呼吸顺畅,无再窒息,遂停药。2010 年 10 月 19 日,何某因中耳炎来诊。黄师询其孙儿近日睡眠情况,何某曰:已愈矣。

按:增殖腺肥大多发生于小儿,是淋巴组织增生,也有是继发感染、过敏等所致。肥大的增殖腺堵塞咽鼓管和后鼻道便出现一系列症状。可施行增殖腺切除,到青春发育期时,增殖腺会自行萎缩消失。

半夏厚朴汤原治:"妇人喉中如有炙脔"。泽泻汤则治:"心下有支饮,其人苦冒眩。"黄师常以半夏厚朴汤治咽喉部病症,如梅核气、慢性咽喉炎、喉源性咳嗽、食道痉挛、胃酸反流等。增殖腺肥大亦为鼻咽部的疾患。何谓支饮?《金匮要略》曰:"咳逆倚息,短气不得卧,其形如肿,谓之支饮。"增殖腺肥大视作"如肿","短气不得卧"如同增殖腺肥大后,堵塞鼻道而呼吸困难。此方药仅两味,而重用泽泻。两方合用,想也是方证新解,经方新用吧。

错有数端,寓其理也数端,错中求理,发人深省

——肺痈错治获效案

1977 年夏,治一阮姓翁,经某肿瘤医院诊为肺癌,用抗癌药环磷酰胺治疗 8 个月之久,病势日增,自认必死,举家忧虑,其婿邀师往诊,师坦诚告之:"吾不擅此道。"其曰:"望慰之以言,假之以药,求一时之安矣。"遂往诊之,其脉虚数微弦,苔灰白厚腻,潮热气喘,不能平卧,频吐痰涎,胸痞胀闷,饮食不思,形销骨立,素体 70 多公斤肥胖之躯,仅剩 40 多公斤。

诊毕,师聊以好言慰之,并谓家人:"正衰邪盛,病确濒危,抗癌药似无实效,徒损正气,既属不治之症,不若暂停药。"师自问无良法,勉以千金苇茎汤加山甲、皂刺、蜂房、北芪。

服十数剂无咎无誉,亦意料中事也,数日一期往视之。一日阮翁曰:"服前日之药,涌吐脓血瘀浊,至今仍未尽,甚者有两块如橙大,吐时辛苦几不能支,仅服

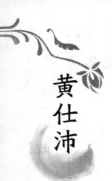

两剂,尚余一剂,不敢再服矣。"思处方并无更移,何药克伐如是?师乃问曰:"药物配齐否?"答曰:"未配齐,唯角刺一味缺货,药肆中人谓不若以皂角代之。"令取未服之药检视之,为猪牙皂,并按原方24g配足。诊其脉无甚变化。

虽大吐之后,幸病未加甚,另处益气涤痰方药,岂料自服后潮热渐退,食欲日增,神爽气顺,吐脓浊血痰达月余之久,后X光放射检查:块状阴影已消失,据阮翁言,肿瘤医院曾作病例讨论,推翻原来诊断,考虑为肺脓疡云云。阮翁形色丰腴,起居如常,至90年代中期方逝。

师窃思此例,错有数端,寓其理也数端,错有错着,错中求理,发人深省。

一错为某医院,诊断不确,竟用环磷酰胺徒伤正气,延误病情,几成冤死。

二错在黄师,先入为主,人云亦云,以为不治之症,敷衍了事,并无细心诊断,以无功之药,避有罪之嫌,再误病情,几亦枉死医手。

三错为药肆中人,不明药理,不识病情,擅改处方,以峻猛之品,视同一般。幸错中又错,纯出侥幸。《金匮要略·肺痿肺痈咳嗽上气病脉证治》:"咳嗽上气,时时唾浊,但坐不得眠,皂荚丸主之。"仲景原已用之攻涤痰巢,峻药缓用,今竟以24g煎汤,峻猛尤加,无怪乎顽固之痰,一朝得破。

近贤冉雪峰先生曾治一肺痿,病已造极,潮热盗汗,脉虚数,肌肉消脱,皮肤甲错,面目黧黑,稍动即息粗,气不接续,浊痰胶结,不能平卧,先生多方以求,清肺热、化肺痰、理肺气、润肺燥、补肺虚,遵依古方,似效不效。一日病者自服樟木刨花约斤许,煎饮两大碗,逾时腹痛腹泻利不已,脉弱气微,不能动弹,奄奄一息,经用止泻固脱救治而减。自此,年余未平卧者居然得以安卧,约月余病有好转。故先生曰:"樟木水何以能治肺痿?盖樟木香臭甚烈、有毒,滑泻力强,能稀释胶结,搜剔幽隐,荡涤潴秽,与葶苈大枣泻肺汤类似,但葶苈大枣泻肺汤是治肺痈实证,何以能治?且前次我按法用药,何以不效?自服樟木水后,何以前方又有效?盖前药未达有效量耳。浊痰随来随积,去少积多,如何能效?服樟木水后,浊痰老巢已破,半疏半调足矣,所以得愈,惟服樟木水过量,是以变生险象,但病反因此而速愈,亦未始不由乎此,可见大病必用大药,不得先将一个虚字横在胸中。"(《冉雪峰医案·肺痿》)

观此两案,无独有偶,予亦有感于此而录之。

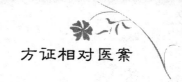

当遭遇"看之似是寒热两途互不相干"

——肺痿吐浊唾涎沫案

王某,女性,58岁。自幼患慢性支气管炎、支气管扩张,曾常咳嗽咯血,近年咯血少发,惟清晨必咯痰盈汤碗。2009年9月8日来诊。患者形体矮胖,面红如妆,自诉有咯血史。近年来咯血却少,每于清晨起床咳嗽,气微喘,必俟咯出一碗痰水混合之涎沫,气息方顺,痰如脓液稍黄,无腥臭气味。舌色偏红,苔少,食欲、精神如常。

前曾经多医屡用二陈、蒌贝等祛痰方药,了了无效。

黄师谓此肺痿肺中冷却又气津两伤。拟甘草干姜汤合麦门冬汤,处方:

麦冬60g 法夏24g 干姜15g 党参30g

炙甘草20g 大枣20g 苡仁60g

时或加蒌仁、桔梗、枳实之类一两味。干姜或用至20g。守方而治,至2010年1月。患者治疗后痰涎日渐减少,现清晨起仅咯一两口痰,无咳嗽、气喘。自谓多年来痰涎壅盛之困已解。

按:肺痿一证《金匮要略》描述颇详,但后世方书多分为虚寒、虚热二型。前者用甘草干姜汤,后者用麦门冬汤。《金匮要略》:"肺痿吐涎沫而不咳,其人不渴,必遗尿,小便数,所以然者,以上虚不能制下也。此为肺中冷,必眩,多涎唾,甘草干姜汤以温之。若服汤已渴者,属消渴。"又曰:"大逆上气,咽喉不利,止逆下气,麦门冬汤主之。"看之似是寒热两途互不相干。其实,肺痿一证,以咳唾涎沫为主症,临床上,往往涎沫未止气津已伤。尝独见肺中冷吐涎沫者有之;气阴两伤而不见吐唾涎沫者少也。如本案面红如妆、舌红苔少显是气阴两伤之象,唾涎沫自是肺中冷之征。故宜两方合之。

仲景甘草干姜汤仅甘草、干姜两味。清·莫枚士《经方例释》称之为"温中方之祖"也。加苓术而为肾着,加参术而为理中,加附子而为四逆类方,复方如续命汤中有之、小青龙中有之、苓甘五味姜辛汤中有之、柴胡桂枝干姜汤中有

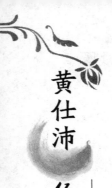

之，寒热互用方如半夏泻心汤、生姜泻心、甘草泻心、麻黄升麻汤中皆有之，可谓广矣。肺痿以之温肺止浊唾为必不可少之品。

麦门冬汤（麦冬、半夏、人参、甘草、大枣、粳米）之着眼处为麦门冬，必须重用，原方用七升，为仲景用麦冬各方之最重者，可见非重用之不足以为功。正如《本草新编》中说："世人未知麦冬之妙用，往往少用之而不能成功为可惜也。不知麦冬必须多用，力量始大。"两方合用，守方守法，自见其功。

似乎不可思议，但证之临床，便知仲景诚不欺我
——老妇长年遗尿案

叶某，女性，越秀区老干部某之妻。40 年前干校劳动，住的是泥地，睡的是禾杆床，潮湿难散，自此腰痛时发，夜间小便频频，甚则失禁。近年加重，夜尿 5～6 次，其中 3～4 次遗尿。垫尿布而睡，习以为常，舌淡白，苔厚腻如积粉，水湿欲滴。

《金匮要略》："肾着之病，其人身体重，腰中冷，如坐水中，形如水状，反不渴，小便自利"，拟肾着汤加附桂，处方：

> 茯苓 30g　白术 45g　干姜 30g　炙甘草 30g
>
> 附子 15g　肉桂 10g

7 剂后复诊，初见成效。夜尿 4～5 次，失禁 1～2 次，视舌苔仍白滑。

故守原方，干姜进退于 20～45g，时加益智仁、小茴香、桑螵蛸、蜂房、覆盆子；两月余后仅一周遗尿 1～2 次。问是否可停药？数十年之病，虽一方可愈，非一日可愈，若要停药，视乎舌诊。治疗分泌物增多，如口腔黏膜疾病、泄泻、遗尿、白带增多、苔白厚、水滑等，皆应予干姜，此仲景之定例，故若要停药，须待舌上白厚苔已除。

按：此方治遗尿，似乎不可思议，但证之临床，便知仲景诚不欺我，肾着汤之基础方乃甘草干姜汤，此方乃治遗尿之祖方也。《金匮要略·肺痿肺痈咳嗽上气病脉证》："肺痿吐涎沫而不咳者，其人不渴，必遗尿，小便数，所以然者，

以上虚不能制下故也。此为肺中冷，必眩，多涎唾，甘草干姜汤以温之。"此方以甘草为主用四两，干姜是二两。肾着汤以干姜为主，干姜、茯苓用四两，而甘草、白术用二两。治遗尿时也可加重甘草用量。很多经方家医案都有提及此方治遗尿，胡希恕医案便有很典型的案例。

师生讨论，"真理"仲景书中探寻

——自下利案（两则）

案一 何某，女性，越秀区干部。2009 年 9 月某日清晨，以手机短信向黄师诉说：昨日晨起如厕，在毫无不适的情况下，竟大便如水状，量多。早餐后自服黄连素，不效，半小时后竟失禁。即到医院急诊，诊断为应激性肠炎，遵嘱服药后仍腹泻 5～6 次，症状如前。今晨与昨日相仿，晨起已腹泻 3 次，失禁，故求药方。黄师问其舌苔如何，诉苔白，口不渴。

黄师即以短信处方两剂，并转发短信，问诸生该投何方。

皆答曰半夏泻心汤主之。黄师笑曰："非也，半夏泻心汤为寒热错杂，虚实共见，为痞而设，此患者舌白不渴，无腹痛腹胀，便如稀水，为太阴虚寒之象。《伤寒论》曰：'自利不渴者，属太阴，以其脏有寒故也，当温之，宜四逆辈。'理中汤可也。"诸生恍然。

处方：

党参 30g　白术 30g　炙甘草 15g　干姜 15g

赤石脂 30g（包煎）

2 剂。服第 1 剂药后，腹泻只一次，不复再泻矣。继以四逆散调治一周，至今数月，虽时或饮食稍有不节，亦无虞也。

案二 保某，男性，51 岁。自小嗜酒，每餐饮白酒 1 斤。半年前独女失踪，寻觅未果，更以酒消愁。一年前间有四肢乏力、麻木，一周前四肢乏力、麻木加重，伴头晕，双上肢震颤，于 2010 年 9 月拟诊"中风"收入我院。患者于住院第

2 天开始腹泻黄色水样便,大便日十余次,泻甚时失禁,纳差,无伴发热、腹痛、呕吐、呕血、黑便等。舌苔黄白而腻,舌质偏白,脉滑,沉按无力。

我等见其舌苔黄白而腻,脉滑,将其辨证为湿热内蕴之腹泻,投以葛根芩连汤,连服三剂,全无效果。予西药易蒙停、蒙脱石散剂等口服,亦未见疗效。患者仍每日腹泻黄色水样便 10 余次,时有失禁。遂请黄师前来查房指导。黄师查房时患者精神疲倦,少气懒言,诉反复腹泻水样便,纳差。黄老询问其是否伴有腹痛,患者答三天来从未伴有腹痛。黄师再察其舌苔,舌苔虽偏腻,但舌质偏白,脉来沉按无力。

黄师即以理中汤加减,处方:

党参 30g　干姜 15g　土炒白术 30g　炙甘草 20g

石榴皮 30g　赤石脂 30g(包煎)

水煎内服,日 1 剂,共 3 剂。

当即嘱药房煎药,患者服一剂后腹泻次数明显减少,当晚仅大便两次,未再有失禁,再服一剂,腹泻止,胃纳、精神好转。

按:理中汤出自《伤寒论》,又名人参汤,由人参、干姜、白术、炙甘草组成。诸药配合,中焦之寒得辛热而去,中焦之虚得甘温而复,清阳升而浊阴降,运化健而中焦治,故曰"理中"。综观本方,虽可治多病,究其实质,总不离中焦虚寒。

本案在方中加入赤石脂,取桃花汤温中涩肠之意。

我等向黄师讨教,为何病人急性起病,舌苔黄白而腻,投以葛根芩连汤未果,投以理中汤却立即起效?

师言:病人虽急性起病,但无发热、腹痛,此其一。

舌苔虽黄白而腻,但考虑患者长期嗜酒,嗜酒之人多见此舌苔,未必反映疾病本质,此其二。

患者精神疲倦,少气懒言,舌质偏淡,脉来沉按无力,一派虚寒之象,自非

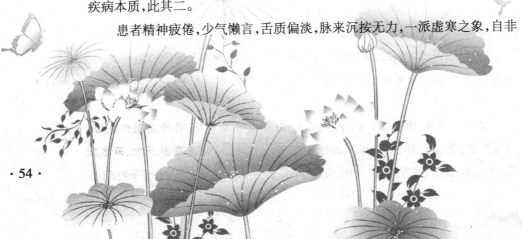

清热利湿之葛根芩连汤所能治,故无效,应投以理中汤。

我等平素信奉察舌苔,未知舌苔有时亦会欺我,辨证时只见表面未察本质,是未能收效之关键。本案之意义,值得深思。

弟子何莉娜问曰:您说理中汤方证无腹痛,有腹痛就有热,用半夏泻心汤。寒性主痛,如大建中汤。而太阴病又有腹满而吐,食不下,自利益甚,时腹自痛的桂枝加芍药汤证及太阳病篇的小建中汤证,现为何反不痛?

黄师答曰:腹泻的痛,有热的多为扭痛,可用半夏泻心汤、黄芩汤、葛根芩连汤,里急后重更用白头翁汤;理中是自利,无腹痛,大建中是寒疝以痛为主,痛不可近故用川椒。本来半夏泻心汤条文都无痛,只是痞。

诸方无一对证,唯此方最与病相应也
——复发性口腔溃疡案

卢某,女性,65岁。2009年6月中旬,开始反复出现高热、汗多,全身骨节疼痛,某三甲医院诊断为风湿性心脏病可能性大,缠绵两月余。2009年9月22日来诊,诉一周前开始出现口腔、舌边溃疡,张口痛甚,舌淡有齿痕,苔白厚。

予甘草泻心汤加石膏,处方:

生石膏30g 川连6g 黄芩15g 干姜12g

炙甘草30g 党参30g 法夏24g 大枣12g

3剂,水煎服。

9月25日复诊溃疡已愈,仍投此方4剂。适其夫亦患口腔溃疡,投此方4剂,亦愈。此夫妻同患复发性口腔溃疡,实已多年,初试遍单方、验方,时效时不效。后找黄师每以此方而愈。

按:时方治口疮、舌烂,多以玉女煎、清胃散、泻黄散、导赤散治之。或谓肾虚胃热而滋肾降火,或谓胃火郁积而需火郁发之,或谓湿热困脾而清泻湿热,或谓心火上炎以清心利尿。黄师认为本证反复发作,再因发热缠绵两月,证见舌淡、面萎黄,乃本虚标实,寒热错杂,上述诸方,无一对证,唯此方最与病相应也。

《金匮要略·百合狐惑阴阳毒病证治》:"狐惑之为病,状如伤寒,默默欲眠,目不得闭,卧起不安,蚀于喉为惑,蚀于阴为狐,不欲饮食,恶闻食臭,其面目乍赤、乍黑、乍白。蚀于上部则声喝,甘草泻心汤主之。"甘草泻心汤为治疗狐惑病的主方,狐惑病多认为如今之白塞病,白塞病必具之症状为口腔溃疡,近代经方家多以此方治疗口腔溃疡,如胡希恕、赵锡武、岳美中等前辈多有验案可参。

本例患者外院诊断为风湿性心脏病,该病与白塞病皆与免疫有关,临床表现有诸多相似之处,故亦获效。临床中,见黄师以此方治疗多种病症,疗效颇佳。如单纯疱疹、皮肤病,曾见一慢性结膜炎反复不愈,黄师以本方七天痊愈。森荣师兄治其4岁儿子,疑似手足口病,口唇内侧黏膜疹点,舌尖溃疡,两剂愈。周某,女性,一年前开始出现全身散在红色点状皮疹,瘙痒难忍,舌淡,苔白厚,四剂瘙痒大减。

狐惑病方,治古惑之病

——银屑病案

罗某,男性,47岁。2010年3月18日初诊。患者全身皮肤斑块状皮癣已10余年,反复发作,脱屑较多,瘙痒甚。曾到外院皮肤科诊治,诊断为"银屑病"。医生建议使用免疫抑制剂,罗某害怕药物副作用,未敢服药,仅自购些膏药外用,病情逐渐加重。故至黄师门诊求治。刻诊:患者双大腿外侧、双小腿外侧、双侧肘后外侧大片丘疹、脱屑,皮肤瘙痒,影响睡眠。舌暗红,苔薄白,脉细稍弦。查体见双大腿外侧、双小腿外侧、双侧肘部后外侧见大片红斑丘疹,最大处约7cm×8cm,最小处约3cm×4cm,表面覆盖银白色鳞屑,边界清楚,伴有渗液,心、肺、腹检查无异常。四肢及关节无肿痛。

黄师予甘草泻心汤加减,处方:

甘草30g 黄连6g 黄芩15g 党参30g

干姜 10g　法夏 24g　大枣 15g　苦参 15g

水煎内服,共 4 剂。二诊,患者双小腿外侧、双侧肘关节外侧丘疹范围明显缩小,瘙痒大减,无渗液。守上方治疗。2010 年 3 月 23 日复诊,见双小腿外侧、双侧肘关节外侧丘疹最大处范围已缩小至 3cm×3cm,无瘙痒,无渗液。5 月 4 日因痛风发作,前来治疗,见原患处皮肤嫩微红,平滑,不痒,病情稳定。患者继续门诊复诊,至 2010 年 11 月,患者除右肘部仍有皮肤潮红及脱屑外,其他部位皮癣已痊愈。

按:银屑病是临床常见的一种皮肤红斑上反复出血、多层银白色干燥鳞屑的慢性复发性皮肤病。本病具有迁延反复与久治不愈的临床特点,对身心健康有直接影响。西医目前尚不清楚其确切的病因和发病机制,缺乏特效疗法。

黄师常以甘草泻心汤治之。甘草泻心汤出自《金匮要略·百合狐惑阴阳毒病证治》,原用于治疗"狐惑病"。临床上,黄师常把本方用于免疫性疾病及黏膜相关性疾病,屡试不爽。黄师认为甘草乃是本方主药,原方中此药剂量最大,其作用并非调和诸药,而是保护和修复黏膜的病变。现代药理学认为,甘草有类似肾上腺皮质激素的作用。黄师每用此方,甘草用量都在 30g 以上,甘草量少则效不佳。黄师认为,本方中干姜也是关键,一方面,干姜可能有调节免疫功能的作用,对免疫相关性疾病常重用干姜,如用柴胡桂枝干姜汤治疗肝硬化、甘草泻心汤治疗溃疡性结肠炎时,干姜用量均在 10g 以上。

黄师早年的学生,越秀区儿童医院副院长郑明主任曾来信说:按黄师方法用甘草泻心汤治小儿口腔黏膜病疗效很好,一般一至两剂便痊愈。

另一方面,对液体渗出过多者,无论是清涕、唾沫、痰液、多尿、腹泻还是皮肤渗液等,只要质地清稀,重用干姜多可有效减少渗液。如黄师治疗夜尿多、遗尿者常用甘姜苓术汤,复发性口腔炎用本方,咳喘兼有咯白稀痰者用小青龙汤,腹泻水样便者用理中汤,均以干姜加量,疗效甚佳,黄师特别指出取效关键在于干姜。

此外,本病由于病程较长且容易复发,所以守方治疗也是获效的关键。

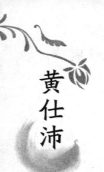

在"予用之取效者屡矣"的背后

——风疹头面肿痒案（两则）

案一 伍某，男性，50岁。2005年某日清晨，致电吾师云：昨日全身出风团，昨晚往医院急诊，今晨未见好转。欲请师往诊。黄师即驱车前往。见头面浮肿，风团淡红，痒甚，恶风，自汗出，舌淡苔薄白。

此桂枝汤证也，处方：

桂枝15g　白芍15g　大枣12g　炙甘草12g

生姜3片

2剂。嘱温服，啜热粥一碗，覆被取微汗。服一剂后，当晚瘙痒大减，次晨肿消。复诊加北芪60g，3剂。固表善后。

《伤寒论》第13条："太阳病，头痛，发热，汗出，恶风，桂枝汤主之。"大凡表证有汗便可用桂枝汤。此例风疹初起属表无疑，自汗出，便是用本方之机会。故一剂便应也。

桂枝汤乃群方之首，仲景第一方。曹颖甫曰："予用之取效者屡矣。"其治甚广，就曹氏《经方实验录》便载六案。《吴鞠通医案·暑温门》载一自医医案，足见仲师之教，为万世法也："丁丑六月十三日，吴，四十岁，先暑后风，大汗如雨，恶寒不可解，先服桂枝汤一帖，为君之桂枝用二两，尽剂，毫无效验；次日用桂枝八两，服半帖而愈。"有是证用是方。温病家虽暑温亦自服桂枝汤。曹氏亦谓："桂枝汤方独于夏令为宜也。"以夏令每自汗也，不拘病名，但方证对应是矣。

案二 许某，女性，45岁。某公司总会计师，因业务应酬，常啖海鲜肥厚，日前因饮花胶炖鸡汤，旋即全身皮肤现风疹块，奇痒。即往某三甲医院皮肤科诊治，诊为过敏性皮炎，该皮肤科医生本为中医，嘱咐不要用激素，先与抗过敏西药、清热疏风中药，中西药并进，一周后病情未能控制，反头面红肿更甚。

遂于 2010 年 9 月 15 日请黄师诊治。昔日俊俏面容几难辨认,见其面部红肿,眼睑浮肿,双耳廓红肿大如梳,且皮肤脱屑,有渗出液。双手臂可见搔痒留下红肿划痕。恶风无汗,舌苔薄白,大便微溏。并诉因中秋节临近,要赴澳洲探亲,如面目全非,恐过境受阻,欲求激素控制,又相信前医告诫,不敢造次,心急如焚。黄师安慰之,先服几剂再作打算。

处以甘草泻心汤加味,处方:

川黄连 6g 黄芩 15g 干姜 6g 党参 30g

大枣 12g 苦参 15g 石膏 60g 甘草 30g

3 剂,先泻其热,燥其湿。

9 月 18 日复诊,红肿略消,双耳廓渗出物已干,仍痒甚。

处以麻黄桂枝各半汤加味,处方:

麻黄 15g(先煎) 北杏 15g 桂枝 15g 赤芍 15g

大枣 12g 甘草 12g 石膏 60g 生姜 15g

生地 30g

3 剂,嘱温覆取微汗。次日来电曰:"昨晚服药后,通身觉发热,约持续 1 个多小时,痒甚,夜不能眠"。黄师问:"温覆有汗否?"曰:"未有温覆。"黄师嘱曰再剂时,务必在中午 12 点钟前服药,且一定要温覆。

9 月 21 日来诊曰:已温覆出汗,通体舒畅,仍有少痒,红肿消散大半,面形已复原。因明日中秋节,要往澳洲探亲,望再开处方。黄师叮嘱其仍要温覆,且勿当风及日晒。仍守上方 3 剂。一周后来电,肿痒基本消退。处以:

生地 30g 麦冬 30g 知母 20g 赤芍 30g

甘草 12g 石膏 60g

7 剂,水煎服。

按: 黄师曰,《伤寒论》关于皮肤痒之描述但两处。

一者,第 23 条:"太阳病,得之八九日,如疟状,发热恶寒,热多寒少,其人不呕,清便欲自可,一日二三度发,脉微缓者,此阴阳俱虚,不可更发汗,更下,更吐也。面色反有热色者,未欲解也,以其不能得小汗出,身必痒,宜桂枝麻黄各半汤。"

二者,在阳明篇第 196 条:"阳明病,法多汗,反无汗,其身如虫行皮中状者,此以久虚故也。"

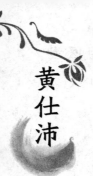
其次《金匮要略·中风历节病脉证治》:"邪气中经,则身痒而瘾疹。"《金匮要略·水气病脉证治》:"脉浮而洪,浮则为风,洪则为气,风气相搏,风强则为隐疹,身体为痒,痒为泄风,久为痂癞……"

综《伤寒论》、《金匮要略》所述,身痒之原因,无非两端:

一为阳明久虚,虚者阴虚也。阴虚则汗源不充,法多汗反无汗。黄师曾述当年黄继祖师公,曾治一妇人,身痒久不愈,几欲自尽,嘱以生地煲瘦肉,服之越旬而愈。此阳明久虚故也。多为身无瘾疹,但痒而已。

而风邪在表,不能发泄,则为最常见者。在表之邪,仍须辨有汗、无汗。有汗如例一伍姓案,自汗涔涔,此营卫不和。着眼处在汗,自是桂枝汤的证。而大多风疹身痒,为无汗。如曹颖甫多用麻黄汤、麻黄加术汤,刘渡舟多用麻黄连轺赤小豆汤。例二许姓案黄师用桂枝麻黄各半汤,皆是麻黄剂以取汗透表也。许案初服未能如法温覆,通身发热,是如仲景所言:"面色反有热色者,未欲解也,以其不能得小汗出"也。再以白虎汤加生地、麦冬,是养阳明,清余热也。

异曲同工:方证固要审察,药证又虽明了也

——慢性荨麻疹案

梁某,男性,65岁,旅居美国。2010年2月因胆囊炎、胆结石,行微创手术切除胆囊。又因多发性肠息肉行摘除术。此后常恶风,畏寒,皮肤出风团,瘙痒,以躯干部为甚,每于饭后、热饮更甚,此起彼伏。抗过敏西药已服用半年多,未见好转。9月29日回穗探亲之便,请黄师诊治。刻诊见躯干风团微红,恶风无汗,二便如常。

处以桂枝麻黄各半汤加味,处方:

麻黄12g(先煎) 桂枝12g 赤芍30g 大枣12g

北杏15g 甘草20g 生姜15g 石膏60g

7剂。并嘱温覆取微汗,复渣再煎,先服3剂,电话联系,告知情况,再作调整。三天后来电告知,情况无变化,风团仍继续出。嘱麻黄每剂再加3g。

10月9日晚来电说,加药后,情况明显好转,约次日再诊。

10月10日来诊,见皮疹全消退,自诉服完剩余4剂药后,疹团未出,已停药几天。继续再与前方,麻黄用18g,5剂。

10月15日复诊,多天来风疹已不复再出。自诉近七八个月来,未有停止瘙痒,估计已愈八九。再以前方,麻黄20g。嘱返美国再服十余剂。

按:前曾述许案,突起头面红肿瘙痒。此为慢性荨麻疹,但方药却与许案同?盖此虽慢性,但证仍在表,故仍与桂枝麻黄各半汤。犹如强直性脊椎炎案,病已经数年,仍用葛根汤,表证不可以时日而断也。

又黄师用桂枝麻黄各半汤,各药用量视病情而定,并不半其量。例如麻黄用量视情况而递增。

又许案曾云:刘渡舟先生喜用麻黄连轺赤小豆汤,曹颖甫喜以麻黄汤,而黄师两案均用桂枝麻黄各半汤加石膏,以清泄蕴热。其实有大青龙汤之意。都属麻黄剂,异曲同工也。方证固要审察,药证又虽明了也。

一知半解中医医理误人不浅

——早泄案

李某,男性,33岁。婚后3年未育,偕夫人来诊,细询之,夫人婚后曾自然流产,知其妻本可受孕也。近又做过精液检查,精子活力稍低,且常早泄,性交每不成功。

此桂枝加龙骨牡蛎汤证也。即与:

生龙牡各30g(先煎) 桂枝20g 白芍20g 大枣20g

炙甘草15g 生姜10g

连服三周后,来电报喜,其妻已受孕矣。

按:时下世俗,逢生殖系统病证,必曰肾虚精亏,恐与过度宣传中医医理、一知半解中医医理有关。每见病者来咨询,必问:"我是什么体质?我是肝虚?血虚?肾虚?"医者又片面解释脏腑学说。因《内经》"五脏者,藏精气而不泻也"、"肾藏精",五脏之病多从虚立论,深入人心。社会宣传饮食疗法,都是某物补肝,某物补肾,所谓通俗易懂。致仲景之效方,无人重视。不孕不育每用填精补肾,舍此似无良法。病者听说补肾,也觉合理,心甘情愿。设若处以桂枝加龙牡汤,患者反多感疑惑,奈何。

《金匮要略·血痹虚劳病脉证并治》:"夫失精家,少腹弦急,阴头寒,目眩,发落,脉极虚芤迟,为清谷,亡血失精,脉得诸芤动微紧,男子失精,女子梦交,桂枝加龙骨牡蛎汤主之。"读此条原文须细味"男子失精,女子梦交"一语。失精不应理解成病理名词。乎失精与梦交,两词排比,其义均言症状而非病理可知。如作病理解,必陷入补肾之窠臼,而只套用补肾益精之方。而病者受"肾亏"一词困扰,每惶惶不可终日,其病更甚。其实遗精、滑精、早泄均为失精之属,以精失其用故名也。多责在心,非责在肾也。姜佐景曰:"本汤之治遗精,医者所尽知也。顾知之而不能用之,其所用者,每偏于肾气丸一方,加补益之品,如续断、杜仲、女贞子、菟丝子、核桃肉之属。"并且说其师曹颖甫:"治此种病,一剂即已。余依师法而行之,其效亦然。"黄师临床亦深有体会。

又廉江梁某,黄师之友人也。其子年三十娶妻未嗣,性格内向,其母来电曰,其子近来常日间滑精,三四日一次,甚者一日两次,已月余矣。羞于往诊,故电询求方。

遂处以此方加覆盆子、菟丝子,7剂。黄师再电梁某,答谓服药后,七天以来未再滑精矣。

病机数者,互为因果,从何着眼

——不孕案(三则)

案一　东莞李某,女性,28岁,已婚。因月经不调1年,于2009年5月上旬前来就诊。患者1年来月经不调,以月经后期为主,结婚4年未能怀孕,在外院查妇科B超:多囊卵巢,西医予口服性激素建立人工周期后,月经周期较强规律,但停药又复如故,且形体渐趋发胖。患者自诉月经不调1年,以月经

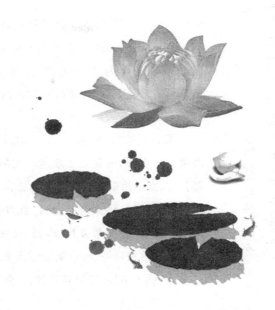

后期为主,末次月经 4 月 25 日,月经量少,下血色暗有块,少腹冷痛,腰腿酸软无力,手心发热,口唇干燥,面色白,舌淡嫩,苔白润,脉沉无力。

黄师方用温经汤加减,处方:

麦冬 60g 丹皮 15g 吴茱萸 10g 川芎 9g 当归 24g 桂枝 15g 党参 30g 大枣 15g 法夏 24g 炙甘草 30g

水煎服,每日一剂,复渣再煎,日服二次。

2009 年 6 月 29 日月经来潮,下血夹块、少腹冷痛,腰腿酸软无力、手心发热、口唇干燥等症减轻。继续服上方治疗,2009 年 7 月、8 月、9 月、10 月月经均按时而至,形体亦恢复如常。

2010 年 2 月 2 日其夫告知,停经 3 个月,准备前来再求药。前天往东莞医院检查,发现已怀孕三月矣。

案二 麦某,女性,38 岁。2009 年 6 月求诊于梁淑贤师姐。自诉结婚 12 年,未避孕未孕。平素月经周期基本正常,月经量略少,色淡红,无血块,经来时有腹痛。初诊月经刚干净。刻诊面色㿠白,神疲少气,失眠多梦,口淡,纳可,舌淡,苔薄白,脉细。

予温经汤,5 剂。

二诊:服上药仍觉口淡,守上方干姜 15g,5 剂。

服药后复查:子宫及附件:未见异常。性激素六项(于月经干净 7 天检查):促卵泡成熟激素(FSH):6.61 mIU/ml,促黄体生成素(LH):0.60 mIU/ml,雌二醇(EZGIII):97.20pmol/ml,孕酮(PRGE):0.42nmol/L,睾酮(TSTO):L0.17nmol/L,垂体泌乳素(PRL):111.49mIU/L。

守上方治疗三个月经后复查(2009 年 9 月)。性激素六项(于月经干净 7 天检查):促卵泡成熟激素(FSH):8.30mIU/ml,促黄体生成素(LH):4.52

mIU/ml，雌二醇（EZGⅢ）：132.40pmol/ml，孕酮（PRGE）：0.73nmol/L，睾酮（TSTO）：L0.26nmol/L，垂体泌乳素（PRL）：121.06mIU/L。

2009 年 12 月，守上方治疗三个月后，准备再复查性激素六项时，发现怀孕五周。停药后孕期正常，于 2010 年 8 月 30 日剖腹产下一 2900g 健康男婴。

案三 李某，女性，34 岁。2009 年 12 月 16 日初诊。自述 14 年前结婚，次年生一女孩，一直未采取避孕措施，至今没能再怀孕（湖南浏阳人，农村户籍）。未生小孩前月经周期基本正常，产后 11 个月月经复潮，经量变少，经色淡红时有血块，经来时有腹痛，且月经延后，周期从 40 多天到 80 多天不等。末次月经为 2009 年 8 月 30 日，经量少且色淡，头晕目眩，心慌神疲。7 天干净后至今月经未潮，经朋友介绍请黄师弟子梁淑贤师姐诊治。见神疲短气，手足冰冷，眠可多梦，口淡喜热饮，二便调。舌淡苔薄白，脉细。

与温经汤（干姜 12g）3 剂。

二诊：服上药后诸症如前，守上方干姜 18g、白芍 60g，5 剂。检查：①子宫及附件 B 超：未见异常。②性激素六项：促卵泡成熟激素（FSH）：7.30 mIU/ml，促黄体生成素（LH）：2.80 mIU/ml，雌二醇（EZGⅢ）239.20pmol/ml，孕酮（PRGE）：0.55nmol/L，睾酮（TSTO）：L0.43nmol/L，垂体泌乳素（PRL）：236.80mIU/L。

守上方治疗至三个月后拟准备复查性激素六项。2010 年 3 月 24 日复诊时告知月经已于 3 月 11 日来潮，故无复查。4 月 9 号月经依时来潮，经量经色均正常，头晕目眩等症状已大减，继续守上方至 5 月 28 日月经未至，查尿早孕为阳性。停药孕期至今一切正常，预产期为 2011 年 1 月。

按：温经汤出自《金匮要略·妇人杂病脉证并治》："问曰：妇人年五十所，病下利数十日不止，暮即发热，少腹里急，腹满，手掌烦热，唇口干燥，何也？师曰：此病属带下。何以故？曾经半产瘀血在少腹不去，何以知之？其证唇口干燥，故知之。当以温经汤主之。"方后云："亦主妇人少腹寒，久不受胎；兼取崩中去血，或月水来过多，及至期不来"。本方被视为主治妇科多种疾病之经典方剂。黄师认为本方治疗范围几乎涉及所有月经病（月经不调、闭经、月经过多、月经过少等）以及不孕症。辨证要点一是虚，二是寒，三是瘀。病机上虚、瘀、寒三者又互为因果。用药却从温字着眼，温以通瘀也。故仲景宁重用麦冬以制燥，也不减温药。但临床上不必拘于有否寒象，但求没有明显的热证便可用之。本方有调节卵巢功能的作用。黄师曾以本方治疗多囊卵巢及无排卵型子宫出血，效果满意。

现代有药理研究表明：温经汤对机体内信号传递系统异常的作用表现为过剩时抑制，不足时补充，即双向调节作用。其对 LH、E2 的双向调节作用，表明温经汤对下丘脑－垂体－卵巢－子宫生殖轴的作用靶点，可能在中枢和卵巢，并强于单纯西药(克罗米酚)。[1]

参考文献

[1]日本.后山尚久.温经汤对排卵障碍和月经周期异常者的 LH 的调节作用[J].产妇人科汉方研究,2000,17:28~35.

经方中之大方：看似庞杂，但杂而不乱

——周期性子宫出血案

医院财务科某之姨甥女，18 岁。12 岁月经初潮，周期正常，量多。2006 年 5 月中旬，开始出现月经不断，持续近 50 日，末次月经干净后又出现少量出血，始求诊西医。当时查性激素六项及妇科 B 超，诊断为"周期性子宫出血"，考虑无排卵引起。予孕烯炔雌醇维持人工周期。服药时虽效，停药又复出现月经淋漓不尽，但每出血而无所苦。复查血常规无明显贫血。恐西药副作用太大，寻求中医治疗，医以滋阴养血、益气、化瘀止血等法，均未见效，如是三年多矣。2009 年 9 月 10 日来诊，末次月经 8 月 16 日至今淋漓未尽，无乳房胀痛、腹胀、腰酸等症。

始予胶艾汤加味，8 剂下血仍未止。

9 月 22 日再诊，师予温经汤加麻黄、五倍子。处方：

麦冬 90g 吴茱萸 12g 当归 24g 党参 30g

川芎 9g 阿胶 15g(烊化) 丹皮 15g 肉桂 12g

五倍子 6g 麻黄 20g(先煎) 法夏 24g

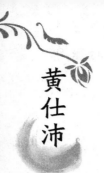

服药七日后血止。嘱去五倍子守方服用。

本月月经 10 月 20 日来潮，一周便净，量一般，此次月经自觉已有乳房胀痛、腹胀、腰酸、体倦之感。继续服温经汤观察下月情况，并嘱测基础体温。

按：温经汤出自《金匮要略·妇人杂病脉证并治第二十二》。本方由麦冬、吴茱萸、川芎、当归、芍药、人参、桂枝、阿胶、丹皮、半夏、甘草、生姜十二味组成，是经方中之大方矣。看似庞杂，但杂而不乱，重于温通，但温而不燥。从组方上看，温经汤乃桂枝汤合吴茱萸汤去大枣合麦门冬汤加当归、阿胶、丹皮组成。

其一：血遇寒则凝，故脉中凝滞，当温而散之。桂枝汤并非单为发汗而设，尚能调和气血，温通经脉，促进气血运行。如曹颖甫《经方实验录》有案："王右，无表证，脉缓，月事后期而少，时时微恶寒，背部为甚，纳谷减。此为血运迟滞，胃肠虚弱故也，宜桂枝汤以和之。"令桂枝汤配以吴茱萸更能温散久寒，当归四逆汤亦以桂枝汤为基础，仲景于当归四逆汤中曰：其人内有久寒者，则加吴茱萸、生姜。黄师遇病人能受纳温热者，必重用此品，此品辛温，气味俱烈，其他方用 6g 病者已觉燥辣，仲景原方用三两，量大于方中芎、归、桂、芍、参、草、姜、胶等。黄师于他证常仅用 6g，但此例用至 12g。可见此品之重要，不可小觑也。本例病已三年，寒凝重，更加麻黄以增温通之力。据文献报道，麻黄能增加血中雌激素水平。

其二：本方用麦冬一升。观仲景用麦冬，除麦门冬汤为七升，特重外，炙甘草汤为半升，竹叶石膏汤和本方都是一升。据《经方剂量揭秘》一书认为，一升麦冬大约为 90g。

本证见"暮即发热……手掌烦热，唇口干燥"大多注家都解作是瘀血见证。仲景也说："何以知之？其证唇口干燥，故知之。"但此等症状本是一派阴虚血燥之象。若纯视作瘀血证的话，活血化瘀便诸症自除，又何须重用本品？观仲景各瘀血证、各瘀血方均未见有此等症状，又未见有用麦冬者。何故？黄师认为：少腹里急，腹满，曾经半产，才是瘀血之主证。而"暮即发热……手掌烦热，唇口干燥"是瘀血的间接结果，活血化瘀之余，仍须重用麦冬以益阴，此其一也。其次，方名温经，一派温热之品，配大量麦冬，俾之能耐久受药也。所以黄师用本方，温热药加重，麦冬便随之加重。故本例用至 90g。

世界性疑案杂症从何入手

——继发性闭经案

宁某,女性,31 岁,未婚。经行腹痛 10 余年,于 2009 年 6 月 23 日到中山大学附院妇科就诊,据病历记载月经干净第三天,腰酸腹痛,头晕头胀,上肢麻痹。盆腔 B 超:左侧附件包块(9.2cm×8.2cm)。结论:①子宫内膜异位,②左卵巢巧克力囊肿。于 2009 年 8 月住院行左卵巢巧克力囊肿切除术,术后月经一直未至。在原手术医院用中西药治疗不效。2009 年 12 月 5 日请黄师弟子梁淑贤诊治。刻诊脸色萎黄,神疲乏力,腰酸背痛,肢痹,眩晕,失眠多梦,大便三天一解,口干略苦,舌淡苔薄,脉弦细。

拟温经汤,处方:

麦冬 30g 吴茱萸 6g 当归 24g 芍药 60g

川芎 9g 半夏 24g 党参 30g 桂枝 10g

丹皮 15g 炙甘草 10g 干姜 3g 熟地 30g

阿胶 15g(烊化)

5 剂,复渣再煎,温服。

2009 年 12 月 11 日二诊,晨起仍有手指麻痹,活动后稍减,颈背恶风,眩晕略好转,大便正常,口略干,舌淡苔薄。守上方干姜 6g,芍药 90g,10 剂。

三诊:颈背恶风减少,偶有晨起肢麻痹,已无眩晕,口不干,时有失眠,舌质淡红,苔薄。守上方白芍 60g,10 剂。

守上法至 2010 年 4 月 25 日月经来潮,腹痛经量略少,经色淡红伴少许血块,7 天经净。守上方治疗三个月经周期后停药,追踪至今月经正常。

按:卵巢巧克力囊肿是子宫内膜异位症的一种病变。子宫内膜异位症是指具有生长功能的子宫内膜,在子宫被覆面以外的地方生长繁殖而形成的一种妇科疾病。冲为血海,任主胞胎;血海不盈,胞宫不暖;虚、寒、瘀三端,互为因果,闭经乃不出此三端。温经汤主治"妇人少腹寒,久不受胎,兼取崩中去

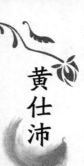

血，或月水来过多，及至期不来"。

此例腰酸背痛，肢痹眩晕，显是虚重于瘀，虚中夹寒，恰须此方调冲任，补阴血而暖宫，散瘀却居其次矣，观梁师姐所用温经汤各案，均以干姜代生姜，盖干姜温里尤胜生姜也。重用当归又益熟地以增其补虚之功。

后世盗仲景温经汤之名多矣，诸如《寿世保元》之小温经汤，《古今医鉴》有大温经汤，《竹林女科》有加味温经汤，《女科旨要》有八物温经汤。或于原方变换一两味，或于原方更加鹿茸、熟地之类，无非标新立异，《妇人良方》亦有"温经汤"，原方去吴茱萸、生姜、阿胶、半夏、大枣、麦冬，而加以莪术、牛膝。总不及仲师方面面俱到也。

方义无人曰不晓，用于临床却常畏首畏尾

——发热汗出恶风案

李某，女性，50 岁。既往有大肠多发性溃疡病病史，有丁胺卡那、爱大、头孢类、青霉素类、环磷酰胺等过敏史。2010 年 10 月初，受凉后出现发热，体温最高38.5℃，伴咳嗽，呈阵发性连声干咳，痰黏难咯，鼻塞流涕。查体：双肺呼吸音粗，右下肺可闻及少量湿啰音，心率 94 次 / 分，律整，各瓣膜听诊区未闻及病理性杂音。查胸片示肺部感染。门诊予静滴洛美沙星后未能缓解，仍发热、咳嗽、咯痰，故于 10 月 8 日转入病房。住院期间，予阿奇霉素、左氧氟沙星静滴及对症治疗，效果不佳。虑及患者为过敏体质，抗生素选择甚难，特请黄师查房，冀以中药获效。见患者神疲体倦，面色少华，形体消瘦。每天下午及晚上发热，体温波动于37.5℃～38.2℃之间。咳嗽咯痰难出，痰稠色白，恶寒。

先以小柴胡合麻杏石甘汤。四天发热未退，咳嗽仍频。

黄师再次查房，见其不时拭汗，且恶寒明显，天气虽热，仍穿厚衣，口中淡，苔白不渴。

即处以桂枝加厚朴杏子汤：

桂枝 15g　白芍 15g　生姜 15g　大枣 15g

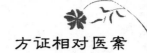

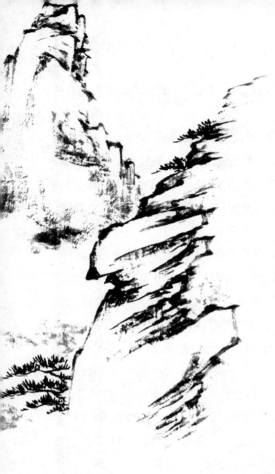

炙甘草 15g 北杏仁 15g 川厚朴 20g(后下)

嘱配两剂当晚服完，每隔两小时服一次，分四次服，服药后服半碗热粥以助药力，并盖被取汗。患者遵医嘱，服上药一剂尽后，觉全身温暖，恶寒感顿减，当晚退热，病者自行停后服，但翌日又复发热。仍以桂枝汤倍增其量，并加厚朴杏仁，两剂。将息法如前。发热已全退，恶寒汗出已罢。

按：桂枝汤为众方之首，乃千古名方。其方义几乎无人曰不晓。但用于临床却常畏首畏尾。无非是南方无伤寒，夏天无伤寒之说，先入为主。因而临床上纵有桂枝汤证、麻黄汤证亦视而不见。更若据《内经》："先夏至日为病温，后夏至日为病暑。"不问见症，但以发病时间以认症。故后世见到夏月发热恶寒无汗者称为阴暑，暑兼寒湿。有麻黄汤摆着不用，却另立一首新加香薷饮，强称香薷为夏月之麻黄。亦即夏月有麻黄证而不能用麻黄。香薷可代替麻黄。及至观《吴鞠通医案》中载：鞠通自医案，四十岁时，六月十三日，先暑后风，大汗如雨，恶寒不可解，初用桂枝汤桂枝二两，毫无效验；次日用八两，半帖而愈。见吴氏用药果敢，毫不姑息，与其《温病条辨》风格迥异。而观曹颖甫《经方实验录》载桂枝汤证六例，有三例是夏暑时节的。看来，夏天是桂枝汤证的多发季节。故曹氏门人姜佐景叹曰："然则桂枝汤实为夏日好冷饮而得表证者之第一效方，又岂唯治冬日北地之伤寒而已哉？"曹氏又说："大约夏令汗液大泄，毛孔大开，开窗而卧，外风中其毛孔，即病中风，于是有发热自汗之证。故近日桂枝汤方独于夏令为宜也。"本案发病正值中秋节后，广州地区仍如炎夏。而发热久不退，恶寒明显，自汗津津，黄师查房时，见其不断以毛巾拭汗，舌淡苔薄白，口中和。此桂枝证无疑，又有咳嗽气逆，故以桂枝加厚朴杏子汤。

以桂枝汤治太阳病，非独为太阳病而设也。实际上阳明篇、太阴篇均有桂枝汤，是为发热汗出恶风而设。

此证当日黄师处方后，见其频频拭汗，恶风，曾嘱次日加附子。盖《伤寒论》第21条："太阳病发汗，遂漏不止，其人恶风，小便难，四肢微急，难以屈伸者，桂枝加附子汤主之。"次日，再询之，虽汗出较多，但发热时并无汗出，多在退热时汗出更为明显，此非遂漏不止，且此时汗已减，故毋须用扶阳之附子，重用桂枝汤便可。

《伤寒论》桂枝汤方后曰："服一升，服已须臾，啜热稀粥一升余，温覆令一时许，遍体漐漐微似汗出，不可令如水淋漓，病必不除，若一服汗出病瘥，停后服，不必尽剂，若不汗，更服如前法，又不汗，后服小促期间，半日许，令三服尽。若病重者，一日一夜服，周时观之。服一剂尽，病犹在者，更作服。若不汗出者，乃服至二三剂。"此段服桂枝汤将息法，不可等闲视之，有时却是疗效的关键。此段条文要注意两个问题。一是汗的问题：桂枝汤证原本已有汗出，何以更发汗？桂枝汤是发汗之方？抑止汗之方？《经方实验录》姜氏把"汗"分为"病汗"、"药汗"。即桂枝汤证之"汗出"为"病汗"，汤方后云"漐漐微似汗出"是为"药汗"。发汗后，"病汗"遂除，亦止汗也。二是服药的问题。经方大多一剂药分三服，桂枝汤更按病情"一日一夜服……乃服至二三剂。"三剂即九次服药矣！观今之医，凡处一方便了事，从不讲究服药方法。即便对证，也未必能克病也。一日三服，当时仲景已知药效须持续。此案原嘱服四次，但病家自服两次，故未能一剂收功也。

详察病情，决不可为表面现象所左右

——真武汤治肾衰发热案

陈某，男性，76岁。有高血压病史20余年，血压控制不佳，10年前发现高血压性肾病，未予重视。2年多前曾口服药物治疗，效果不佳，3个月前病情加重，在我市某三甲医院诊断为"慢性肾功能不全（尿毒症期）"，行血液透析治疗,3次/周。20多天前因"股骨头坏死"住院,期间使用解热镇痛药物后出现急性上消化道大出血,行胃大部切除术后出血止。但患者仍觉髋关节疼痛难忍,无法行走。于2009年11月7日至我院住院继续治疗。入院时症见:精神疲倦,面色晦暗,发热,体温最高38.5℃。双髋关节疼痛,双下肢轻度浮肿。恶心,纳差,眠一般,小便量少,大便干结。予冰敷头部、腹股沟,柴胡针肌注等退热处理后效果不佳,患者仍反复发热。即查血常规:WBC:7.7×10⁹/L,NE:74.9%,HGB:77g/L,PLT:334×10⁹/L。尿液分析:红细胞(++),蛋白质(++),白细胞(+)。急诊生化:BUN:8.71mmol/L,CRE:793μmol/L。2009年11月8日黄师查房,见患者精神疲倦,发热,当时体温38.5℃。恶心,纳差。双下肢轻度浮肿。小便量少,大便未解。舌淡,苔白,脉沉细。

本例病人,年老久病,肾衰多年,面色晦暗,小便量少,双下肢浮肿,舌淡,苔白,脉沉细,水气内结之象明显。

虽发热,但无面红目赤、舌红苔黄、口渴饮冷之热象,非实热也。

阳虚水泛,水郁化热,故用真武汤温阳利水,水郁解则热自退。

黄师曰,此为水阻阳郁之发热。予真武汤,处方:

白芍15g 熟附子15g 生姜3片 白术15g

茯苓2g

水煎内服,4剂。药后第三天患者发热已退,恶心减。再予上方5剂,未再发热,食欲改善,小便量增多,双下肢浮肿消退。

按:《伤寒论》第82条:"太阳病,发汗,汗出不解,其人仍发热,心下悸,头眩,身𥆧动,振振欲擗地者,真武汤主之。"第316条:"少阴病,二三日不已,至四五日,腹痛,小便不利,四肢沉重疼痛,自下利者,此为有水气,其人或咳,或小便利,或下利,或呕者,真武汤主之。"对于第82条所言"汗出不解,其人仍发热",注家争论较多,其中主要有两种解释:一为虚阳外浮,二为汗不如法,表证仍在。但若阳虚至汗,应急用通脉四逆汤之类回阳救逆,真武汤恐力所难及。若仍因表邪发热,焉有全不顾表而竟用真武汤之理乎?黄师认为,真武汤证之发热既非虚阳外越,亦非表邪未罢,本证之发热是水阻阳郁所致。试用仲景思想解释《伤寒论》,如以第28条为例:"服桂枝汤,或下之,仍头项强痛,翕翕发热,无汗,心下满微痛,小便不利者,桂枝去桂加茯苓白术汤主之。"本条"仍"字提示头痛、发热、心下满诸症在汗下之前已有;亦证明汗法与下法均无

中医之胜于西医者,大抵以伤寒为独甚。

——章太炎

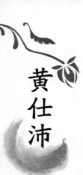

效;进而证明,"头项强痛,翕翕发热,无汗"决非太阳表证,也非阳明里证。通过"心下满微痛,小便不利"可知,本证为水气为病,水气结于心下。水气内结,里气不调而产生的肤表反应而见发热。真武汤证之发热亦类此。

黄师特别指出:临证之时,当详察病情,决不可为表面现象所左右,头痛医头,脚痛医脚,见到发热,即投苦寒或解表之剂。此例个中趣味,不可不思。

掷地有声:小柴胡汤非专为少阳而设也

——小柴胡加石膏汤案(两则)

案一 九江关某,其妻患脑梗塞,吾师以续命汤治疗已基本痊愈,仍调治中,故吾师常诣其家。2009 年 3 月某日,师甫入门,关某曰:"我母病危,家中将要办丧事,我妻恐暂不能服药矣。"师惊问其故,关某曰:"母九十有余,平素少病,近周发热气喘,以往请村中医疗站医生开药一两天便好,此次已一周矣。现仍发热,乱语,怕命不久矣。"师曰:"我可否看看她?"答曰:"好。"黄师遂进房内,见老太呻吟叹息,呼胸翳欲吐,对答清楚,乃睡着呓语而已,非神昏乱语也,舌苔黄厚,微热,口渴,咳嗽痰多。

师对关某曰:"可先服我两剂药,应毋庸恐慌"。遂处以小柴胡加石膏汤,处方:

柴胡 24g 黄芩 15g 法夏 24g 党参 30g

炙甘草 12g 大枣 12g 生姜 3 片 石膏 60g

2 剂。嘱煎成半碗,复渣再煎一次,日服两次。次日来电昨服药后,今晨发热已退,胸部已舒畅矣。嘱继服第 2 剂,再处以治咳化痰药两剂,告康。

案二 黄师之老友冯某妻舅,2009 年 4 月 13 日来诊。自诉高热反复已一周,用抗生素、退热药未愈,刻诊:发热,39.3℃,恶寒,欲呕,体倦乏力,胸闷,头痛,口渴,腹痛,腹软,大便如常,苔薄黄,脉浮数。

即查肥达试验,并处以小柴胡加石膏汤,处方:

柴胡 45g 黄芩 20g 法夏 24g 党参 30g

炙甘草 12g 大枣 12g 生姜 3 片 葛根 30g

石膏 60g

2 剂。复渣再煎,温覆取汗。次日来电:"药后汗出,诸症悉除。"询验血结果,答:"尚未有结果。"仍嘱再服余药以除邪务尽。

按:小柴胡汤非专为少阳而设也。太阳篇、少阳篇、阳明篇、厥阴篇、瘥后篇均有小柴胡汤,涉及条文共二十条,多于桂枝汤(14条)、麻黄汤(10条),仲景明言:"伤寒、中风,有柴胡证,但见一证便是,不必悉具。"上述两证,轻重不同,但呕而发热则一。"呕而发热者,小柴胡汤主之。"加石膏,仲景本无此加法。日本经方家最喜用之,胡希恕亦喜用之。细观第97条:"服柴胡汤已渴者,属阳明,以法治之。"第104条:"潮热者实也,先宜服小柴胡汤以解外,后以柴胡加芒硝汤主之。"若兼无形之热者可加石膏,则在不言中也。

"宗古法而变古方者"大谬也

——丑夜发热三年案

黄某,男性,72岁。反复发热已3年,每日均在半夜3~5点自觉身大热,伴胸膈闷、心烦、口干舌燥。三年来,曾经多家医院检查,发热原因不明,所服方药多滋阴、清热诸如青蒿鳖甲汤、清骨散之类。间有祛湿者、凉血者,效果不佳。于2010年3月12日经友人介绍来黄师门诊求诊。接诊见患者精神稍倦,自诉反复发热已三年,每发均在半夜3~5点,自觉身大热,自测体温最高37.5℃。伴心烦,口干舌燥,渴欲饮水,至5点汗出热自退。无恶寒、咳嗽、尿频尿急等。胃纳尚可,二便自调。舌淡红,苔薄白,脉弦。查体:心肺听诊正常。

本患者反复发热缠绵3年,发热每在半夜3点至5点,虽自觉身大热,但实际体温并不高,当属低热范畴。发热前后无明显恶寒,应不属往来寒热。但显属发作有时、潮热。

有潮热,"其来不失其时",属阳明也。但无"腹大满不通"非承气汤证。却有心烦、口舌干燥,乃白虎加人参汤证也。

而潮热、胸满,正如第 229 条:"阳明病,发潮热,大便溏,小便自可,胸胁满不去者,"则又为小柴胡汤证。发病 3 年,精神疲惫,里气已虚。故以小柴胡合白虎加人参汤。

处方:

柴胡 45g 黄芩 15g 法夏 24g 党参 30g

大枣 15g 炙甘草 20g 花粉 30g 知母 20g

石膏 90g 生姜 3 片

4 剂。3 月 16 日复诊,半夜发热已除,仍口干渴。继以上方 3 剂。

3 月 19 日再诊。已不复发热,夜安睡,口仍渴。为求稳定,仍守上方,4 剂。

按:前医曾与青蒿鳖甲汤。青蒿鳖甲汤载于《温病条辨》,实为叶天士方。《温病条辨》中焦篇第 83 条:"脉左弦,暮热早凉,汗解渴饮,少阳疟偏于热重者,青蒿鳖甲汤主之。"条下吴氏自注曰:"用小柴胡法而小变之,却不用小柴胡之药。"胡希恕却狠批之曰:"舍柴胡而用青蒿,未免欺人。"其实后世舍柴胡,乃深受叶氏"柴胡劫肝阴"之说所囿。徐灵胎曰:"一药有一药之性情功效。"青蒿能治疟之发热,未必能替代柴胡治胸满之发热也。所谓"宗古法而变古方者"大谬也。

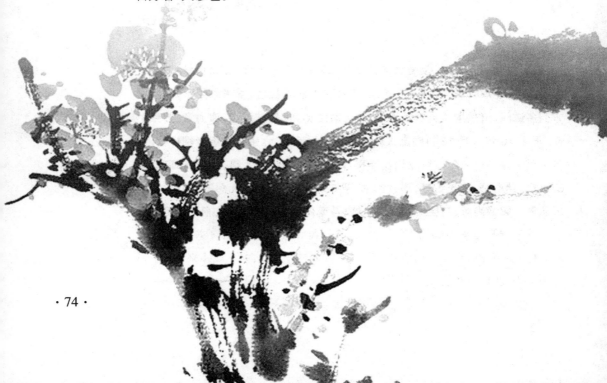

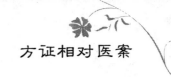

小柴胡汤为《伤寒论》之名方。本方证覆盖面甚广。

本方运用中,发热为常见的证候。在《伤寒论》本方证共 20 条,其中有 14 条就明确指出有发热,以往来寒热为本方证的主要热型,还包括"往来寒热,休作有时"、"日晡所发潮热"、"潮热",也可以是"四肢苦烦热"、"手足温"等。

关于"潮热",首见《伤寒论》第 104 条:"伤寒,十三日不解,胸胁满而呕,日晡所发潮热,已而微利。此本柴胡证,下之以不得利,今反利者,知医以丸药下之,此非其治也。潮热者实也,先宜小柴胡汤以解外,后以柴胡加芒硝汤主之。"潮热的发热是怎么样的热型?成无己说:"伤寒潮热,何以明之?若潮水之潮,其来不失其时也。一日一发,指时而发者,谓之潮热。若日三五发者,即是发热非潮热也。潮热属阳明,必于日晡时发者乃为潮热。"成氏前面的解释是对的;潮热就是按时而发,若潮水之进退。但后面指潮热必于日晡时发则不敢苟同。《伤寒论》中"潮热"一词,共出现十二次,日晡所潮热仅出现三次。除 104 条外,是第 137 条:"太阳病,重发汗而复下之,不大便五六日,舌上燥而渴,日晡所小有潮热,从心下至少腹,硬满而痛不可近者,大陷胸汤主之。"另一为第 212 条:"伤寒若吐若下后不解,不大便五六日,上至十余日,日晡所发潮热,不恶寒,独语如见鬼状。若剧者,发则不识人,循衣摸床,惕而不安,微喘直视,脉弦者生,涩者死。微者,但发热谵语者,大承气汤主之;若一服利,则止后服。"日晡所即申时,相当下午 3～5 点。阳明旺于申酉戌,很自然便联想到阳明病来。但此三条中之 104 条为小柴胡加芒硝汤证,另两条分别是大陷胸汤、大承气汤。

其他九条潮热,即未必是日晡所发者。如第 201 条、208 条、209 条、212 条、214 条、215 条、220 条、229 条、231 条,皆明指属阳明病,且均多与下法有关。特别是第 208 条说:"若汗多微发热恶寒者,外未解也,其热不潮,未可与承气汤,若腹大满不通者,可与小承气汤……"有人便据此认为潮热是运用承气汤的指征,其实未必全是。读此条应前后文连贯而看,不宜断章取义,孤立"其热不潮,未可与承气汤"一语。前面说:"若汗多微发热恶寒者,外未解也",所以再结合"其热不潮",才因此提出"未可与承气汤。"同时,后文强调应结合"腹大满不通者"才是"可与承气汤。"观第 229 条:"阳明病,发潮热,大便溏,小便自可,胸胁满不去者,小柴胡汤主之。"是其例之外也。

柴胡原是苦平之品,非重用不足以为功。黄师 40 年前曾受其师招老责训不敢用柴胡，黄师至今仍常挂于齿。仲景用柴胡半斤，约相当于现在175g，日三服，每服也有58g余。今用45g未为多也。

两方合用，未见于仲景。而合用之理实本于第97条和第104条，可参阅本书小柴胡加石膏案。兹不再赘。

曾有亲身经历，施之此案，信心倍增
——间隙性发热三年案

叶某，男性，75岁。反复发热3年(T:37.3℃～39.8℃)，发热间隔最短两天，最长三天)，骨结核、冠心病史。2007年行起搏器植入术。经多家医院中西医诊治，发热原因尚不能明，各项检查结果均正常，疗效不明显。经人推荐，遂请黄师弟子梁淑贤师姐诊治。初诊：2010年8月13日。患者面色㿠白，神疲气短，视物模糊，脸部及双下肢轻度浮肿。自诉昨晚38.3℃，自服必理通热退至37.8℃(每发热自行服必理通退热)，现头部不适，眩晕恶心，手足心发热，睡眠尚可，大便两天一解，质软，小便调，口略干不欲饮。舌淡苔薄微黄，脉细略数。BP：130/88mmHg，心率92次/分，律整，胸片：心肺未见异常(可见两支架)。

面色㿠白，神疲气短，浮肿，阳虚之象显著。

间歇性发热，可视为小柴胡汤证。

拟小柴胡汤生姜易干姜，处方：

柴胡30g 黄芩15g 法夏24g 党参30g

大枣15g 炙甘草15g 干姜10g

3剂。复渣再服。

二诊：服药后第二天热退至37℃，口干减，大便畅。守上方干姜12g，四服。并嘱每天早午晚各测体温一次并记录，复诊带上。

守上方至五诊(前后共服18剂)。体温波动于37.2℃～37.8℃之间，发热最短相隔5天，最长11天，平均间距为9天，较未治疗前大为好转。

六诊：9月7日，患者精神好转，手足心发热大减，脸部下肢浮肿已消退，双目视物转清，二便调，舌淡，苔薄白，脉细。守上方干姜18g，大枣20g。10剂后，已无发热。追踪两周(至9月底)一切正常。

按：此案实由梁淑贤师姐自服此方后，启发而来。梁师姐自2007年初起。每隔20余天或一月，必发热一次，体温波动于39℃～40℃，服退热药几天后自行退热，即如常人。发热时伴有轻微头痛，骨节痛。2010年4月，前往中山附一医院风湿免疫科请某教授诊治，怀疑成人Still病(旧称：成人变应性亚型败血症)，因而嘱咐检查相关项目。并谓如果此病诊断明确，目前亦尚无特殊疗法，只有使用激素及免疫抑制剂进行治疗。梁师姐与黄师相讨此事。黄师谓间歇性发热可视为小柴胡汤证。然反复多年，里气已虚。也无烦躁之石膏证，更无里实之芒硝证。故以干姜易生姜，以温养阳气，助参、枣、草扶正。梁师姐1985年学院毕业后即随黄师临床，深得黄师真传，也善用经方，遂持续服用两月，曾发热一次(37.8℃)，未用退烧药，次日即退烧。未再发热，所以也未按医嘱检查。某日遇该教授，问及检查结果如何，答曰：因不复再发热，故暂未作检查。直至10月初未再发热。师姐有此亲身经历，施之于叶案，信心倍增。叶某面色㿠白，神疲气短，浮肿，阳虚之象更著，干姜用之更切矣。

方药正合儿病，大可放心服之，不必使用抗生素

——发热胁痛腹满便秘案(两则)

案一 苏某，男性，17岁。4月13日黄师门诊就诊，来诊时已发热1周，外院曾抗感染，中药荆芥、薄荷、银花、连翘之属治疗无效。发热，体温：38℃，无恶寒，但觉神疲乏力，头晕、头痛，咳嗽，声重浊，痰黄稠带血，腹痛，胁稍痛，纳差，大便3天未下，苔黄厚腻。即查血常规：WBC：25.4×10^9/L，NE：81.4%，胸片：两肺炎症。

师以大柴胡汤加减，处方：

柴胡45g 黄芩20g 法夏24g 枳实15g

白芍 30g　川朴 20g　石膏 90g　大黄 15g（后下）

甘草 15g　葶仁 24g

3 剂。病者之母再三问："要否打吊针？"师曰："不用。"其母终觉病已六七天，中西药并进尚且乏效，今黄师处方仅十味，何以克病？遂携儿再往省中医院请华某教授再断，并要求打吊针。刚好接诊华教授是黄师弟子何莉娜之研究生导师，知黄师擅用经方，便对病者之母说黄老先生方药正合儿病，大可放心服之，不必使用抗生素。其母方释虑，回家煎药。

4 月 16 日复诊，服第 1 剂得大便后，发热已退，精神好转，胃口可，痰多黄稠，仍带血丝，无腹痛、胁痛，舌苔较前变薄。复查血常规正常。

以小柴胡汤合小陷胸汤加石膏，处方：

柴胡 30g　黄芩 15g　法夏 24g　党参 30g

川连 10g　大枣 15g　石膏 60g　甘草 20g

葶仁 24g

4 剂。4 月 20 日再诊，诸症已除，痰液减少，仍黄稠，咽有少痛，口渴，舌淡红，苔薄白。

更予千金苇茎汤加减善后，3 剂，处方：

苇茎 30g　桃仁 15g　桔梗 20g　葶仁 24g

花粉 15g　诃子 15g　青天葵 15g　甘草 12g

案二　黎某，男性，78 岁。因中风肢体瘫痪，语言难出，吞咽障碍，常呛咳，便秘。2010 年 8 月 27 日因发热两天，痰鸣气急，家人因路途不便，以免病人往来之苦，遂来求黄师方药。黄师恐其吸入性肺炎，耐心说服家人，坚持要其来诊，方可出方。病者家属只好勉强推轮椅前来，时已将下班。即查血常规、胸片。血常规：WBC：14.1×10^9/L，GRAN：10.8×10^9/L，GRAN%：76.8%，X 光胸片：两肺纹理清晰，肺野未见明显实质性病变。体温 39.5℃。病者通身灼热无汗，面赤带油光，唇稍红，痰鸣气急，大便 3 天未解，腹满，舌苔白腐，舌质红，脉弦紧数。

家属亦问患者既来到了，可否吊针？黄师曰：不用惧怕，服药即愈。

即处以大柴胡汤合麻杏石甘汤，处方：

柴胡 45g　黄芩 20g　法夏 24g　白芍 15g

枳实 15g 大枣 15g 大黄 15g(后下) 麻黄 6g

北杏 15g 甘草 15g 石膏 60g

嘱温服盖被取汗,复渣日服两次。

8月31日复诊,家人代诉:如法服药后,一服汗出,大便日三次,再服,热尽退。次日患者未再服药。诊病者脉静身凉,仍痰多舌红,WBC8.6×10⁹/L。

处以麻杏甘石汤合千金苇茎汤加味以除痰热,处方:

麻黄 6g 北杏 15g 苇茎 30g 桃仁 15g

苡仁 60g 百部 15g 青天葵 15g 甘草 15g

石膏 60g

3剂,水煎服。

按:时医以为只要细菌感染者,就必须使用抗生素,三两天未见好转便频繁更换抗生素,动辄联用抗生素,往往细菌被杀灭症状却未见好转。每使用一次抗生素,会使病菌产生百分之十的耐药性,不合理使用抗生素还会引起人体抵抗力的下降,肠道菌群失调,变态反应及肝、肾、耳毒性反应。抗生素的滥用实在害人。此例一患者虽有发热,血象颇高,但并非大热,也无恶寒,故黄师果断不用抗生素。例二患者年高体弱,虽大热痰鸣,血象亦高,但胸片两肺尚清晰,两例均兼腹痛腹满便结,为大柴胡汤证,当通腑退热,果药后诸证悉减,血象亦复正常。

仲景论及大柴胡汤的条文有以下四条,103条:"太阳病,过经十余日,反二三下之,后四五日……呕不止,心下急,郁郁微烦者,为未解也,与大柴胡汤下之,则愈。"136条:"伤寒十余日,热结在里,复往来寒热者与大柴胡汤。"165条:"伤寒发热,汗出不解,心下痞硬,呕吐而下利者大柴胡汤主之。"另则是《金匮要略·腹满寒疝宿食病脉证治》:"按之心下满痛者,此为实也,当下之,宜大柴胡汤。"此方为小柴胡汤去补虚的党参、甘草,加芍药止痛,枳实、大黄通腑,既有小柴胡汤"往来寒热,胸胁苦满,默默不欲饮食,心烦喜呕"之证,又有"心下满痛"的腑实之证。

大柴胡汤、大承气汤、大陷胸汤、十枣汤皆为泻下攻坚而设,临床需鉴别。

大柴胡有往来寒热,心下满痛,痞硬;承气以里热实为主,部位在腹,攻下程度次于大陷胸、十枣汤,又强于大柴胡汤。

而大陷胸是按之石硬,石硬可理解为板硬,即急腹证。

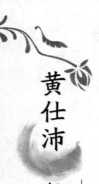

十枣汤以水为主，由于力最猛，故用十枣以缓之。

大柴胡汤之枳实、大黄，尚较小承气汤少厚朴，大黄仅是三承气之半。实为解表清里之剂，而非攻下里实为主。

论中394条曰："伤寒瘥已后，更发热者，小柴胡汤主之。"黄师恐其炉烟虽熄，灰中有火，第一例仍以小柴胡合小陷胸汤以善其后。终以千金苇茎汤收功。第二例因服一剂便热退便通，自停药三天，未见复热，故径以麻杏石甘汤合千金苇茎收功。

当西医毫无进展，不妨以经方放胆一试

——发热腹满下利案

刘姓男婴，刚满两月，乃黄师弟子杨森荣师兄在中国中医科学院第四期传统中医师承班同学之子，足月剖腹产。2010年8月13日发烧38.5℃，即到当地保健院诊治。药用：辛布颗粒、抗感颗粒、头孢拉定，药后时时大汗出，并出现腹泻不止，呈水样便，偶夹青黄杂质，但发热不退。当晚突发四肢抽搐，身体蜷缩成"弓"字状，急抱至当地人民医院，收治于急诊室，查血常规：NE：43.9%，LYM35.9%。电解质、肝肾功、颅脑CT未见明显异常。血气提示：酸中毒。暂予补液治疗，高烧则喂服辛布颗粒。8月14日早上7点多病孩突发神志不清，双侧瞳孔对光反射消失，四肢抽搐、紫绀、冰凉，头热甚。排除药物过敏后，西医急注地塞米松，约半小时缓解，但四肢依然发绀，发热不退，频频泻下水样便。转至抢救室，予吸氧及心电监护，并下发病危通知，拟诊为："①抽搐查因：中枢神经系统感染？②发热查因：感染性腹泻？肺炎？"8月15日，大便未检出沙门和志贺菌，胸片：未见明显异常。暂予青霉素联合头孢地秦钠静滴抗感染，并予补液支持，神厥穴（肚脐）贴神厥贴。但仍高烧不退，以下午发热为主，腹泻不止。医院考虑脑炎可能性较大，并表示如果次日下午再不退烧，则建议行脑脊液检查。病孩家属见毫无进展，且不忍小孩行腰椎穿刺，对该医院信心顿失，焦急难耐，刘某之父亦为当地执业中医，也彷徨无计，乃求杨森荣师兄为其开中药方，并偷偷喂服，以孤注一掷。

刻诊：病孩烦躁时哭，体温时高时低，无汗，四肢依然有些发绀，口渴引饮不能离开奶瓶，腹部胀满，水样泻下物夹带少部分黄便。

此患孩发热而下利，乍看像是葛根芩连的协热下利。《伤寒论》第34条："太阳病，桂枝证，医反下之，利遂不止，脉促者，表未解也，喘而汗出者，葛根黄芩黄连汤主之。"但葛根芩连汤证虽有下利而无腹满，也不能退高热。此证发热、腹满下利并见，第165条："伤寒发热，汗出不解，心下痞硬，呕吐而下利者，大柴胡汤主之。"胡希恕喜用此方治疗痢疾发热。师兄遂致电黄师，此大柴胡汤证？黄师认为："伤寒发热，汗出不解，心下痞硬，呕吐而下利者，大柴胡汤主之。"当可放胆一试。森荣师兄即口述方药，刘父速记书之，即往配购，乃大柴胡汤加石膏。煎成小半碗，分三次服。当日下午5点，服药一次，不久即出现肠鸣音亢进，之后连续泻下两次，并伴见泻下一块硬便，之后腹泻止，晚上9点观察到病孩全身津津汗出，体温已经降至正常。此汗实属佳兆，并断言其将不再复烧！

8月16日早，再次服药，接近中午，病孩泻下大量黄色硬便，奇臭无比；下午，病孩全身（包括脚底、耳朵等）透出大量红疹，具锋芒刺手感。至此，断言其病凶势已去，为透尽其热，劝再服药一次。当日，西医依然以8月15日的方案处理。

8月17日，红疹退尽，体温稳定，二便调，精神好。

按：此证发热、腹满下利并见，辨证之关键在于腹胀满，辨证之难在于下利。一般以大柴胡汤为攻下之剂，必大便硬。此婴频频泻下水样大便，未必想到要用大黄一族。如非笃信经方、笃信方证对应，而又细心体味仲景条文者，断不敢在此时用大柴胡汤。可见森荣师兄对方证把握之准确，我等自愧不如。

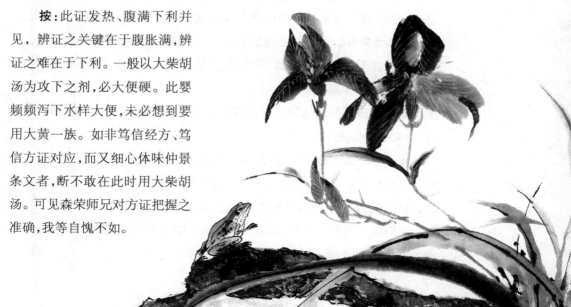

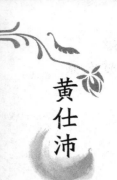

使用经方如何有效变通

——胆石症术后心下满痛案

陈某,男性,78 岁。因反复右上腹疼痛 2 月余,2009 年 4 月 10 日入院。患者于 2009 年 2 月无明显诱因下开始反复出现右上腹胀痛,时有加重,当时无身目黄染,无解浓茶样小便,无恶心、呕吐、发热、气促、嗳气、泛酸、腹泻等,2009 年 2 月 27 日至广东省中医院住院,查 CT 示:①胆总管结石,并其上水平胆总管、肝内胆管扩张;②胆囊多发结石,胆囊炎。2009 年 3 月 3 日在气管内插管全麻下,行腹腔镜检查术 + 胆总管切开取石术 + 胆囊切除术 + 胆道镜检查术,术后予补液、护肝、营养支持、抗感染、中药等治疗后腹痛减轻,T 管造影未发现结石残余,出口通畅。2009 年 3 月 17 日出院。出院后时有右上腹疼痛不适,纳差,恶心,大便欠畅,门诊予补液、换药、抗炎等治疗后症状未见明显改善,故入我院住院治疗。入院症见:精神疲倦,右上腹疼痛,纳呆,恶心欲呕,大便 4 天未解,小便尚调。查体:T:36.2℃,P:76 次 / 分,R:20 次 / 分,BP:142/69mmHg,形体消瘦,营养欠佳,语言清楚,慢性病容及表情,右胁部见一引流管接引流袋,引流袋内可见金黄色胆汁约 50ml。全身皮肤无黄染,心肺听诊无异常。全腹平,上腹部压痛(+-),墨菲氏征(+-),肠鸣音正常,3～5 次 / 分。舌淡红,苔黄白略腻,脉细滑。入院诊断:"①胆总管结石切开取石术后,②胆囊切除术后。"

黄师查房所见:患者反复右上腹疼痛,恶心欲呕,纳呆,大便难解,舌淡红,苔黄白略腻,脉细滑。

本案患者为胆结石、胆囊炎,入院时主要表现为右上腹疼痛,纳呆,恶心呕吐,大便难解。为邪郁少阳、腑气不通之象,治疗拟和解少阳、通腑行气为法,方用大柴胡汤加减。《金匮要略》谓:"按之心下满痛者,此为实也,当下之,宜大柴胡汤。"此处用大柴胡汤意在和解少阳之寒热,清泻阳明之里实。方中柴胡、黄芩和解少阳之邪,枳实、大黄通腑,生姜、半夏止呕,白芍缓急止痛。

处方：

柴胡 15g　黄芩 15g　法夏 15g　枳实 15g

白芍 24g　大黄 10g(后下)　川朴 10g(后下)　生姜 10g

上药加水三碗，武火，煎取一碗，温服，每日一剂，共3剂。

服上药3剂后，患者精神较前好转，右上腹疼痛明显减轻，大便通畅，但时有胃脘胀满，纳仍欠佳，嗳气频频，兼见呃逆。舌淡红，苔黄白略腻，脉细滑。

黄师查房后指出，患者年老体弱，且术后伤正，胃气已虚，入院时邪郁少阳，腑气不通，急则治标，故以大柴胡汤和解少阳，通腑行气。药后腑气得通，大便得解，肝胆得疏，胁痛减轻，但胃脘胀满，纳欠佳，嗳气频频，兼见呃逆，为本虚标实，胃虚痰阻，虚气上逆，治疗以补虚和胃、降逆化痰为法，方用旋覆代赭汤加减，处方：

代赭石 30g(包煎)　党参 45g　旋覆花 15g(包煎)

大黄 15g　生姜 15g　炙甘草 12g　法夏 24g

大枣 12g

上药加水三碗，武火，煎取一碗，温服，每日一剂，共4剂。

《伤寒论》曰："伤寒发汗、若吐、若下、解后，心下痞硬，噫气不除者，旋覆代赭汤主之。"此方由旋覆花、代赭石、人参、半夏、生姜、大枣、甘草组成，主要治疗心下痞硬、噫气不除等证。旋覆花降气化痰，降逆止呃，张锡纯谓代赭石"能生血兼能凉血，而其质重坠，又善镇逆气，降痰涎，止呕吐，通燥结，用之得当，能见奇效。且性甚平和，虽降逆气而不伤正气，通燥结而毫无开破。"半夏力能下达，味苦能泄，能降气，为降胃安冲之要药。党参益气健脾。生姜能温胃散寒，和中降逆。诸药合用，共达和胃降逆之功效。

黄师特别指出，旋覆代赭汤必重用生姜，因仲景喜用生姜温胃止呕，本方生姜用量在15g以上才取得预期效果。

药后患者诸症悉除，出院继续调养，半月后拔除引流管，症状未再反复。

按：大柴胡汤为《伤寒论》少阳、阳明并病主方，由小柴胡汤、小承气汤化裁而成，具有和解少阳、通腑泄热之功，主治外有少阳之邪、内有阳明热结腑实，症见往来寒热，胸胁苦满，呕不止，郁郁微烦，心下痞硬，或心下满痛，大便秘结或协热下利等。黄师依仲景组方之旨，审证变通，应用于临床肝胆疾患，疗效满意。

经方的奥妙在于"观其脉证,知犯何逆,随证治之",灵活运用,使方与证丝丝入扣,必能起效。

大黄一药,非只为泻实而设也

——惊悸失眠案

黄师友人之妻,徐某,女性,52 岁。初诊:2009 年 8 月 7 日,上月丧夫,悲伤过度,夜不能眠,甫刚入睡,旋即惊醒,怵惕心悸,汗出,倦怠神衰,胸闷纳呆,常须深深呼气,口苦舌白。

柴胡加龙骨牡蛎汤证,处方如下:

生龙牡各 30g(先煎) 灵磁石 30g(先煎) 柴胡 24g

黄芩 15g 法夏 24g 党参 30g 云苓 30g

肉桂 10g 大枣 15g 大黄 6g

3 剂,并好言慰之。后复诊,惊悸胸闷大减,已能入睡,如是调治月余,告愈。

按:《伤寒论》107 条:"伤寒八九日,下之,胸满烦惊,小便不利,谵语,一身尽重,不可转侧者,柴胡加龙骨牡蛎汤主之。"此方乃小柴胡汤、桂枝去芍药加蜀漆龙骨牡蛎救逆汤的合方。方药虽繁,最能体味仲景用药法度。

胸满,一身尽重,不可转侧者,是胸胁苦满、默默不欲饮食的互词,小柴胡汤证也。

小便不利者,小便短而频,烦之体现也。

惊者必兼悸,谵语者烦之极也。

第 112 条曰:"伤寒脉浮,医以火迫劫之,亡阳必惊狂,起卧不安者,桂枝去芍药加蜀漆龙骨牡蛎救逆汤主之。"

桂枝固为治悸之要药,胸满去芍药乃仲景之定例,故协之以茯苓定悸也。

大黄一药,非只为泻实而设也,切莫以大便通畅去之。仲景有潮热者用大黄,如大承气汤也。心下急,郁郁微烦用大黄,如大柴胡汤也。面热如醉者用大黄,如苓甘五味姜辛夏仁加大黄汤也,此类病人往往有潮热,面部烘热。切莫

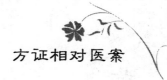

以阴虚视之,大黄照用可也,如便结者可照用之,大便如常者 6g 足矣。

原方铅丹有毒,以磁石代之。

仲景曰:"病皆与方相应者,予服之",此之谓也。

不加辨证,徒费药饵,贻误病机已也
——耳聋耳鸣案

梅某,女性,45 岁。两个多月前因突然右耳鸣响,听力下降,伴有眩晕,遂用六味地黄丸及补肾之剂月余无效。于 2009 年 11 月 5 日往某医院五官科检查提示右耳鼓膜积液。又加西药治疗,耳鸣如故,徒增烦闷不寐。经友人介绍,于 2009 年 12 月 4 日前来求治。病者右耳鸣响如蝉,入夜犹甚,失眠不安,并有眩晕,舌淡红,苔薄白,余无特殊。

拟柴胡加龙骨牡蛎汤加味,处方:

生龙牡各 30g(先煎) 灵磁石 30g(先煎) 柴胡 24g

黄芩 15g 法夏 24g 党参 30g 麻黄 15g(先煎)

桂枝 15g 泽泻 60g 大枣 15g

3 剂后,复诊,耳鸣已除,尚间有少许眩晕,续以前方 7 剂。诸症悉除。嘱再服此方一段时期,以冀巩固疗效。

按:柴胡加龙骨牡蛎汤是黄师最常用之方剂之一。本方见于《伤寒论》107 条:"伤寒七八日,下之,胸满烦惊,小便不利,谵语,一身尽重,不可转侧。"《伤寒论》264 条曰:"少阳中风,两耳无所闻,目赤,心中满而烦,不可吐下,吐下则悸而惊。"107 条柴胡加龙骨牡蛎汤证之胸满烦惊……,虽未指出有两耳无所闻、目赤,然印证 264 条,似因果相关,弦外有音也。

加入泽泻治冒眩,麻黄以温通经隧。

时医治耳聋耳鸣,囿于耳为肾窍,便谓肾虚,动辄填精补肾,实不加辨证,徒费药饵,贻误病机已也。

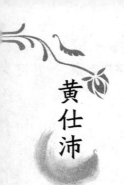

两大名方实对偶而出，异曲而同工也

——失眠脱发案

王某，女性，27 岁。因睡眠不佳十余年，逐渐出现脱发，头发成絮脱落。四处求治，所服滋肾养肝、益气补血不少，毫无应效。自念脱发多年，已成定局，无心治疗。后经本院总护长说之，推介前来。初诊：2009 年 8 月 25 日。见其头发稀疏柔弱，色黄无泽，头皮可见。言语间吐露焦虑忧心之情，且夜不成眠，口苦咽干。

黄师认为久用补肾生发，了无裨益，先宜开郁以调之。遂予柴胡加龙骨牡蛎汤，处方：

生龙牡各 30g（先煎） 柴胡 24g 黄芩 15g 法夏 24g

党参 30g 大枣 12g 桂枝 12g 茯苓 24g

大黄 6g 磁石 30g（先煎）

另：桂枝 60g，补骨脂 60g，浸入 95%酒精 500ml 中。一日三次，揉擦头皮。为方便涂药，把剩余头发剃掉。

患者遵嘱治疗，如是月余之后，睡眠好转，已见稠密发根长出，患者转忧为喜，心臆遂开，仍守柴胡加龙骨牡蛎汤，并嘱将其头发，随长随剃，以便擦药。12 月初因事返乡，索方回家，继续治疗。头发已是茂密色黑矣。

按：《内经》谓：肾之合骨也，其荣发也。肾藏精，故人七岁、八岁，发长齿更，五七、五八而发坠齿槁。又曰发者血之余。肝藏血，脾统血。更曰肺为上焦，主气，其合皮毛。上焦开发，熏肤，充身，泽毛。如是脱发无不关乎肝、肺、脾、肾。无怪乎时医每以滋肾养肝，益气补血矣。现既未收预期之效，则应另寻蹊径也。

《金匮要略·血痹虚劳脉证并治》："夫失精家，少腹弦急，阴头寒，目眩发落，脉极虚芤动微紧，男子失精，女子梦交，桂枝加龙骨牡蛎汤主之。"夫桂枝加龙牡汤之发落为失精营卫不和。而此例口苦咽干，虚实并见。柴胡加龙牡汤与桂枝加龙牡汤实对偶而出,异曲而同工也。

经方辨治精神症状的"曲径通幽"

——柴胡加龙骨牡蛎汤辨治精神症状案(四则)

观仲景关于精神症状的论述,散见于《伤寒论》、《金匮要略》诸章节中,非独此方。详见本书"经方辨治抑郁证"一文。

就精神病患之"如狂"类症状,例如:"如有神灵"之百合病,"象如神灵"之脏躁证,"独语如见鬼状"之大承气汤证,"妄行,独语不休"之防己地黄汤证,"喜忘"、"其人发狂"、"其人如狂"之抵当汤证,"其人如狂"之桃核承气汤证……曾阅《章太炎先生论伤寒》书中载先生因反清而与邹容同入狱,狱中邹容因积愤成疾:"体温温不大热,但欲寐,又懊恼烦冤不得卧,夜半,独语骂人,比旦皆不省,炳麟(章太炎)知其病少阴也,念得中工进黄连阿胶鸡子黄汤,病日已矣……"我们亦曾以防己地黄汤治愈一例舌红少苔,皮肤干燥,乱语不寐,证属阴亏津少者。故遣方用药当精思密考,不可胶柱鼓瑟。

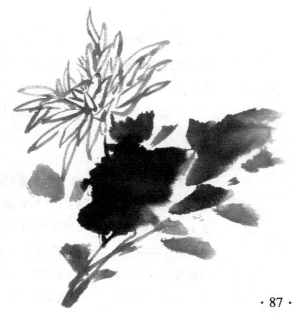

案一 杨某,女性,79岁。帕金森病史7年,起病时以行走迟缓为主要表现,近2年来曾多次于我院住院康复治疗。长期服用美多巴及泰舒达控制帕金森症状。近半年患者病情明显加重,面部表情明显减少,听力下降,行走迟缓加重,并见平衡障碍。2010年1月13日,患者因带状疱疹入我院住院,予柴胡汤合葛根汤治疗。但患者夜间出现烦躁乱语，言语不相接续，并有小便失禁。次日查房，患者不能回忆夜间情况。考虑帕金森晚期及长期服用抗帕金森药物引起精神症状。

遂与黄师短信联系，师曰："可试与柴胡加龙骨牡蛎汤。"处方：

生龙牡各 30g（先煎） 柴胡 24g 黄芩 15g

党参 30g 大枣 12g 桂枝 12g 茯苓 24g

大黄 6g 磁石 30g（先煎） 法夏 24g

服药两日，患者已无夜间烦躁乱语，可安静入睡。仍予继服，未见再有复发。

案二 冯某，女性，84 岁。12 年前有左侧基底节梗塞病史，因右侧肢体乏力，行走不便，长期居住老人院。近两年来开始出现近事遗忘，独语，双下肢行走困难，二便失禁。曾外院行头颅 CT：皮层下动脉硬化，脑萎缩，双侧基底节区、放射冠区腔隙性脑梗塞。已明确"血管性痴呆"诊断。2010 年 1 月 15 日因腰痛入院，入院后对症处理。患者夜间烦躁，高声喊叫，循衣摸床，致同房皆难以入睡。

受上述帕金森患者启发，亦处以柴胡加龙骨牡蛎汤，方药同前。两剂后呼喊声音减低，又两剂，夜间可安静入睡。

案三 谭某，男性，90 岁。2010 年 1 月 19 日因急诊支气管炎入院，平素虽生活尚能自理，但行走蹒跚，记忆力、定向力、判断力明显下降。入院第一天晚上，患者彻夜上床下床，床边走动，不听劝告。

考虑患者高龄已存在认知障碍，初涉陌生环境引起烦躁不安。亦处以柴胡加龙骨牡蛎汤，方药同前，两剂后患者已无夜间到处走动。

案四 郑某之母，80 多岁。素好活动，体尚康健，去年夏某日清晨，自己起床，独往楼下花园，后被人发现她躺在喷水池中，水没至颔下，双目紧闭，不语不言，即被抬至广州武警医院。两天后出院，仍木僵不语，家人急甚，邀师往诊。家人搀扶她时，全身放软，双脚不迈步，对她说："有名医来看你了。"只见她双目紧闭，不瞅不睬，问而不答，呆若木鸡。

无奈以柴胡加龙骨牡蛎汤 3 剂。师一月后见到郑某，郑某说其母自服完

3剂药后,神色渐复,现活跃如前矣。

按:柴胡加龙骨牡蛎汤见于《伤寒论》第107条:"伤寒七八日,胸满烦惊,小便不利,谵语,一身尽重,不可转侧。"《皇汉医学》曰:"此方以胸满烦惊为主证,其余皆客证也。"又载《餐英馆治疗杂话》:"此方用于痫证及癫狂屡得效,如前所记,今世病气郁与肝郁者十有七八,肝郁者,为痫证之渐,妇人尤多肝郁与痫证,若能知此,当今之杂病不难治疗矣。"

前三例精神症状以谵语、妄行、独语不休为主。第四例却是以一身尽重为现证。所谓主证、客证,但见一证便是,不必悉具也。

如前所述,柴胡加龙骨牡蛎汤是小柴胡汤之变方。乃小柴胡汤与桂枝去芍药加蜀漆牡蛎龙骨救逆汤之合方。《伤寒论》第112条:"伤寒脉浮,医以火迫劫之,亡阳,必惊狂,起卧不安者,桂枝去芍药加蜀漆牡蛎龙骨救逆汤主之。"再细推敲,本方除上述两方合方外,更内寓大柴胡汤、苓桂甘枣汤、柴胡桂枝汤诸方之意;其证除第107条外,实可含:寒热、呕吐、心悸、气上冲、脐下悸、头眩、头痛、耳聋、耳鸣、目赤、心下急、面热如醉、潮热、肢节烦疼等。烦、惊、谵语更可引申至癫、狂、痫诸精神症状。本方温凉补泻并用。诚如《医宗金鉴》曰:"是证也,为阴阳错杂之邪。是方也,亦攻补错杂之药。……以错杂之药,而治错杂之病也。"故此可从多角度观此方。

现代大量临床及实验研究已证明该方对5-羟色胺、多巴胺、去甲肾上腺素、乙酰胆碱、谷氨酸等神经递质的代谢有明显的调节作用。故对痴呆、癫痫、抑郁等精神疾患皆有疗效。

今则以古圣之法为卑鄙不足道,又不能指出病名,惟以阳虚、阴虚、肝气、肾弱等套语概之。
——徐灵胎

何以初之时,我等未想到用此方
——纳呆暴瘦案

吕某,男性,66岁。近10个月来,咽中如有物阻,吞咽不畅,进食明显减少,每日仅能进食米粥一碗左右,进行性消瘦,体重下降25kg,曾至广州军区广州总医院行全身检查,未发现器质性病变。2010年10月8日患者前来住院,求助于中医。入院时见患者精神疲倦,消瘦,咽中如有物阻感明显,吞咽不畅,进食少。偶有咳嗽,咯痰,痰白质黏。无胃脘部疼痛,无嗳气泛酸,无腹痛黑便等。舌红,苔少,脉细弱。

我等见其咽中如有物阻,予半夏厚朴汤加减:

川朴 20g(后下) 法夏 24g 茯苓 24g 苏叶 15g

生甘草 15g 桔梗 15g 诃子 10g 玄参 20g

水煎内服,日 1 剂。服药 3 剂后症状未见减轻。患者及家属甚焦急,请黄师前来查房。黄师查房时见患者语声低弱,自诉吞咽不畅、咽中如有物阻感已有 10 个月,进食每次仅两汤匙,一日总量约一碗,多方求诊无效,形销骨立。言辞间流露出焦急之情。进一步追问,继诉十月前爱女去世,始觉咽中有物,不欲进食,常感头晕。但觉时有心悸,胸胁闷满,夜眠差。舌瘦红,无苔。

黄师给予安慰与鼓励,并处方以柴胡加龙骨牡蛎汤加减,处方:

生龙牡各 30g(先煎) 磁石 30g(先煎) 柴胡 24g

党参 30g 大枣 12g 桂枝 12g 茯苓 24g

法夏 24g 五味子 15g 黄芩 15g 大黄 6g

水煎内服,日 1 剂,共 4 剂。服药后患者吞咽不畅感明显减轻,纳差有所改善,每餐可进食米饭 1 碗,已无心慌心悸。患者信心大增,再予服上方 4 剂,患者吞咽不畅感消失,胃纳已恢复至发病前,黄师继以炙甘草汤调治。嘱出院后门诊治疗继续调养。

10 月 29 日门诊,见患者精神饱满,心情开朗。自诉食欲大增,体重较入院时增加 4 斤,谈笑自若,并追忆曾在多家医院治疗未能获效,而中医竟能在短短半月间解决问题,感慨十分。仍与炙甘草汤酒水同煎,久服缓收全功。

按:柴胡加龙骨牡蛎汤可说是我辈熟之不过的经方之一。但何以初之时我等未想到用此方?盖因当时只看重吞咽不畅,咽中如有物阻,而未作全面考虑,故只用半夏厚朴汤。而黄师却从"默默不欲饮食"、"悸"去考虑。柴胡加龙骨牡蛎汤原文本无"默默不欲饮食"一证。但此方乃小柴胡变方。小柴胡汤本有"默默不欲饮食"一证。百合病有:"意欲食复不能食,常默默"、"饮食或有美时,或有不欲闻食臭时。"都同属精神症状。默默者,沉默寡言,沉默寡欢也。这类病者大多性情内向。且此例尚有心悸胸闷之证,已具柴胡加龙骨牡蛎汤证。是以黄师并不以"咽中如有物阻"为重,而径投柴胡加龙骨牡蛎汤,收效甚速。

消瘦本多从"虚劳"考虑，况此例暴瘦 50 斤。确应考虑其"虚"的一面。但黄师先治郁结，后治其虚。盖此虚由郁起，不食故营血大虚。此证非一般补脾胃、益气血可治。因舌红瘦无苔，乃是营阴不足之象。故黄师宗《金匮要略·血痹虚劳脉证并治》用炙甘草汤以益阴养阳。

重剂起沉疴，须知病机药证

——皮疹痴呆双手舞动案

利某，女性，84 岁。有高血压、糖尿病病史，数年前开始出现近事遗忘，但对答尚切题。曾行 CT 提示多发腔梗、动脉硬化。1 年前不慎跌倒致左股骨髁上骨折长期卧床。3 个月前因护理不当开始出现骶尾部褥疮，褥疮逐渐增大。1 个月前开始出现双手不自主舞动。

2009 年 12 月 17 日因褥疮来我院住院。当时见其全身皮肤干燥开裂，两颧及双手潮红，全身散在红色皮疹，以下腹及骶尾、腹股沟区为主，骶尾部褥疮。

予甘草泻心汤治之，处方：

甘草 30g 黄芩 15g 川连 6g 党参 30g

大枣 15g 干姜 6g

4 剂无效，皮疹有增无减，两颧及双手通红。

12 月 20 日黄师查房，见其双手十指型似兰花，撮空舞动而无休止，结合本患者高龄，长期卧床，既往 CT 提示多发腔梗、动脉硬化，近年有认知功能下降，1 个月前开始出现双手不自主舞动的病史，考虑此乃血管性痴呆引起的行为异常。患者虽有褥疮、皮疹，无明显渗液，非甘草泻心汤证也。全身皮肤干燥开裂，两颧及双手潮红，一派阴津亏耗之象，故当以大剂量生地黄治之。

以百合地黄汤，更加苦参。处方：

百合 45g 生地黄 90g 甘草 30g 苦参 15g

4 剂，两颧及双手潮红稍减轻，双手舞动有所减少。

12 月 25 日考虑皮疹已明显减少，遂专任防己地黄汤，予处方：

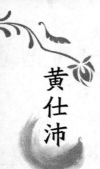
防己 24g 生地黄 90g 甘草 30g 防风 24g

桂枝 12g

4 剂，两颧及双手已无潮红，双手无不自主舞动，皮疹亦明显减少。诸医皆称奇，对黄师用药之神效心悦诚服。

黄师曰："仲景治疗精神异常多使用大剂量的鲜地黄，百合地黄汤用生地黄汁 1 升、防己地黄汤用生地黄 2 斤就是其中代表方。患者一派阴津亏耗之象，使用鲜地黄更为合适。"

按: 百合地黄汤出自《金匮要略·百合狐惑阴阳毒病脉证并治第三》。百合病的精神症状表现复杂多变，"如有神灵"。该方组成:百合七枚，生地黄汁一升。

防己地黄汤出自《金匮要略·中风历节病脉证并治第五》，"治病如狂，妄行，独语不休，无寒热，其脉浮。"组方:防己一分，桂枝三分，防风三分，甘草一分，上四味，以酒一盏，浸之一宿，绞取汁，生地黄二斤，㕮咀，蒸之如斗米饭久，以铜器盛其汁，更绞地黄汁，和分再服。

两方均主治精神异常之证，均用生（鲜）地黄，故黄师认为防己地黄汤可治中风患者的认知功能障碍及精神症状。本案与卢某嘴巴不自主抖动案、梁某左侧上下肢不自主舞动案均属津亏液枯，妄而不能自持，犹后世之阴虚风动也。黄师均以防己地黄汤为主而收奇效。个中遣药之趣，可前后互参。

排除西药作用后的疗效观察

——嘴巴不自主抖动案

卢某，女性，75 岁。2010 年 9 月 3 日因头晕入院。入院时，见其嘴巴不自主地抖动，作不停咀嚼状，与其对话，因嘴巴抖动，几不能成句，双手托腮，而不能止。走路步态如常。追问病史，既往有脑梗塞后遗症史，2009 年 8 月自中风后开始出现此现象。入院后，考虑未排帕金森综合征，予多巴丝肼口服，服药后嘴巴不自主抖动未见好转。9 月 7 日，黄师查房。见其舌红少苔，口干欲饮，皮肤干燥。

阴虚液枯也。当选防己地黄汤合芍药甘草汤,处方如下:

防己 24g 生地 90g 甘草 30g 防风 24g

桂枝 12g 白芍 60g

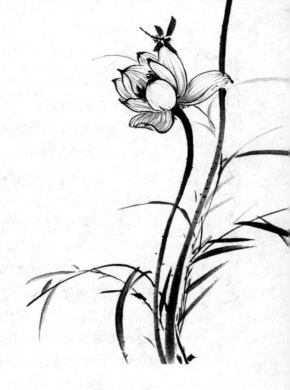

4 剂。患者服中药后出现呕吐,纳差,拒绝服用中药,暂予对症处理。但仔细观之,其嘴巴不自主抖动却较前明显减少。

9 月 15 日,患者已无呕吐,经反复劝说,仍予继续服用防己地黄汤,因恐防己味苦致呕,暂去之,又服 4 剂。不自主运动症状进一步好转,予出院。

出院后,患者坚持就诊于黄师。仍予防己地黄汤合百合地黄汤,但不复再有呕吐。服药至国庆前夕,患者嘴巴不自主抖动症状进一步减轻。

我等建议把此病例辑入本书中,黄师认为此例与多巴丝肼同用,虽西药用在前时,未有明显好转,中药参与在后,而症状适获改善,但终觉难以评估中药疗效。故不同意辑入。

9 月 28 日,黄师认为此非帕金森综合征,建议尝试停用多巴丝肼,但患者又恐停药后症状复发,暂未敢停用。中西药合用至 10 月 8 日,其嘴巴不自主抖动已基本缓解,始停用多巴丝肼。

10 月 15 日复诊,症状未见复发,续守前方。

10 月 26 日,多巴丝肼已停用半月。未见嘴巴不自主抖动,料是中药之效。黄师遂同意于本书中加入此例。心烦不寐,口干咽干,拟结合阿胶鸡子黄汤法:

龙牡各 30g(先煎) 生地 90g 麦冬 30g 防风 15g

防己 15g 桂枝 12g 百合 30g 阿胶 15g(烊化)

炙甘草 15g 鸡子黄 1 个(兑)

7 剂,水煎服。

11 月 22 日电话随访,嘴巴不自主抖动未见发作,患者遂自停药。

按:多巴丝肼对帕金森综合征是症状控制药,并不能阻止帕金森的病情发展。理论上,停用后会症状又复出现的。但现停用十天,症状不复出现,显然疗效与多巴丝肼无关。

此证其实与前述"皮疹痴呆双手舞动案"及后述之"左侧上下肢不自主舞动案"相似。均有阴虚液枯之兆。一者表现为"双手十指状若兰花,撮空舞动而无休止及手足舞动",一者表现为"嘴巴不自主抖动,作不停咀嚼状"。都是不能自主。

防己地黄汤载于《金匮要略·中风历节病脉证并治》:"治病如狂状,妄行,独语不休,无寒热,其脉浮。防己一钱,桂枝三钱,防风三钱,甘草二钱,上四味,以酒一杯,渍之一宿,绞取汁,生地黄二斤,㕮咀,蒸之如斗米饭久,以铜器盛其汁,更绞地黄汁,和,分再服。"沈明宗之《金匮要略编注》曰:"非治中风之剂,乃编书者误入,何能得其狂状妄行?"黄师认为,沈氏有所不知,看似非中风之剂,实中风之后遗病症。此方重用鲜地黄二斤,较之炙甘草汤等尤重。因剂量特大,难以煎煮,故蒸后绞汁,尽取其浓液。实重滋阴养血,开后人育阴息风之端。配以桂枝、防风、防己通而不滞。"如狂状,妄行,独语不休"均属神志之疾,仲景常以地黄为治。此两例虽非妄行等症,但不能自主者,犹"妄"也。黄师屡用不爽。

时方寻源:开介类潜阳,育阴息风之端
——左侧上下肢不自主舞动案

梁某,男性,76岁。即本书"主动脉夹层动脉瘤案"同一人。高血压、主动脉夹层动脉瘤、糖尿病病史。2009年曾有脑梗塞病史,治疗后无后遗症状,坚持服用降压及抗血小板、降糖、调脂药物。2010年11月27日晨练时不慎滑跌在地,当时未注意。2010年11月28日患者如常晨练时,开始出现左侧肢体乏力,上、下肢不自主舞动,再一次滑跌在地。当天上午症状未见好转,由家属送至我院住院。考虑为急性脑梗塞可能性大,予改善脑循环并行头颅MR检查明确诊断。头颅MR示:双侧半卵圆区及双侧放射冠、左小脑半球陈旧性

脑梗塞,右侧丘脑、内囊后支急性脑梗塞,明确诊断后,开始予规范Ⅱ级预防。

11月29日黄师查房,刻诊:口眼轻微歪斜,语言謇涩,语音较前低沉,语速较前减慢。左侧肢体大幅度、较快频率的不自主舞动不停;左上肢自内而外,呈"8"字弧形舞动,影响持物。坐姿时屈膝,则膝盖左右摆动,行走时身形左右摇晃,影响步履。查体:左侧肢体肌力Ⅳ级,肌张力下降,腱反射(+++)。

予防己地黄汤合百合地黄汤加减,处方如下:

防己24g 地黄90g 桂枝15g 甘草15g

百合30g 石膏60g 麻黄15g(先煎)

4剂。

2010年12月3日左侧肢体仍有明显不自主舞动,其家住三楼,家属料此次中风症状奇异,恐难复原,故着人物色电梯房子租住,并选购电动轮椅,以方便出院后行动。黄师以言语慰之。

与防己地黄汤合风引汤加减,处方:

生龙牡各30g 石膏60g 滑石30g(上四味布包先煎)

防己30g 地黄120g 桂枝30g 甘草15g

4剂。嘱以水七碗,煎至三碗,加花雕酒半支,再煎至一碗。复渣。日服两次。服药次日,肢体不自主舞动开始减少,下肢摆动明显减少,大便溏泄,日4次。

12月4日,上肢舞动已较前减半,下肢摆动已甚少。家属见病情转佳,喜甚,带其到院外酒楼吃饭,不料回来时却下肢乏力,需坐轮椅回院。黄师告知,虽初见疗效,不宜过快走动。

12月5日,家属致电黄师,告知上肢舞动已较前减半,然不及下肢恢复明显,欣喜之甚。

12月6日,左侧肢体不自主舞动的幅度明显变小,频率明显减慢,自诉舞动已减少三分之二有余。站立、行走自如,仍守前法治之。处方:

生龙牡各30g 生石膏90g 滑石30g(上四味布包先煎)

生地180g 防己30g 甘草15g 桂枝30g

肉桂15g

3剂,煎法如前。

按:这是一例由于缺血性脑卒中引起的运动障碍。运动障碍是椎体外系疾病,是一类损害自主性运动调节,而不直接影响肌力、感觉及小脑功能的疾病。它们包括与异常不自主运动有关的运动增多性疾病，以及以运动贫乏为特征的运动减少性疾病。这类疾病主要因基底核病变引起。基底核的基本环路由三个相互影响的神经元回路组成。第一个回路是皮质－皮质环，起自大脑皮层经尾状核和壳核、苍白球内侧部及丘脑，再回到大脑皮层；第二个是黑质－纹状体环，连接黑质与尾状核、壳核；第三个是纹状体－苍白球环，从尾状核和壳核投射到苍白球外侧部，再到丘脑底核，最终到达苍白球内侧。

本患者以大幅度、不规则、无目的、较快速度的不随意运动为主要表现。考虑为丘脑缺血性病变，由于丘脑底核对苍白球的负反馈作用减弱，而引起的对侧半身的舞蹈症状。

此案与前两案病有类同，症状不一。前两案发病已非一日；此案则是急性期，病未稳定。前两案一是嘴巴抖动，一是双上肢舞动；此案则是单侧上下肢舞动。经方描述肢体摇动者，如真武汤证："太阳病，发汗，汗出不解，其人仍发热，心下悸，头眩，身𣊫动，振振欲擗地者。"或如苓桂术甘汤证："心下逆满，气上冲胸，起则头眩，脉沉紧，发汗则动经，身为振振摇者。"尚有防己茯苓汤证："皮水为病，四肢肿，水气在皮肤中，四肢聂聂动者。"三种情况均属水气为患或者阳虚，或者表虚。但此三案并无阳虚水泛，如舌淡胖、浮肿等现证。故不用温法。而仍以育阴养液为主，重用生地。

前案按语云："防己地黄汤实重滋阴养血，开后人育阴息风之端。"如叶天士犹重内风之说。《临证指南医案·肝风门》载医案三十二案，其中用地黄者凡二十多案，可见生地之重要。吴鞠通之加减复脉汤、一甲、二甲、三甲复脉汤、大定风珠等乃至张锡纯之建瓴汤内均有之。《金匮要略》风引汤以大队金石介类药如龙骨、牡蛎、石英、赤、白石脂、石膏、寒水石、滑石配合大黄、甘草、桂枝、干姜以治"热瘫痫"。又开介类重镇潜阳之端。"瘫"者不动，"痫"者妄动也。故华岫云于《临症指南·肝风门》曰："介类以潜之，酸以收之，厚味以填之，或用清上实下之法。"徐灵胎评《临症指南》中有一段话，更是耐人寻味："但阳气上升，至于身体不能自主。此非浮火之比，古人必用金石镇坠之品，此则先生（指叶天士）所未及知也。忆余初至郡中治病。是时喜用唐人方。先生见之。谓人曰：有吴江秀才徐某，在外治病，颇有心思，但药味甚杂，此乃无师传授之故。已后先生得宋版《外台秘要》读之。复谓人曰：我前谓徐生立方无本，谁知俱出《外台秘要》，可知学问无穷，读书不可轻量也。先生之服善如此，犹见古风。所谓药味杂,即指金石品也。"是故黄师于此案中取风引汤意以金石介类之品合防己地黄汤又收奇效。风引汤之"引",冉雪峰释作"眩",又有人释作"饮"。录之以备考。

必辨病机,毋使一叶障目

——颠顶头痛案

黄师之旧同事,陈昆明君,年近 80 矣,早年毕业于光华医学院(中山医学院前身),退休前任越秀区第二人民医院院长,高年资西医也。20 世纪 70 年代与吾师同一诊室,师素仰其学验,常交流中西医学。后阖家移居美国。2006 年 5 月 23 日,偕其女回广州陆军总医院做腰椎间盘滑脱固定术。术后,情况良好,但头痛如裂,已持续 5 天矣。27 日,遂托本院护士陈瑞容约黄师为其诊治,当晚 10 时许,瑞容致电吾师云:"陈院长之女术后头痛难忍,服西药多天,只能暂时止痛,看来要中药解决矣。"吾师见时已入睡,不便前往,曰:"可先连夜电话开药一剂,明天再往诊视。"并询知为颠顶头痛,伴呕吐。

黄师念仲景厥阴篇曰:"干呕、吐涎沫、头痛者,吴茱萸汤主之。"此莫非厥阴头痛? 遂以吴茱萸汤原方加味。瑞容即把处方转陈院长,陈君看毕曰:我女素不受温热,怎能服此类药? 并再来电云,仍请翌日往诊再开药未迟。

次日,师诊之,头痛如裂,以下午为甚,脉弦滑,舌苔黄厚而腻,舌质红,术后第六天未大便。

噫吁! 此肝火头痛也! 吴茱萸汤非但无功,反会贻误病情也。

即处龙胆泻肝汤加减,处方:

龙胆草 6g 柴胡 24g 黄芩 15g 泽泻 45g

栀子 15g 生地 30g 苦丁茶 15g 牛膝 30g

羚羊骨 24g(先煎) 石决明 30g(先煎) 大黄 15g(后下)

3 剂。复渣再煎,日服二次。三十日,再往诊之。谓服药后大便通畅,头痛减半矣。舌苔仍厚腻。继以前方去黄芩加僵蚕 12g。3 剂。

6月3日，复诊，自谓精神清爽，头痛仅余少许，舌色已如常，舌苔薄黄，吾师谓待舌苔正常，当告痊愈也。守上方去生地、牛膝、大黄，加佩兰15g、藿香15g、土茵陈30g，3剂，服后头痛基本消失，继续加减进退。22日回香港，后头痛未再发。

按：龙胆泻肝汤乃常用时方，无须细加分析，然黄师加减之药中，如苦丁茶，苦寒清热，叶天士常喜用之，常用于肝火肝阳头痛，每收理想效果。

虫类药搜血络如僵蚕、全虫、川足、地龙之类，叶氏亦常喜用之。近人朱良春之经验尤多。

泽泻一药，在龙胆泻肝汤中原非主药，但黄师却重用之，是取《金匮要略》泽泻汤意也。《金匮要略》曰："心下有支饮，其人苦冒眩，泽泻汤主之。"本证虽非饮证，然舌苔厚腻，必兼湿邪，湿、痰、饮证三者一源，本证虽非冒眩，但临床上用本方治头痛，亦常取效，原方泽泻五两、白术二两。按一两约15.6g计，为78g矣。叶氏《外感温热论》曰："舌上白苔黏腻……当用省头草芳香辛散以逐之则退也。"叶氏所说的省头草即佩兰也。

本案可观黄师不独擅经方，时方时药亦知之甚详也。

重复有效之方，犹经方也
——主动脉夹层动脉瘤案

梁某，男性，76岁。越秀区儿童医院梁副院长之父，高血压及高血压性心脏病病史多年，1994年8月17日凌晨2时突发持续性胸腹部剧烈疼痛，当时以为是胃痛，自行服胃药，服药及休息后疼痛症状不减反增。家属始觉事情不妙，急呼120，早晨7时，患者由120送至广州市第一人民医院急诊。即测血压：190/110mmHg，并测四肢血压未发现明显不对称，查床边心电图，未见明显ST段抬高，考虑胸痛查因：①非ST段抬高型心梗？②主动脉动脉瘤？予硝酸甘油静滴。至9时，胸痛加剧，仍呈持续性，放射至背后，不能转侧，患者烦躁不安，时而以手捶床，时而以手捶胸，面色苍白，大汗淋漓，复测血压：

160/100mmHg,心电图:未见动态变化,心酶谱及肌钙蛋白未见明显异常,考虑主动脉夹层动脉瘤可能性较大,予停用硝酸甘油,并予静推安定镇静。

当天下午3点,转心内科病房。复查心电图、肌钙蛋白及心酶谱均不支持急性心肌梗死。查床边胸片提示主动脉增宽,MR及食道超声心动图提示:主动脉夹层动脉瘤(Ⅲ期)。次晨请广东省人民医院会诊,明确"主动脉夹层动脉瘤(Ⅲ期)"诊断,估计已累及腹主动脉。因当时介入治疗尚未开展,只能采取手术治疗,但因病者主动脉夹层撕裂太长,自体动脉难有匹配,需进口的人造血管及外国专家才能完成手术。医院只好告知病者家属,选择内科保守治疗。仍予镇静,控制血压等处理,并嘱绝对卧床,尽可能减少情绪波动,避免打喷嚏、咳嗽等动作引起腹压增高,保持大便通畅,以减少夹层进一步撕裂的可能。

3天后,患者情绪及血压有所稳定,但胸痛症状未完全控制,不能进食。19日黄师往诊。患者平素身材健硕,性格开朗,现胸痛如裂,苔厚唇红,大便3天未下。

处以血府逐瘀汤加减,处方:

柴胡24g 枳实20g 川红花15g 桃仁15g

当归24g 生地30g 川芎10g 牛膝30g

三七12g 桂枝15g 生大黄15g(后下)

当天半夜,排大便后便觉饥饿,自行泡了方便面充饥。服中药5天,患者血压稳定,已无明显胸痛症状,主管医生甚为惊奇,家属未敢言曾服中药之事。

治疗半月,症状好转出院。嘱坚持服用悦定宁、倍他克乐、安定等药物,并反复强调要绝对卧床,避免血压及情绪波动。

出院后约半月,适逢中秋,患者情绪波动,胸痛症状再次发作,即往广东省人民医院就诊,仍予控制血压及镇静药物,诊断及治疗与原方案基本相同。

中西药调治1个月后,患者生活如常,胸痛虽间有发作,持续时间较前已明显减少,每次20～30分钟。已恢复晨运锻炼,并徒步登上越秀山百步梯。三四个月后,又步上8楼,探访住院时的主任。该主任连连责备,不该剧烈运动增加撕裂风险云云。

坚持服中药数月后停药,每日仅服用悦定宁和倍他克乐,但仍常配备几剂中药在家中,于胸痛发作时服用,每次服药后胸痛均能缓解。

1995年2月20日,广东省人民医院复查心脏彩超:①主动脉夹层动脉瘤

现在的人,动辄讲辨证论治,漫无边际,让人抓不住重心,这是没有真正读懂读遍中医的典籍,还限于一知半解之中。无怪治起病来,心无定见,越旋越远。

——岳美中

（Ⅲ型）。②左室肥厚。③左房扩大。主动脉增宽，升主动脉未见夹层，胸骨上切面见主动脉弓内径为 3.12cm，见降主动脉内膜自左锁骨下动脉以下分离形成真、假双腔，直径分别为 1.65cm 及 1.55cm，并见内膜搏动。此时，患者已很少有胸痛发作了。坚持服药 2 年，已无胸痛发作，故患者未再复查。

2001 年 9 月 13 日，患者在越秀区第一人民医院体检，心脏彩超的检查医师恰巧就是当年广州市第一人民医院的彩超医师，彩超医师反复检查，皆未见降主动脉有异常血流声像，他十分惊奇，云："若非前后两个彩超都是我一人做，我真会以为当时诊断错误。"最后彩超报告只能写上主动脉增宽，结合病史符合夹层动脉瘤（Ⅲ型）治疗后改变。

2009 年，患者曾因车祸，怀疑胸腔积液，市第一人民医院查 CT：主动脉夹层动脉瘤（Ⅲ型）。接诊医师甚是紧张，要求马上住院，得知此已是十五六年前的旧病了，都觉得不可思议。

按：主动脉夹层，指主动脉腔内的血液通过内膜的破口进入主动脉壁中层而形成的血肿，是较常见也是最复杂、最危险的心血管疾病之一。De Bakey 等根据病变部位和扩展范围将本病分为三型：Ⅰ 型：内膜破口位于升主动脉，扩展范围超越主动脉弓，直至腹主动脉，此型最为常见；Ⅱ 型：内膜破口位于升主动脉，扩展范围局限于升主动脉或主动脉弓；Ⅲ 型：内膜破口位于降主动脉峡部，扩展范围累及降主动脉或／和腹主动脉。主动脉夹层是非常凶险的，因为无论是主动脉的破裂大出血，还是血栓或者血管撕裂造成各主要动脉缺

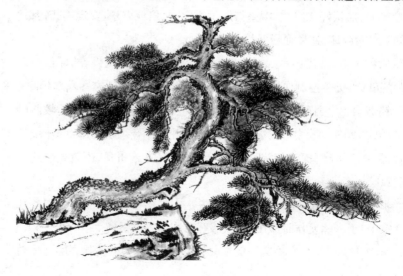

血都可能危及生命。西医除了手术及介入治疗以外,主要就是控制血压及情绪等危险因素,从而减少再撕裂的风险。此患者的主动脉夹层为 Ⅲ 型,即仅累及降主动脉,降主动脉血流较升主动脉缓慢,所以 Ⅲ 型危险程度稍低于 Ⅰ型、Ⅱ型,少部分患者在没有手术的情况下,是可能通过内科保守治疗,使内膜破口不再撕裂,而不危及生命的,甚至夹层血肿还可能慢慢出现机化。此患者很可能就是这种情况,所以十几年来未再有胸痛症状,亦没发生危及生命的事件,虽 CT 仍能见到夹层,但其血肿已局限未再发展,甚至可能已经机化,所以有上述彩超的表现。

在整个治疗过程中,患者的西医治疗是规范而且及时的,所以有效避免了严重事件的发生。从症状表现看,中医药在此中的作用也是不能轻视的,患者每痛发作,都自服血府逐瘀汤,疼痛即缓解。血府逐瘀汤出自王清任的《医林改错》,主治"胸中血府瘀血之症",此例患者胸痛如裂,时而以手捶床,时而以手捶胸。显非一般气郁、痰热之属,传统亦谓刺痛属瘀。正如王清任所说:"胸痛在前面,用木金散可愈;后通背亦疼,用瓜蒌薤白白酒汤可愈;在伤寒,用瓜蒌、陷胸、柴胡等皆可愈,有忽胸疼,前方皆不应,用此方一副,疼立止。"患者正是服用此方后,胸痛症状才得到缓解的。这可以说是中西医结合治疗急危重症的又一次成功实践。

血府逐瘀汤是由四逆散合桃红四物汤加桔梗、牛膝组成。此方虽是清·王清任的验方,实脱胎于经方,而黄师运用此方仍守仲景用药法要,进行加减:①去四逆散之赤芍药,以仲景脉促胸满者去芍药也。②加桂枝以温通心阳。③《内经·六微旨大论》曰:"出入废则神机化灭,升降息则气立孤危。故非出入,则无以生长壮老已,非升降,则无以生长化收藏。是以升降出入,无器不有。"传统理论认为,胸中为气血升降出入之所,所以原方意以桔梗升、牛膝降,则气血循常道。王清任谓:"血化下行不作劳"。但黄师认为,此组方理论虚无不足信。故桔梗去之无妨,牛膝有活血化瘀之功,可以保留。更加田七化瘀止痛,大黄通腑而化瘀。黄师常推崇王清任之方,重复有效之方,犹经方也。并常引用王氏的话,授予吾辈:"古人立方之本,效与不效,原有两途,其方效者,必是亲治其症屡验之方,其不效者,多半病由议论,方从揣度。"

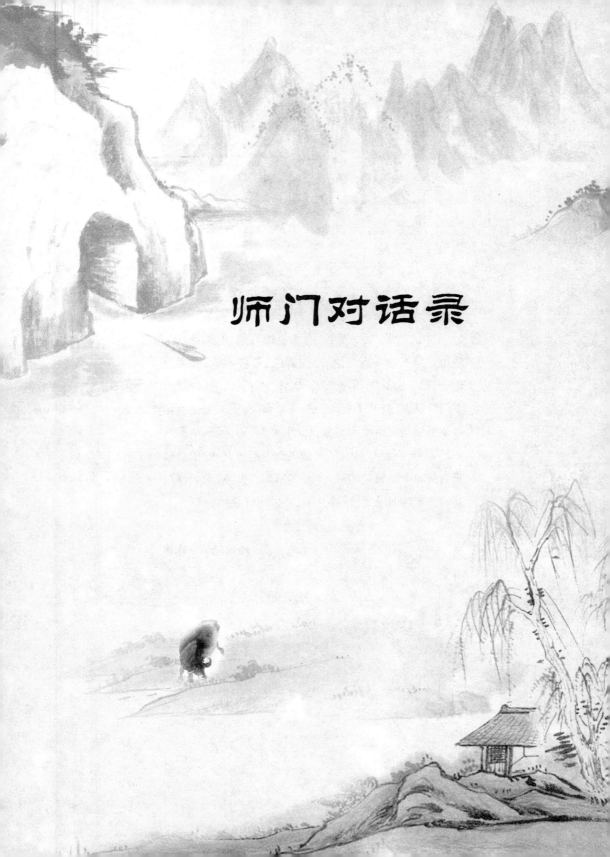

师门对话录

仲景之学,至平至易,而知者视为易,不知者视为难也。世或有生而知之者,但森荣、莉娜不敏,未闻之也。夫曰学而亚之;但吾辈深知,不学则何以上取?学而不问何以穷理?孔子入太庙尚且每事问。更何况钝之如吾辈乎? 问则由难而易矣,《此事难知》转为《医学实在易》矣。当今信息时代,又可借电讯学而问之,此稿是吾辈与黄师手机短信问对实录。虽曰即兴而发,实内涵深邃。吾辈珍而录之,玩味之余,公诸同好共飨。

杨森荣　何莉娜

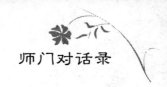

经方问对之一

（师:黄仕沛 徒:杨森荣）

2008-11-15

杨森荣: 黄老师,您好!我是前年在香港参加您的《仲景经方与临床应用》讲习班的东莞的杨森荣,是您把我从迷茫中直接领入仲景之门,非常感谢您!我一直在坚持学习经方,并参加中国中医科学院第四期传统中医师承班学习,想在您方便时到广州去拜访您,经常能听到您的教诲和指导。

黄老师: 好啊,难得你苦心孤诣,柯琴说过:"仲景之道,至平至易,仲景之门,人人可入。"欢迎互相切磋,共同提高。

杨森荣: 感谢老师的回复!请问您何时方便,我到广州拜访您。因为您是岭南难得的纯正的经方家,我奢望能每周跟您抄半天方,跟您学临床,学经方。

黄老师: 暂定 24 号上午吧,见面详谈。

2008-11-28

黄老师: 我今天下午在越秀区中医院南院十楼进行一例多发性硬化的病例讨论,讲解《金匮要略》续命汤,欢迎指导。

杨森荣: 太好了,非常感谢您,老师!

黄老师: 下午是病例讨论,不过临场发挥而已。

杨森荣: "姜归参桂草膏麻,三两均匀切莫差,四十杏仁芎两半,名医验录去风邪",老师您讲的是否陈修园编此方歌的小续命?

黄老师: 是这首,唐之前续命汤约三十首之多,说明当时此方是非常流通的常规用方,但现在识此方的人已不多了。

2008-12-4

杨森荣: 老师,明天您出门诊吗?我想过去跟您抄方。

黄老师: 好的,试试吧。

杨森荣: 谢谢,几点开始?

黄老师：8：00～12：00

2008-12-5

黄老师：你试累计今天几个病人用了经方？用了什么经方，有些什么病种？

杨森荣：刚回到家，晚点详细整理。粗略回忆了一下，主要有：当归芍药散＋胶艾汤治妇人腹痛兼漏下，葛根汤加辛、苍治鼻炎，柴胡加龙牡汤治不眠、心烦、抑郁，炙甘草汤治心动悸，瓜蒌薤白桂枝汤治胸痛胸痹，芍药甘草汤治脚挛急和晨僵，白虎加人参汤治气阴两虚之消渴，猪苓汤治阴虚水停的蛋白尿。

黄老师：今天还用过桂枝芍药知母汤、小青龙加石膏汤、千金苇茎汤、续命汤、木防己汤、真武汤……要温习相应的汤证。

杨森荣：谢谢督促，我会好好整理消化的。老师，我花了一晚时间消化柴胡加龙骨牡蛎汤，收集整理了后世在"胸满烦惊，小便不利，谵语，一身尽重，不可转侧"之外的扩大应用，正如《餐英馆治疗杂话》所言，"若能理解此方之意，当今难病则不难治矣！"运用实在太广泛了，若今天不亲眼目睹您对此方的灵活运用，我是绝对不会对其高度重视和深入学习的，接下来我就敢用此方了，然后争取早日学会如何活用。

2008-12-6

黄老师：你学了此方就知道大、小柴胡汤、桂枝甘草汤、桂枝加龙牡汤、苓桂甘枣汤了。

杨森荣：以前的学习只停留在对条文的学习，严重缺乏对各汤证的归纳分类对比鉴别，自以为能记住单独条文内容就不错了，知识基础不扎实，更不用谈灵活应用了，您这条信息让我好好反省，示我以学习伤寒的方法，谢谢！

黄老师：昨天用过的方还有泽泻汤、甘草泻心汤，我想有 20 首有余吧？

杨森荣：想请问老师，您对脉和证的重视程度各如何？

黄老师：这问题颇复杂，一下子说不

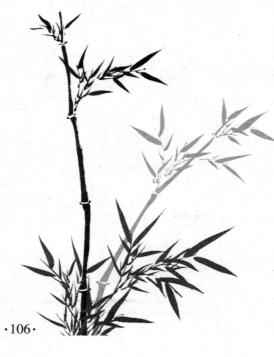

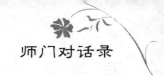

完,一般而言,危重急证"脉诊"较重要,通常"证"较重要,脉受到诸多因素的影响:如主观判断、体质、先天、宿疾、基础病、环境、心理等,因此我常舍脉从证,但又不一定,你看我《临证随笔》一文,我有谈脉象在该病例的重要性。

杨森荣:明白了!之前花了不少时间去学辨脉法,在脏腑经脉阴阳五行辨证上去下工夫,这样又回到一般的脏腑辨证上来了,这是方向思路的问题。我方向没搞对,用力就不对了。

若算个账:我每周五跟您学十来二十多个方证,用一周的时间去消化吸收,掌握其适应证、应用、指征、加减法、合方等,一年下来就可学到不少东西了!请老师继续给我跟您抄方的机会,并严加督促我学习,因为我是有惰性的。

黄老师:未必要用数量去衡量,若要督促订个合约。关键是兴趣,弟子劳婉玲医师退休多年,跟我门诊,未缺过一天,也无利益目的。

仲景之学,至真至纯。后世之说多"红紫色、郑卫音"。要返璞归真,立足临床,听了我的录音未?

杨森荣:还没听完,昨天开车回来时只听了第一个的前半部分。

黄老师:我讲昨天用了 20 多首经方,意思是经方的临床覆盖面很广。

杨森荣:覆盖面广,且非常灵活,请您逐渐指引我学会如何做到识病机,鉴别病证,活用经方。

2008-12-7

杨森荣:老师,我小姨的失眠,症见:入夜难眠,早醒,目干涩,舌红苔薄,口干,早上有痰粒,大便干等。上周五第一次经您点拨,我用柴胡加龙牡汤,原方铅丹易磁石,大黄用 10g,半夏用 25g,加酸枣仁、柏子仁。请我在卫生院的同学署方,配了 3 剂,今天服完了,当晚睡眠改善了,目已不干涩,比之前单用枣仁、柏子仁加滋补肝肾之阴的方大有效。可说首用获效。

黄老师:很好! 初试莺啼。

杨森荣:我伯母患骨质疏松,背痛不堪,屡服活血化瘀祛风通痹之剂不效,10 月我带她行小针刀术有效。近因天冷复发,痛益甚,再行针刀不效。平躺尚好,站立苦不堪言。进口止痛药亦不效。有何妙法?可否用凉续命治?她"拘急不可转侧"啊。

黄老师:那么你伯母就试试续命汤吧。

我的一个学生，伤寒研究生小冯发来信息。说他的弟弟有轻度抑郁症，容易烦闷，神疲乏力，颈项僵硬感，身重，口干渴，舌红，以前一直用知柏地黄丸无效。上周给他用柴胡加龙骨牡蛎汤加葛根合栀子豉汤，第二剂后小便黄，烦闷减轻，精神了很多，仍颈硬，现要求小冯继续给他开药。

杨森荣：我伯母性格抑郁，整日哭，焦虑不堪，痛不可大咳，我曾给她用过葛根汤重用葛、芍至60g，不效。您意思可试柴胡龙牡汤吗？柴胡龙牡汤可能治不好背痛，但可能对其情志有帮助。想试用一下，您说可以吗？

黄老师：那是另一个问题了，此方须有柴胡证……

杨森荣：默默不语，口干便结，胸胁苦闷，至少见肝郁胆火。我想应该有柴胡证吧。

黄老师：试试吧。

杨森荣：麻烦您指点一下麻黄的用量，以及麻黄和石膏的比例问题。

黄老师：麻黄的用量可听我那录音。

杨森荣：今日听完两课，待会回莞路上听第三碟，麻黄用量在第三碟。听完两碟觉得您教会我学中医的方向和着力点，该学什么，该把力放在哪里。觉得以前进入窄巷，在阴阳五行脏腑经络中打转……

黄老师：我认为石膏、麻黄的比例并不太重要，关键是麻黄的绝对用量。

杨森荣：看来要买本《本经》看看了。今人畏麻桂如虎，麻排在桂前，觉得麻辛温燥烈有余。

黄老师：关于麻黄作用，我体会，并不会因石膏重于麻黄而减其力，主要取决于：一、病人的耐受量，二、绝对用量，三、相对用量。不以汗出为负面作用的主要指征，一般出汗并不会伤阳，只是药已到治疗量的提示，第64条桂枝甘草汤证，提示了用桂枝制约麻黄的副作用，也可治心悸。麻黄的用量我多以6～12g为平喘止咳，15g以上温以通阳、发汗、消水。

毒性麻黄大，桂枝基本无毒。麻黄不及桂辛温。仲景用麻多配桂，是防其悸，不是协同，亡阳会大汗，大汗不会亡阳，用麻黄会损心阴阳。

2008-12-9

杨森荣：正在听冯世纶老师的课，胡老的理论跟老师您的非常相合！非常实用。

黄老师：有录音吗？他是方证对应一脉。

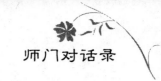

杨森荣：录音和录像都有，刚在讲经方的祖宗非《内经》，蓝本乃《汤液经》，像您说的仲景没有借鉴过《内经》一样。

讲课三天，课后有讨论，想请教他对续命汤的看法，您觉得如何？

黄老师：他师傅胡老对续命汤无太多评论，说此方治中风无效。不妨问问。

杨森荣：胡老最早提出伤寒与内经无关，刘老到90年代才从《伤寒论》林亿序："伊尹本神农之经，仲景本汤液之法"的"本"字体会出仲景非岐黄派，乃神农派……

黄老师：日本先提，胡老发挥。

杨森荣：为了中医的存亡，我觉得老师您大有必要在广东举办此类的课程，同课遇一港学生在北医学习，如其言，他修文献研究专业而不愿修临床，因为绝大部分的临床学生都不会看病！可悲！中医真的有像您和冯老等临床和经方都有研究的人就有救了。

黄老师：你好有感慨啊！

杨森荣：要拨乱反正！要返璞归真！要信仲景，师仲景，用仲景！

经方的方证是神农起至汉，我们的祖先用人体做实验而得到的经验总结，后人用五行、五运六气想象发挥之学岂能相提并论？

黄老师：所以说，"仲景之学，至唐而一变"。

杨森荣：因经方的朴素，古代儒医们大多看不起，长篇大论，钻牛角尖乃儒家八古之遗风！

黄老师：不是看不起经方，相反是无人不尊仲景，而是思维方法问题，要舍弃《内经》需下很大的狠心。

杨森荣：幸好我一开头能遇上您，没进内经和注家的窄巷！

问了冯老对续命没用过，言有寒证可慎用。

黄老师：其实按揣度或以经注论，千百年来是主流，胡老也是2000年后才被人重视，但是犹幸伤寒家都用伤寒方，伤寒命脉才得继续。冯老讲课题目是什么？

杨森荣：经方六经辨证。

黄老师：题目会否太大？三天怎讲得完？

杨森荣：凡病先辨经，后辨方证，先定位后定方。今天主要讲了经方之源，六经实质，如何辨六经而已。

黄老师:冯氏观点:把金匮杂病各方也必统于六经之下。

2008-12-10

黄老师:广州市中医学会约我周五、六在从化市召开的年会作《经方辨治精神抑郁初探》的专题讲座。

杨森荣:我会去参加。

黄老师:周五下午2点半是由学院伤寒教研组李赛美教授讲的经方的临床应用,次日上午是我讲,我准备周五中午开诊完出发。

杨森荣:好,我一定去。

逢病先辨六经,后辨方证。六经归八纲,表阳证——太阳,表阴证——少阴,里阳证——阳明,里阴证——太阴,半表半里阳证——少阳,半表半里阴证——厥阴,六经乃症状表现部位病性,非病变位置。需结合提纲证及辅助条文来辨。辨六经定位,辨方证以施治。

黄老师:胡氏最特别的一个观点是少阴属表证(称为表阴证),太阴的死亡率最高,冯老有提及吗?

杨森荣:有。但没特别强调。

2008-12-11

黄老师:你适当时候请教冯老:"仲景避道家之称,故其方皆非正名",何以还保留青龙、白虎、真武?怎么不全改称?

杨森荣:好的。冯老举了经方治哮喘验案,确实有独到之处!

黄老师:不过归根到底都要回到方证上来,徐灵胎说过:"此书非仲景依经立方之书,乃救误之书也……当时著书,亦不过随证立方,本无一定之序也。……盖方之治病有定,而病之变迁无定,知其一定之治,随其病之千变万化而应用不爽。"

杨森荣:是的,一切都要回归到方证上来:

1.里实热(阳明少阳合病)+有瘀血:大柴胡汤+桂枝茯苓丸/桃核承气汤

2.血虚水盛:当归芍药散、当归四逆汤

3.痰饮:小青龙汤等

4.瘀血夹痰饮:大柴胡汤+桂枝茯苓丸+射干麻黄汤

黄老师:对。

杨森荣:也有麻黄附子细辛汤治少阴太阴合病的。

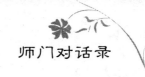

2008-12-12

黄老师：中医认为原始病因并不重要，关键是证，表寒不一定感受寒邪。

杨森荣：仲景对证不问因。

黄老师：仲景方百分之八十以上都是寒温并用。

2008-12-13

黄老师：有一本《经方随证应用法》，泰州，武简候著，可读。

杨森荣：谢谢！

2008-12-15

杨森荣：我伯母第二剂续命汤后出现口苦咽干，但痛已减轻不少了。

黄老师：再加凉药和甘草。续命汤的确要重新衡量，今天应邀去南海九江出诊，出血性中风的病人两周前开出续命汤，现恢复得很好。此前另一个香港的病人，也是出血性，两个多月，也恢复得不错，只要无热象就可以用。

杨森荣：是的，5 剂后，我伯母原来不能转侧和弯腰的，现在可以了，疼痛大大减轻。可能前期服太多止痛药，近期见头晕和食欲较差，准备续命汤中加入北芪以扶正气。

黄老师：用几多麻黄？

杨森荣：18g。

2008-12-18

杨森荣：小儿 4 岁，症状见高热 39℃，身热无汗，四肢冰凉，唇面热色明显，轻度咽痛，主诉肚痛。东莞某医院一主任中医见其肚痛即予大黄 8g，玄明粉 10g，加银花、连翘、桂枝、石膏、甘草。图内外并治。不知表证未罢而下之为仲景之大忌。服药不效，晚间热更甚。这应是大青龙汤证？

黄老师：是的。

2008-12-20

杨森荣：大青龙汤治高烧案，昨日小儿开了大青龙汤原方，到卫生院请老同学开了处方配药回来，急煎药 1/4 碗，覆被。嘱汗出后勿再服。结果汗出片刻，热退脉静身凉，酣睡至天明而愈。

黄老师：好案！记下总结。艺在师传，功靠自练。学生中你可算是学而敏者，做医与打功夫一样，一胆二力三功夫，又所谓千方易得一效难求也。学医最关键是入门，入错门就走弯路，打拳师傅常说："学拳容易改拳难。"如果像

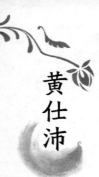

有些人在理论上绕来绕去，终不到点，所以他们都难以转过弯。

杨森荣：能有幸认识您使我从一开始就少走弯路，是我三生修来的福啊！很多参加师承班的同学都在阴阳五行脏腑经络、气血痰瘀的苦海挣扎，漫无目标，一听五运六气、扶阳补益有人成功，就一头扎进去，最后花了功夫什么都不是，更不用说活学活用，举一反三，初尝当医生救死扶伤的乐趣了……

黄老师：片面讲求五运六气，是不从历史观看问题，其实《易经》运用到医学上来是唐以后的事。有些人谈运气较之张景岳、陈修园、张志聪有根本的不同，已经越走越远。其实用运气解仲景不如用西医观点解仲景，都不是仲景原意。

2008-12-27

杨森荣：我中医科学院的刘洋老师近年主攻肿瘤，极度反对化疗，且绝大部分的癌症病人表现为表实本虚，时医见状则大行辛凉解毒以攻伐。他主张留人为主，治病为次，在并发症解除好，多用温法，保胃气存阴液常用小建中、理中、四逆、补中益气、炙甘草等留人命，往往提高生存质量，而延长寿命，我想不无道理。

黄老师：对，化疗是无办法的办法，中药改善生存质量，故无谓用一些所谓抗癌中药，也于事无补。

杨森荣："经方用之得当，效如桴鼓，"历代经方家笃信经方，实践经方。如今在广东乃至全国能用经方的实在太少了。

黄老师：掌握好经方，你自会感觉高人一等，我有个师姐是陈伯坛的孙女，昨日她问我对桔梗升提的看法，有人不用桔梗只用前胡，我说此观点本就不合逻辑，怎能先定了某药不能用？只要适合就可用，仲景从无升提之说。

杨森荣：舟楫之剂为臆想。连日本都坚信我们的本草，经方是我们祖先数以亿计的实践得来的，宋以后是诡辩想出来的，国人反以越多越复杂的诡辩为荣！可悲之极！

黄老师：深得我心，果真是吾门徒也。

杨森荣：学而时习之，不亦乐乎？"习"乃实践，学到手，会用之意，非语文老师解的"温习"，温习怎能让人快？我跟您学而习之，从中求乐。

黄老师：学生郑明院长的妈妈心绞痛，每晚发作，西药无效，有医生用活血化瘀，十多天了，郑问我，嘱用炙甘草汤合瓜蒌薤白半夏汤，一剂就不痛了。一晚食牛奶后腹泻呕吐昏倒，后用附桂理中汤善后，原有手足不温，随之消失,现二十多天症情稳定。

杨森荣:一同门师兄(同师承刘洋老师),陕西,家传六代世医,精通脉理和内经,随其父临床多年。其姑父咳嗽月余,师兄以止咳方法治之,不效反更坏。又以脏腑生克辨治,予景岳化肝煎不效。与我讨论,见胸胁痞满,口苦咽干,便时溏时硬,咽痛,遇情志刺激时乳部痛甚,咳亦甚,口渴,无表证。我辨为少阳阳明合病,予大柴胡(大黄12g)+石膏、苡仁、桔梗汤2剂,并嘱得痛泻后更服。师兄虑石膏大黄太寒,不敢用,我说无妨!便试用1剂,得四五泻,来电问怎么办?需去膏黄否?我说否。进2剂。今来信言病已痊愈!师兄不明为何我有此把握和疗效,并要和我辨论五行生克和脏腑的作用。我说方证对应则已,无需辨也。

我说要从头学过仲景和中医,他说中医需要发展,死守仲景,不结合脏腑经络乃泥古不化。我觉得跟了您以后在您的指点之下,加上上过冯老的课,整个人的思路豁然开朗!疗效比以前大大提高,对经方更加痴迷了!在10月份第一次见师兄时,觉得自己多么的无能,人家多么的高水平,内经脱口而出,现在看他进了死胡同,我喜庆入对了门!

黄老师:你师兄说死守仲景,不用脏腑五行是泥古不化。你告诉他恰恰相反,仲景是后于《内经》的,《内经》受道家思想影响是人所共知的,汉以前的医学也是如此,如仲景著伤寒之蓝本:汤液经法,也是以五脏补泻为方的,何以仲景却避道家之称?这说明死守《内经》才是保守,仲景已是革命派了,你师兄既知道仲景不用脏腑五行,但也应该知道后人为什么还称仲景为医圣?

杨森荣:有理至极!

黄老师:登泰山而众山小,入了仲景之门,不等于不看内经,我也曾是教《内经》课的,毕竟都是中医学的组成部分,后世的方,民间的药,也要掌握,我60年代后期,也曾学过生草药,担过草药课,跟过草药师傅上山采药。我说时光流逝,把有限的精力放在重点上,其他才可涉猎。

杨森荣:对!不过先深入掌握经方,然后从各家中取其精华。

黄老师:其他人由博返约,但大部分既不博也不约,也返不了约,你就由约再到博吧,这是当今学中医的特殊现象。但我相信事半功倍的。

杨森荣:对!由约至博,一招一式的下苦功,同时边学边用,苦中求乐,信心大增,没有动力不能坚持下去,或半途而废,或猎奇好新,走入偏门!

2008-12-28

黄老师：弟子劳婉玲医师的朋友胃癌住肿瘤医院，发热两周，每天下午4点起高热至39℃多，伴骨痛、无汗，西药抗生素、退热药等持续无效。白细胞、血色素低，轻咳嗽，鼻有血丝，口苦，舌苔稍厚，舌质淡红，以柴胡桂枝汤加石膏（其中：柴胡30g、桂枝10g、石膏60g），1剂后发热时间推后几小时，次日家属听西医说怕中医影响血小板，故停中药。周五晚又发热如前，周六又要求服中药，小柴胡合大青龙汤（其中：桂枝15g，麻黄18g，石膏60g）温覆取汗，啜热稀粥，昨晚已无发热。今天用小柴胡汤合麻杏石甘汤。

杨森荣：按冯老八纲六经辨证，定时发热，口苦，少阳证具；发热无汗，病在太阳，骨痛也属在表，故也属太阳；鼻有血丝、轻咳可视为阳明。故太阳＋少阳＋阳明。发热不汗出，而见阳明轻证，大青龙最宜。今人视大青龙汤为发汗之峻剂而畏之，实在可惜。连郝万山讲课时也举例说喝大青龙汤后亡阴失水而死，让人更不敢用。

黄老师：不会亡阴，中药发汗什么时候能比西药厉害？所以仍要温覆才能取汗，需考虑的是上焦一关，故无明显的温热症状便可用。主要是桂枝，桂较麻要辛燥。

2008-12-31

杨森荣：我伯母从12月8日起连服续命汤20余剂，至今基本痊愈！抓住"拘急不能转侧"的对应点，以及你录音中说"续命汤作用于脊柱"的提示，在中西医治疗无效的情况下，大胆用柴胡加龙牡汤3剂，先调其情志，然后使用续命汤，同时加入葛根、白芍各30g，开始以温通为主，加入养血、补气调胃之药。至今已取奇效！续命汤在温通经络气血，疏通之功非一般活血化瘀、祛风通络之方药可比！以后会继续实验观察总结。

黄老师：经方要一个方一个方地观察，自己用过体会便深。周一下午查房，一病例：面目浮肿，目不能张，呕吐清涎，唇红，苔厚，湿润，无大便。你会用什么方？

杨森荣：有恶寒发热否？

黄老师：无。

杨森荣：小便如何？

黄老师：少。

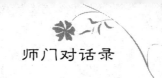

杨森荣:我会尝试五苓散,化饮利水。

黄老师:越婢加术汤合小半夏加茯苓汤。唇红,有内热,非阳虚水肿;腰以上肿,发汗则愈,腰以下肿利小便。故以越婢加术汤发汗。呕吐,并合小半夏加茯苓汤先治其呕。《金匮要略》有越婢加半夏汤,而本例却合小半夏加茯苓汤,实是越婢加半夏汤更加茯苓、白术加强治水之力而已。本证用大黄非只为通便泄热,实可治呕也。仲景曰:"食已即吐者,大黄甘草汤主之。"甘草不利于肿故去之。

处方:麻黄18g,石膏24g,生姜15g,法夏24g,茯苓30g,白术24g,大枣10g,大黄15g(后下),温覆取汗。

病人服1剂,周二看他浮肿已退一半,目已睁,汗未出,便未通,呕吐已减。再剂麻黄增至25g,大黄20g。

杨森荣:还没深入学过此三方证。可辨出此为太阳太阴合病(太阴里饮),阳明为次要矛盾,但不会治水和饮的具体方证。能用五苓散试试重用泽泻吗?曾考虑大青龙汤以发汗但因无明显的表寒里热,故不敢用。

黄老师:要鉴别阳虚抑或实证(热)。有热仲景故不用桂(大青龙)。越婢即大青龙去桂枝、杏仁。《金匮要略·水气病脉证并治》:"风水一身悉肿,脉浮而渴,续自汗出,无大热,越婢汤主之。"又"里水者,一身面目黄肿,其脉沉,小便不利,故令病水。此亡津液,故令渴也,越婢加术汤主之。"又"诸有水者。腰以下肿当利小便,腰以上肿,当发汗乃愈。"又"卒呕吐,心下痞,腰间有水,眩悸者小半夏加茯苓汤主之。"

杨森荣:谢谢点拨!书上得来终觉浅,要知此事须躬行!一语道破经方的学习窍门。读医案自悟,跟师更贴近临床,老师用过的,学生的印象就更深刻,就敢用、会运用。

黄老师:《吴鞠通医案》有一则用麻黄附子甘草汤治水肿案,很巧妙,很有胆识,值得一阅。

杨森荣:上次上课时见冯老课余用越婢加半夏汤治一头痛目痛且见有里饮的病人。刚才的病人可用越婢半夏汤而发散风水和消里饮吗?因为半夏也可消饮。

黄老师:一样,我不是说《金匮要略》有越婢加夏汤。不过现在用白术茯苓加强治水之力,故即加术汤和加茯苓汤合方,仍以麻黄为主。

不过此证暂时消肿不等于治好,他是肾性水肿,肾功能不全,难以痊愈。

杨森荣:明白。"肿在腰以上发之,腰以下利之",在上用越婢汤,在下何方最宜?在中呢(如肝硬化腹水等)?或腹水兼见全身肢体均肿?

黄老师:头痛目痛如无可汗症,只是里饮,泽泻汤便可。

治水之方很多:肾气丸、真武汤、五苓散、麻黄细辛附子汤、木防己汤、桂枝去芍药加麻黄附子细辛汤、甚至枳术汤,以及逐水逐瘀的方各有所主。不过要注意一点,不要被西医肝硬化之病名圈定了。《金匮要略·水气病脉证并治》:"气分,心下痞,大如盘,边如旋盘,水饮所作,桂枝去芍加麻黄附子细辛汤主之。"另一条文字一样,用枳术汤,显然就是肝硬化腹水。我去年病房治一个老太,腹如旋盘,腹围一百零几,用枳术汤两味药,腹胀消至八十几。后来发现是肝硬化,终不治。

2009-1-1

黄老师:不一定要有恶寒表证,上肿就是可汗的指征:腰以上肿发汗则愈,脉象不可凭,《水气篇》用本方有脉浮,也有脉沉。

杨森荣:明白。但细看昨天您的信息,言未得汗出但肿减半,是越婢加术汤起主要作用还是小半夏加茯苓汤起更大的作用?

黄老师:小半夏只是针对呕,应是麻黄发汗、利尿的作用。

2009-1-2

黄老师:可认真读读《吴鞠通医案·肿胀门·陈案》。

杨森荣:吴氏"温病大家",难得读此案而窥其对伤寒之温药和大剂量的信奉!与《温病条辨》迥异!

黄老师:其实吴氏运用经方很多,也运用得很好,用量很有胆识,一病例用石膏前后一百多斤,对桂枝汤、木防己汤、四逆汤等用得很好。

杨森荣:要买此书读读。

打算在熟悉掌握各方证的同时,花大部分的时间来参考其他经方家做两方面的归纳总结:

1.各方证的运用(仲景书中应用,后世各经方大家的常规应用和非常规应用)。

2.用经方辨治各常见病种,如您从化的经方辨治忧郁症,平时您临床上活用经方治心脏病、肠胃病、风湿痹证,等等,和香港要您做的痰饮病讲座,这两天讨论的水肿治法等。若您有空,非常希望您也能抽空给我们多做一下像上次从化市那样,就临床用经方治常见病做总结。也就是做顺向和逆向两方面(由知识到具体应用)的总结,只有这样,才能更加熟练。如读了胡老对柴胡剂的应用一文,当中总结了仲景书上的小柴胡的各种应用法,胡老自己临床多种加减法、合方法,感觉其收获胜过自己读一千遍原文。读过您论文中就炙甘草汤、续命汤的应用举例,影响特别深刻,自己也在临床运用中心里有数了。

黄老师:好啊,有志者事竟成,经方要一方一方地积累。反复体会,如木防己汤证,面色黧黑,其实指端发黑或西医所谓鼓槌指都有考虑用此方的可能。如我《临证随笔》一文所说。

经方治病在入了门的人是常规,门外人看是出奇制胜了。

杨森荣:谢谢!同时也恳请您有空经常挑选像水肿那样的病例,发一些验案给我思考,然后给予指点,这样我的进步会更快。但前提是您有空的时候,不必勉强。

黄老师:好啊,熟读经典,多闻博识,独立思考,朝于斯夕于斯,必成大器。例如郑明妈的心绞痛,你听我讲述后,再复习有关条文,便知道什么时候用瓜蒌薤白半夏汤、枳实薤白桂枝汤、炙甘草汤和附桂理中汤了。就不会死守活血化瘀治冠心病了。

2009-1-3

杨森荣:在网上看到的徐灵胎《洄溪医案·中风》:"运使王公叙,自长葫罢官归里,每向余言,手足麻木而痰多。余谓公体本丰腴,又善饮啖,痰流经脉,宜撙节为妙。一日忽晕厥遗尿,口禁手拳,痰声如锯,皆属危证。医者进参、附、熟地等药,煎成不服。余诊其脉,洪大有力,面赤气粗。此乃痰火充实,诸窍皆闭,服参附立毙矣。以小续命汤去附桂,加生军一钱,为末,假称他药以纳之,恐旁人之疑骇也。戚党莫不哇然,太夫人素信余,力主服余药。三剂而有声,五剂而能言,然后以消痰养血之药调之,一月后步履如初。"

黄老师:是啊,徐灵胎乃经方一派,医案中有多例用续命汤者,陈修园也推崇续命汤,"人百病首中风,开邪闭续命雄"。

杨森荣:在网上订了吴鞠通、徐灵胎的医案及日本的皇汉医学等。

黄老师:徐灵胎有全书。

2009-1-3

辨方证是辨证的尖端。方证是六经八纲辨证的延伸,亦即辨证的尖端。中医治病的疗效,其主要关键在于方证是否辨得正确。

——胡希恕

黄老师:你订《洄溪医案》有无订《黎庇留医案》?

杨森荣:已同时定了。

黄老师:黎是广东伤寒四大家之一,与陈伯坛齐名,其他人都无医案,唯他和易巨荪有。

2009-1-5

黄老师:节日2号回院巡视病人,水肿未继续消退,仍停留在药后第二天水平,呕吐已无,唯大便未下,腹脘胀满不舒,唇红舌干苔黄。考虑是否药力不专?至有汗之不竟?去白术、茯苓、法夏,加桂枝15g(即大青龙加大黄了),嘱煎好药收火才放大黄,并温覆食半碗热粥,另药袋热敷腹部以助腑气通行。

今天下午查房:病人相貌判若两人,浮肿全消,双眼皮已现,精神好,热敷后腹胀舒,大便通,以后大便泻,昨晚至今泻下7次,但又呕吐清涎(虽不至于水很多),唇舌仍如前,去大黄又加半夏24g,生姜用15g,石膏用90g。

杨森荣:老师您这才是精心地"辨析"啊!

黄老师:我觉得你颇注重脉象,但要明白脉象受诸多因素影响而与现证不相关,简言之如:

1.体质差异的影响,其人素体壮健其脉多洪大,其人瘦弱者其脉多细弱。

2.宿疾旧病的影响:其人旧脉不会改变,必掩盖现脉。

3.病人心理、活动,以及天气、室温、穿衣宽窄等均时刻影响脉象。

4.脉象说是客观指征,实质凭医者揣摩,并非客观,已是主观因素占上风了。诸如医者的学养、经验影响,更有以证测脉,见病人有表证医者多从浮脉去揣度,其脉便浮。犹似刻舟求剑。

5.一证可有多脉,一脉可有多证。如越婢汤证条下,有脉沉,有脉浮。都以越婢为治(如里水用加术汤便脉沉),更有滑脉可见于精神病者,又可见于宿食、痰盛、怀孕。故凭脉测证更不可取。

6.更严重者陷入寸关尺辨脉,必重蹈脏腑五行覆辙矣,故吾曰脉要凭不可凭也。《黎庇留医案》有一题为:"认证的、不必拘脉"。评述者萧熙更引《医权初编》一段话非常深刻。因此不要用过多的精力去揣摩脉象。个人管见,仅供参考。

杨森荣:谢谢指正。多谢老师,记住了。一年多前稍看过刘渡舟的讲座,刘老颇强调脉理,并在辨脉篇花了颇大的口舌,特别是受郝万山讲述跟刘老时,

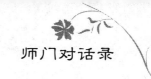

三次才学会麻黄连翘赤小豆汤的应用——有肝炎身发痒的、有肾炎水肿案、有荨麻疹案，郝均茫然不知所措，刘老摸完脉后叫郝摸，便问何脉？郝曰：汗之。何方？刘曰：麻黄连翘赤小豆汤在表之水，利里饮。履验。故我先入为主，同时在临床时偶有验证，故更信脉法，但跟您抄方后，发现老年人病脉不可循。同时注重舌诊，但有时也可不循。在以后的学习中会多加注意，不可偏颇。

经方问对之二

（师：黄仕沛　徒：何莉娜）

一、六经提纲证

何莉娜：关于六经提纲证，有两个问题：

第一，小柴胡汤非专为少阳而设也。太阳篇、少阳篇、阳明篇、厥阴篇、瘥后篇均有小柴胡汤，涉及条文共 20 条。吴茱萸汤见于阳明病、少阴病、厥阴病。栀子豉汤见于太阳病、阳明病、厥阴病。如此看，是否有细分六病的必要？

第二，六经提纲证能否囊括篇中所有方证？"少阴病，始得之，反发热，脉沉者，麻黄附子细辛汤主之。"其实是不是所有少阴病都"脉微细，但欲寐"，这是很多人讨论过的，主要系寒化、热化的问题。热化会不会"脉微细，但欲寐"？是不是所有冠以少阴病的条文都"脉微细，但欲寐"。"阳明病，胃家实"。那么"食谷欲呕，属阳明也，吴茱萸汤主之。"吴茱萸汤也是胃家实？还是，应属不能食，中寒？那么阳明病也不全是胃家实？

黄师：仲景六经非经络之六经，是从传变的角度讲，所以不应以六经视之。我意应视为六病，那么六病是否一定不与经络有关？那是用什么理论解释仲景的问题，不是仲景的意思，当然也不是内经不对，等于西医理论解释伤寒，不等于西医不对，因为病证是客观存在的，且观察的角度不同，结果规律也就不同。

六经所谓提纲，当然不是仲景语，又是伤寒学家言，不是仲景学说。我说是言其大率。即是说不能把"之为病"当代表论中所有"某某病"都具有的症状。以少阴病而言,有寒化热化,但寒化为主,故"之为病"提之。阳明病,有阳明中寒,但以胃家实为主,故"之为病"乃举其要。余皆如此。六经提纲问题历来都是争议的焦点之一。除太阳病颇具纲领性外,其余都是言其大率,如少阳病口苦咽干目眩,非独少阳所有,阳明病189条也口苦咽干。少阴病只言寒化,未言热化。余皆如此。

麻附细辛汤与四逆汤问题,前者反恶寒。后者虽蹐卧,但有吐、利、肢厥、汗出……证自不同,不宜用麻黄。麻附细辛较轻浅。但按条文,仲景原意是意在解表的。现用以止痛、兴阳,是引申其义。

吴茱萸汤是厥阴篇之方。但非只用于厥阴,如"食谷欲呕属阳明也,吴茱萸汤主之"。用方问题当然是方与证的关系是关键,所以食谷欲呕管他是阳明还是厥阴,用吴茱萸汤便是。所以八纲是关键,此汤是温药当然不应用于热证。其实吐涎沫多已是寒,干呕,呕的时候无物,但还是口淡流涎。

二、《伤寒论》中的汗法和汗出与麻黄、桂枝、石膏

何莉娜:仲景无汗用麻黄汤,有汗用桂枝汤为定例。单从发汗力而言,麻黄汤强于桂枝汤,所以一般汗出者可耐受桂枝汤,而不能耐受麻黄汤。用麻黄汤后可用桂枝汤,而用桂枝汤后不用麻黄汤。于是,我想问,有汗是不是一定不能用麻黄汤? 有汗的病人,补足液体的情况下,能否仍用麻黄汤和桂枝汤除了发汗以外,还有其他特别的性能?

黄师:麻黄汤发汗之力强于桂枝汤是肯定的。你问:如果补足液体,是否用麻黄汤更好? 我觉得:

1.中药的发汗药的药力,始终不及西药,西药的发汗药从未见出现过多的、严重的副作用。我以前用大黄,你们怕泻下太过,我不是说最多就补液?麻黄剂发汗,从伤阴(失水)角度,补液当然可以。不过问题不在这里。

2.中医的发汗只是表面作用,其实麻、桂、大青龙的实质作用未必在于发汗(或不只发汗)。我说麻黄汤八证有四证是疼痛,就是说明这个问题。即是说不是为发汗而发汗。要发汗一粒百服灵比大青龙汤要强。同时我们临床可见服用中药发汗药的病人也未必个个能出汗。

3.中医说汗为白血、汗为心液、汗名魄汗、为阴液、阳从汗泄……似乎汗液重要得很。其实有很多是麻黄的(副)作用。一般出汗哪会亡阳?是亡阳才表现为出汗。

何莉娜:麻黄汤与桂枝汤煎服法后均有温覆、啜粥之类,甚至有人认为发汗的是温覆、啜粥而非麻黄汤与桂枝汤,对此您如何理解?

黄师:中药的发汗作用是肯定的,不过,①发汗的力较缓和,我觉得个体差异占比重不少。所以我用时方的话往往青蒿、香薷齐用。②中医要求不要大汗,大汗病必不除。③配合物理降温,不是指冰敷,是温覆,啜热稀粥。这又与西医冰敷作用不一,奥妙深藏,可见不是为退热而退热,不单是为退热而出汗。④由此可见,中药发汗药(方)力不及西药,但不能直观之。

何莉娜:麻黄与石膏同用的问题,很多学者认为石膏能克制麻黄辛温发汗之性。就越婢汤、麻杏石甘汤而言,方中石膏用量大于麻黄,越婢汤原文有"续自汗出",麻杏石甘汤有"汗出而喘",能否说明此两方发汗之力不强,是因为石膏用量大于麻黄,只要石膏用量大于麻黄就可以制约其辛温发汗之性?越婢汤发汗之力远逊于大青龙汤。两方比较,同样是用六两麻黄,越婢汤用半斤石膏,大青龙汤石膏如鸡子大。是因越婢汤石膏用量大,克制了麻黄,所以力弱,还是大青龙汤中有桂枝等辛温之品?而越婢汤六两麻黄同麻黄汤的三两麻黄比较又怎样?

黄师:麻黄的发汗力先取决于绝对用量和体质,然后才是配伍。桂、姜同用当然都是因素之一。但麻桂合用、麻膏合用的问题:麻桂合用不只是协同,而且是监制(我说过如果只强调协同,是只知其一)。越婢、大青龙都是六两麻黄,其发汗力后者强,当然是桂、姜的作用。至于石膏是否制约麻黄发汗问题:大青龙汤用石膏鸡子大是40~50g,当然量不及半斤之越婢。但是麻黄的绝对用量始终是首位,越婢汤我认为是发汗力强于麻黄汤,越婢以治水为主,上肿发汗,如非强力的发汗,怎能消肿(当然麻黄也有利尿作用)。大青龙汤、越婢汤、小青龙加石膏汤等用石膏都不是用以针对发热的,是针对烦躁而已,或者说使温热的药能耐受。所以相对用量对发汗与否,意义不大。

何莉娜:续命汤的问题,我们用麻黄不是因为它能发汗,但麻黄是发汗药,这是不争的事实,您一般也问病人出不出汗,证明您认为此处的麻黄虽与大剂量的石膏同用仍能发汗。那么,为什么这些病人往往无汗出?

黄师:续命汤发汗问题也是同样道理。我们常用60g石膏,哪能制约出汗?该出汗的还是要出,我发现用麻黄你想要他出汗的未必出;而想他不出汗的,却会药后出汗。所以说个体差异占第一。亡阳的病人汗出是征象,但出汗的病人一般不会致亡阳的。深圳颈椎术后头痛的病人,说他以前常常无端出汗,服用续命汤后反而不会随便出汗。

出汗与否,还有一个原因,中医的发汗多是因势利导,正如姜佐景在《经方实验录》说到的:"桂枝汤必加中风证,乃得'药汗'出,若所加者非中风证⋯⋯必不得汗出,或纵出而其量必甚微,甚至不觉也。吾人既知此义,可以泛应诸汤。例如服麻黄汤而大汗出者,必其人本有麻黄汤证。"此言甚是,记得我年轻读伤寒时,想过这个问题,与同学黄某,自服大青龙汤而未见汗出。

何莉娜:虽然有汗用桂枝汤,但是桂枝汤是发汗之剂,那么此方能否止汗?

黄师:桂枝汤能止汗,但桂枝汤毕竟是发汗之剂,不是止汗之剂。姜佐景说汗有病汗、药汗之分。《伤寒论》第21条:"太阳病,发汗,遂漏不止,其人恶风,小便难,四肢微急,难以屈伸者,桂枝加附子汤主之。"加附子当然是止汗,仲景桂枝加芍是治腹痛,非用以止汗,芍药敛阴是注家言。但芍药也可止汗,严格讲与附子的汗不同。仲景讲及多种因发汗过多而合并大汗又出现其他情况的。例如:一者,为四肢微急,难以屈伸。一者,为大烦渴不解。一者,为发汗过多致心率失常,如桂枝甘草汤证。还有一种为:汗出而喘(第63条"发汗后,不可更行桂枝汤,汗出而喘,无大热者,麻杏石甘汤主之")。再如五苓散证:第71条"太阳病,发汗后,大汗出⋯⋯若脉浮,小便不利,微热消渴者,五苓散主之。"更有一种情况是,发汗后致惊悸、奔豚的,那就可能是当时所用的发汗手段问题了。发汗不当做成变证坏证是个大课题,难以尽举⋯⋯所以我认为,发汗的副作用,与病人的基础病、体质、发汗所用的药物、手段有关的。

三、下法与下利

何莉娜:阳明三急下:①目中不了了,睛不和;②发热汗多;③发汗不解,腹满痛。首先,目中不了了,睛不和是怎样的症状?

黄师:我用大黄或用承气,不一定是三急下之证,多是杂病,腑实用承气的特点是痞、满、燥、实、坚。再加三急下证急需急下存阴。留得一分津液就有一分生机。肺性脑、中风都会目中不了了(结膜水肿)。

何莉娜:是否急性脑血管意外的意识障碍、脑疝,呼衰,代谢性脑病(糖尿病酮症、低血糖昏迷、肝性脑病)等?

黄师:孤注一掷,也有逆转的机会。

何莉娜:您说的痞、满、燥、实、坚,其实就是不大便、腹满痛之类的胃肠道症状,有此就可下。而目中不了了则是像脑袋的问题,所以您说您治脑袋的问题也喜欢通腑?而所谓汗出发热只是急下存阴的预警。少阴三急下呢?咽干燥,热结旁流,腹满,真实假虚,都是急下存阴。

黄师:至于少阴三急下历来注家多有认为实乃阳明证,管他少阴不少阴。有可下之证就下。

何莉娜:大柴胡、承气、大陷胸、十枣汤如何鉴别?如果是大柴胡汤合枳术汤与大陷胸汤比较呢?

黄师:大柴胡、承气、大陷胸、十枣汤的泻下攻坚作用问题:我临床经验不足,但仅可据仲景规律去理解。答案是:其攻下作用依次排列。但仍要汤证以区别:

大柴胡有往来寒热,心下满痛,痞硬。而大陷胸是按之石硬。石硬可理解为板硬,即急腹证,可参考使用。

昨日一个发热,省中医门诊多天。无大热、无恶寒,胸胁微痛,腹痛,咳嗽痰血,舌苔厚腻。血常规:白细胞 $2.5 \times 10^9/L$,胸片:肺炎。我便是用大柴胡汤,他只是痞硬,不是石硬。

枳术汤心下坚,大如盘,水饮所作。但大陷胸之势更急。黎庇留医案有一则产后腹大仍如未产,日日增大,认为瘀水互结,用大陷胸汤。

十枣汤以水为主,由于力最猛,故用十枣以缓之。

承气以热为主,部位在腹,攻下程度最次,又强于大柴胡。

各方均可泻水。以十枣、陷胸为主。

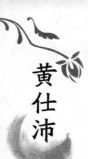

何莉娜: 渴与不渴在分辨太阴和少阴下利中真的有意义吗?

黄师: 第 277 条:"自利不渴者属太阴,以其脏有寒故也,当温之,宜服四逆辈。"第 282 条却曰:"自利而渴者,属少阴。"表面上看渴与不渴是鉴别太阴、少阴下利的指征,但不然也。

1.太阴、少阴都属其脏有寒也,都属阴。

2.不渴是正常现象,服四逆辈后出现渴也是病退的表现。

3.少阴病各条自利,均无再讲有渴。其实,阳虚阴盛不渴是正常的,而渴则是假象,虚故引水自救。是阳虚不能蒸津以上布,所以这种渴必然渴喜热饮,饮而不多,还有"小便色白者"才是"少阴病形悉具"。故此渴者,可如是看:太阴少阴同属阳虚阴盛,都可以出现不渴、或渴。临床上要辨别真渴、假渴。

何莉娜: 啊,这和小青龙汤或渴,或不渴,服汤已渴者是一样的。胡老认为太阴病是阳虚入阴,多死于太阴。四逆汤等方都是太阴的,是仲景故意把部分条文放在少阴篇,太阴只讲了宜服四逆辈这句。如何理解?

黄师: 下利、肢冷、躁烦等危急之证当服四逆辈。但正如小柴胡汤、栀子豉汤、桂枝汤、吴茱萸汤亦散在各篇,但求方证对应,不必强求是太阴还是少阴。

四、关于小柴胡汤

何莉娜: 您说,第 96 条所有加减法,只有柴胡、甘草没有被替换,那么半夏泻心汤是小柴胡汤去柴胡、生姜加川连、干姜。旋覆代赭汤是小柴胡去柴胡、黄芩加旋覆、代赭,这样还叫小柴胡汤的变方? 当然关于半夏泻心汤,您讲过小柴胡汤误下后三个转归,一个痞,一个结胸,一个柴胡证仍在,所以泻心汤是小柴胡汤的变方。看了一篇文章《也谈经方与时方》,认为仲景方是以关键药物 + 药对 + 小方组合成的,请从这个思路解答。

《也谈经方与时方》还指出甘草泻心汤从干姜黄芩黄连人参汤发展来,也不是没有道理的。干姜黄连黄芩人参汤加小半夏汤不就是半夏泻心汤了吗? 后面还有一条黄连汤,"伤寒胸中有热,胃中有邪气,腹中痛,欲呕吐者,黄连汤主之。"胡希恕认为加桂枝是为了改善欲吐,气上冲等症状。我觉得半夏泻心汤更像是从干姜黄连黄芩人参汤、黄连汤演变来的。

黄师: 第 96 条或然证加减法,只有柴胡、甘草未换,所以主药是柴胡、甘草,这个观点是柯韵伯的,不是我的。但也有些道理。你试看,因仲景桂枝、麻黄、芍药、干姜、附子、大黄、生姜甚至桔梗等药都有与甘草配成方。且桂枝甘

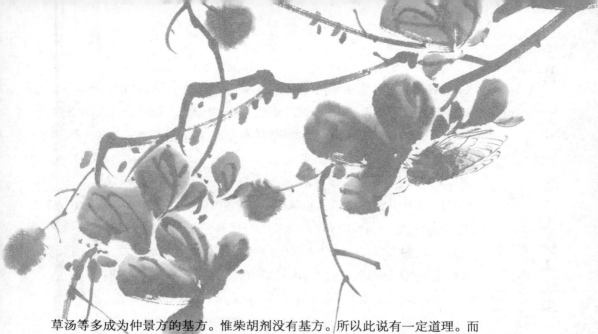

草汤等多成为仲景方的基方。惟柴胡剂没有基方。所以此说有一定道理。而半夏泻心汤到底由什么衍变而来？我以为可从两个角度去理解：从伤寒学来说，半夏泻心汤证(痞)的确是从小柴胡汤证误治而来，不应下而下，故而邪气内陷，正气更伤，所以治法也是在小柴胡汤的基础上去掉解外之柴胡、生姜，保留扶正之参、枣、草。另一角度，如从方剂结构而看，半夏泻心汤可以是从甘草干姜汤、小半夏汤、三黄泻心汤、干姜黄芩黄连汤、人参汤等方有其亲缘关系。但未必是谁由谁发展而来(甘草干姜汤之类基方除外)。

何莉娜：为什么少阳证不可汗吐下？

黄师：少阳病禁用汗吐下，论中是指出了的，如264条："少阳中风，两耳无所闻，目赤，胸中满而烦者，不可吐下，吐下则悸而惊。"265条："少阳不可发汗，发汗则谵语。"注家都从少阳的地位来讨论，邪在半表半里，汗、吐、下当非所宜。我说了，这个问题需要活看。

首先，小柴胡汤是不是发汗剂，注家也有不同的意见。胡希恕认为是发汗剂。我也认为小柴胡有发汗的作用。临床也发现病人服小柴胡汤后，热随汗退。论中多处都提及本方的发汗作用。例如本方或然证加减法中有加桂枝并温覆取汗的。当然，是说"外有微热"时用的。又有柴胡桂枝汤。虽然，都是加了桂枝。但149条："伤寒五六日，呕而发热者，柴胡证具，而以他药下之。柴胡证仍在者，复与柴胡汤，此虽已下之，不为逆，必蒸蒸而振，却发热汗出而解……"虽说是战汗自解，但此时的战汗毕竟是"复与柴胡汤"后才出现的。

同时，我分析，仲景告诫的误汗，可能其中有部分是指当时流行的烧针、温针等强发其汗的方法。不特少阳不宜,太阳也不宜的,如117条:"烧针令汗出,核起而赤,必发奔豚,"118条:"火逆,下之,因烧针,烦躁者,桂枝甘草龙牡汤主之。"221条:"若加烧针,必怵惕烦躁不得眠。"第7条更是:"若被火者,微发黄色,剧则如惊痫,时瘛疭;若火熏之,一逆尚引日,再逆促命期。"267条:"若已吐、下、发汗、温针、谵语,柴胡汤证罢,此为坏病,知犯何逆,以法治之。"我说过,当时的烧针、温针、火熏等都是很野蛮的治疗手段。引起病者恐惧,故而造成奔豚、惊痫、瘛疭、怵惕、烦躁等神经精神症状。仲景屡屡反对。这也是仲景比《内经》及当时的医疗水平进步之处。不是少阳的问题,是治疗手段的问题。犹如"太阳病,发汗过多,其人叉手自冒心,心下悸,欲得按者……"此心悸是麻黄的副作用引至而非发汗手段引至同理。因此,像149条用小柴胡汤后"蒸蒸而振,却发热汗出而解。"230条:"阳明病,胁下硬满,不大便而呕,舌上白苔者,可与小柴胡汤,上焦得通,津液得下,胃气因和,身濈然汗出而解也。"都是服了小柴胡汤后汗出而解的。证之临床,柴胡退热是通过出汗而退的。上述两条虽是阳明病,但若在少阳病用了小柴胡不是同样汗出吗?这样的发汗方法是不禁的,禁的是强发其汗的温针、烧针、火熏等发汗方法。《经方实验录》姜佐景有一段话,看起来与我的意思暗合,他在奔豚周案后按语中说:"烧针令其汗,针处被寒,核起而赤,必发奔豚"。试问烧针令汗,何故多发奔豚?历来注家少有善解。不知仲景早经自作注释,曰:"加温针,必惊也",曰:"医以火迫劫之,亡阳必惊狂",曰:"奔豚……皆从惊恐得之。"合而观之,则烧针所以发奔豚之理宁非至明?故以经解经,反胜赘说多多。

下法也是,汉朝习惯以"丸药下之"。丸药是猛烈的泻下剂。仲景往往忌的也是此等方法,少阳病若有该下指征时还是可以下,如大柴胡汤、柴胡加芒硝汤等。总之,知犯何逆,以法治之。正如104条:"伤寒十三日不解,胸胁满而呕,日晡所发潮热,已而微利,此本柴胡证,下之而不得利,今反利者,知医以丸药下之,非其治也。潮热者实也,先宜小柴胡汤以解外,后以柴胡加芒硝汤主之。"潮热等里有实证,本来是要下法的,但医以丸药下之,非其治也。吐法,其应用范围更少。少阳病何必用吐法?

何莉娜:第204条说:"伤寒呕多,虽有阳明证,不可攻之。"呕多,即是少阳?所以不可攻之?少阳有呕,呕不一定是少阳。你不是说第377条至381条是鉴别呕的吗?呕多又有阳明证,如果是腑实,如肠梗阻的呕呢?如同我那天看的那个不完全性肠梗阻,呕不能食的住院病人。用厚朴生姜半夏甘草人参汤合小承气汤,最后腑气通了,呕随之止了。如果理解为像第264条:"少阳中风,两耳无所闻,目赤,胸中满而烦者,不可吐下,吐下则悸而惊。"只有这样的呕才不能吐下?因为这个是明显的柴胡证,当然要用柴胡汤,所谓不可吐下,只要方证对应,不用其他不对应的方的意思吧?该吐下还是得吐下。

黄师:"呕多,即是少阳。"不能这么说。伤寒论言呕的条文共50多条,少阳多呕。成无己说:"半表半里证,多云呕也。"204条:"伤寒呕多,虽有阳明证,不可攻之。"如上说伤寒呕多,共有50多条条文,而大多注家认为病势趋上,所以虽有阳明证,也不宜孟浪攻之。但曹颖甫的意思是"呕多"不等于"多呕",应先治其呕,他举了三个病例:一个是腹满而"哕"的,下后呃不止,二日后死。一个是十五日不大便,终日呕吐……以其不能进药,先用吴萸三钱,煎好先服,继用大承气汤一剂愈。另一例也同法。是呕可下的活例。第一例"哕"则是胃气败。但要注意,不等于下法便是攻下,调胃承气汤、小承气汤也不算攻。如250条:"与小承气汤和之愈。"251条:"以小承气汤少少与和之……乃可攻之,宜大承气汤。"即是说,有可下的仍要下,但是掌握下的分寸,以免徒伤胃气、津液。如《金匮要略》大黄甘草汤:"食已即吐者,大黄甘草汤主之。"我也曾用此方治过一例不完全性肠梗阻,便通呕便止。

何莉娜:关于鉴别呕:

1.第377条四逆汤的呕,未见过,您认为是否似传染病之类?

2. 第378条:"干呕,吐涎沫,头痛者,吴茱萸汤主之"。第243条:"食谷欲呕,属阳明也,吴茱萸汤主之。得汤反剧者,属上焦也"。第309条:"少阴病,吐利,手足逆冷,烦躁欲死者,吴茱萸汤主之。"一条在厥阴,一条在阳明,一条在少阴。其实讲的都是同一种呕,吴茱萸汤的呕,对吧?

3.呕而发热都不一定是小柴胡汤、大柴胡汤,《伤寒论》中呕和发热并见的还有真武汤,所以也可能是真武汤证,对吧?

黄师:关于呕的鉴别,如上说,伤寒论关于呕吐的条文共50多条,涉及三阳、三阴各篇。各证鉴别,难一一尽述。病机总不外乎胃气上逆。具体治法也是和胃止呕为主,如半夏、生姜、吴茱萸等,结合各病情施治。

四逆汤之呕,是否传染病很难说。如霍乱便是传染病。

各条吴茱萸汤当然都是一样寒邪犯胃。

呕而发热以大、小柴胡为主。真武汤之热多是微热,不会如大小柴胡之热,呕是或然证,未必与发热同见。

何莉娜:《伤寒论》关于小柴胡汤的有潮热的条文有三条,我们的丑夜发热案,您曾提及,日晡潮热的只有柴胡加芒硝汤、大承气汤、大陷胸汤三条,意思即是虽然潮热主要是承气汤,往来寒热主要是小柴胡汤,但是都不是绝对。其实所谓一证便是,也是要辩证地看,不能呕就用柴胡汤,潮热就承气汤。

黄师:何谓潮热,历来有三种诠释:①如潮涌一样,一阵一阵。②潮湿之意,伴有微汗出。③如成无己所谓:"若潮水之潮,其来不失其时。一日一发,指时而发者,谓之潮热,若日三五发者,即是发热非潮热也。潮热属阳明,必于日晡时发乃为潮热。"三种诠释可备作参考。

看论中"潮热"一词,共出现十二次,日晡所潮热仅出现三次,除104条外,还有137条、212条。其余均未说日晡所发,即未必是日晡所发,亦即其来不失其时,便可称潮热。而且208条:"其热不潮,未可与承气汤。"不要断章取义,以为潮热一定便是承气汤指征。但229条:"阳明病,发潮热,大便溏,小便自可,胸胁满不去者,小柴胡汤主之。"还有104条、231条都是小柴胡汤证。这是潮热即发作有时之意。发作有时是小柴胡汤证之特点。

何莉娜:第148条:"伤寒五六日,头汗出,微恶寒,手足冷,心下满,口不欲食,大便硬,脉细者,此为阳微结,必有表,复有里也。脉沉,亦在里也。汗出为阳微,假令纯阴结,不得复有外证,悉入在里,此为半在里半在外也。脉虽沉紧,不得为少阴病,所以然者,阴不得有汗,今头汗出,故知非少阴也,可与小柴胡汤。设不了了者,得屎而解。"此处就是半表半里的出处? 我曾经问过您关于半表半里,不过还是不明白。

黄师:半表半里一词,仲景原文并无表述,是成无己的做词。原文只有这第148条:"半在里半在外。"郝万山也认为不知是否成无己按此条为根据指少阳为半表半里。"半在里半在外"概念应是不同于"半表半里"的,"半表半里"是:不是表也不是里。而仲景意思是既有表证又有里证。所以仲景又说:"必有表,复有里。"

自成氏之后,所有人包括近现代的中医教科书几乎无不用半表半里一词表达小柴胡汤或少阳病的机理。

关于这个问题李心机所论甚详。他直截了当地说:"把'半表半里'说成是张仲景《伤寒论》的内容,是谬误流传。"又说:"成无己的所谓'邪气在表里之间,谓之半表半里',实际上是他的'传经'臆说的产物。"并说:"把'半表半里'说成来源于《伤寒论》,从而把成无己的东西强加给张仲景。"成无己"半表半里"的表达在他的《注解伤寒论》中至少出现了十九次之多。可见成氏对自己之创,引以自鸣。

何莉娜：您说,小柴胡汤左右逢源,表里上下寒热进退自如,对吧?您认为96条"往来寒热,胸胁苦满,默默不欲饮食,心烦喜呕"四个证为主干,下面各条的不同表述是上述四证的细化。加上少阳病的口苦、咽干、目眩、两耳无所闻,以及白苔、颈项强,产后篇、劳复、经水适来等情况,就是小柴胡汤的方证。说明要掌握小柴胡汤的主要的方证,但是也要知道"但见一证便是",知常达变,才能左右逢源,表里上下寒热进退自如,对吧?

黄师：小柴胡汤左右逢源,表里上下寒热进退自如,和对96条的理解,实际上是其他20条围绕此条去理解。

五、半夏厚朴汤

何莉娜：您为何以半夏厚朴汤合泽泻汤治疗小儿增殖腺肥大睡眠呼吸暂停,不用葛根汤?

黄师：关于半夏厚朴汤合泽泻汤治鼻鼾,睡眠窒息,应从何说起?

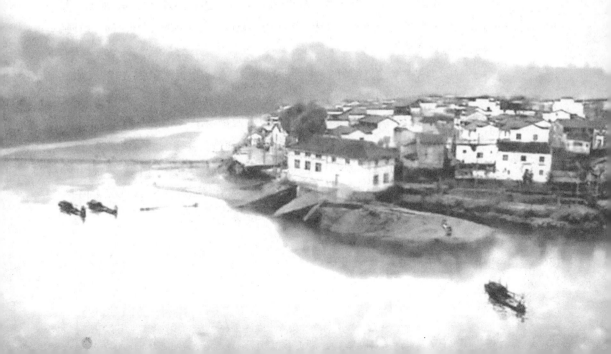

1.泽泻汤治心下有支饮，其人苦冒眩，何谓支饮？"咳逆倚息，短气不得卧，其形如肿，谓之支饮。"睡眠呼吸暂停综合征(不得卧)，悬雍垂、鼻道、鼻甲等肥厚(其形如肿)，此证病人多肥胖(其形如肿)。

2.咽中如有炙脔(咽中贴贴，咳之不出，咽之不下)后世解作痰气郁结，喉部的病变。当然，此种解释，方证对应，似有点牵强，但也会取效，我试了两个，何某的外孙服了一段时期药，至今半年多未再发啦。另一个是澳洲回来的病人，有所改善。

就如甘草泻心汤日本人治精神病。又如那天我说的南海一孕妇，羊水过多，用肾着汤。其人身重，腹中如带五千钱，不就是怀孕腹过大，胎儿过长？该患者是妊娠糖尿病，羊水过多，口不渴，尿频，算不算"其人身重，腰中冷，如坐水中，形如水状，口不渴，小便自利……腹重如带五千钱"？《内经》曰："妇人身重，九月而瘖。"身重就是有孕。(当然仲景所说的身重，未必与《内经》同)上述自知有点牵强，仅供参考。

3.猪肤汤、桔梗汤、甘草汤、半夏散及汤、苦酒汤等均为咽喉方，可细心比较之。后两方均以半夏为主。半夏仲景都是生用，只注一洗字，即把半夏滑潺的洗去便用，对局部黏膜有刺激作用，故仲景之用量、用法也很讲究，可见半夏散及汤、苦酒汤所治不是一般的咽痛，不宜轻易用之。同时与桂枝同用，为寒证可知(桂枝下咽，阳盛则毙)。

而半夏厚朴汤为"咽中如有炙脔"。不是如上述后两方之咽痛。加上是煎剂，现代又把半夏制到药性全无。故我用半夏厚朴汤治咽痛、咽炎时必合甘桔汤、诃黎勒散。

4.又，以半夏为主的方如大半夏汤、小半夏汤、干姜半夏散等，均以治呕为主，而不治咽喉，很多方都以小半夏汤为基础，如小柴胡汤、小青龙汤、苓甘五味姜辛夏仁汤等，你可以比较一下半夏散及汤与小半夏汤的不同。主要是前者是散剂，要少少(含)咽之，可见是咽喉局部治疗为主。而后者是汤剂，配生姜，故以呕为主。大半夏汤之量大，配以蜜，煎煮法也奇特。所治之呕料非一般之呕。顺便一提，曹颖甫说，他用过小半夏汤治呕无效。主要是现在的半夏炮制到"本性全失"，"欲其立止呕吐，岂可得哉"。

篇后记:我从广州中医药大学毕业屈指已经几年,但虽读到硕士之后,对中医的认识几乎还未入门,课堂所学与临床应用之间的困惑常让人难拾信心。机缘巧合,得遇黄师后并有幸成为其门下弟子,兴奋之余心中又不免忐忑。自开始潜心研读《伤寒论》,并跟随黄师出诊、录方。其提倡的"方证对应",真正使我如拨云见日、茅塞顿开。在黄师的教导解惑之下,对经方学习兴趣日浓,并渐有感悟。常电讯讨教于黄师至彻夜,自得其乐。确如黄师所言"今是而昨非"。黄师博学中医,自专攻仲景之学后,临床疗效突显,我常侍诊在侧,未尝不慨然叹其才秀也。黄师常教导吾辈"仲景书必跳出旁门可读,犹乎段师琵琶,须不近乐器十年乃可授,防其先入为主也。"(《读过伤寒论·序》语)我自感经方学习之路虽漫漫,但终有所向,真乃此生快慰之事也。

——弟子何莉娜

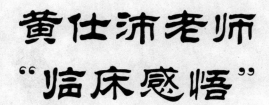

黄仕沛老师
"临床感悟"

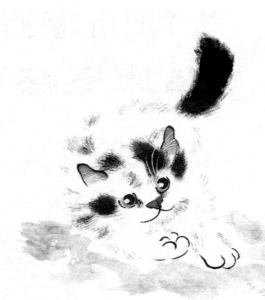

炙甘草汤的临床感悟：走出教材的"条条框框"

黄仕沛

炙甘草汤三见于仲景之书，又名复脉汤。顾其名思其义，可治脉结代可知。是一首治疗心律失常之方剂，临床上不论是功能性的或是器质性的均可用之。曹颖甫用本方深有体会，他说："脉结代，心动悸，炙甘草汤主之。此仲景先师之法，不可更变也。"可谓一语中的。仲景治悸有多方，但脉结代而又心动悸者，此无可替代之方也。《经方实验录》中共载有三案，如唐君案："素有心脏病，每年买舟到香港，就诊于名医陈伯坛先生，先生用经方，药量特重，如桂枝、生姜之属动以两计。大锅煎熬，药味奇辣，而唐君服之，疾辄良已。今冬心悸，脉结代又发，师与炙甘草汤，服至三五剂，心悸愈，结代渐稀……"深感粤沪两位经方大家，解读《伤寒论》虽各有见地，然审证用药则一也。是以曹氏曰："此仲景先师之法，不可更变也。"可见方证对应是临床之不二法门。曹氏门人姜佐景曰："余用本方，无虑百数十次，未有不效者。"

吾用此方治愈者不胜枚举。如一音乐制作人冯某，因患心脏预激综合征，每偶激动或惊吓，或动作过大即发，心率超出一百次，医院建议做消融术治疗，以炙甘草汤坚持服用三个多月，现已四年未再复发。又一亲戚，电脑工程师李某，患心房纤维震颤并发脑梗，双眼视野变窄，经西医治疗后，脑梗症状有所改善，房纤仍常发作。以炙甘草汤连服三个月，后每月服七八剂。坚持三年多，房纤未见再发。

此方乃养心阴、温心阳、益心气、补心血。姜佐景谓："盖本方有七分阴药，三分阳药，阴药为体，阳药为用。"

原方：炙甘草四两，桂枝、生姜各三两，麦门冬半升，麻仁半升，人参、阿胶各二两，大枣三十枚，生地黄一斤。

上九味，以清酒七升，水八升，先煮八味，取三升，去滓，内胶烊消尽，温服一升，日三服。

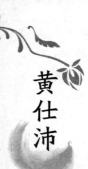

此方可以说是桂枝汤的衍化方。即桂枝去芍药汤,更加人参、生地黄、麦冬、阿胶、麻仁,连同清酒合共十味,在仲景方中堪称大方。动静结合,阴阳兼备,结构严谨,面面俱到,剂量特重,用宏效彰,用得恰当,每收奇效。临床应用时,如非明显真阴亏竭之象,无须去参、桂、姜、枣。如炙甘草汤案中之卢案,即后世之加减复脉汤是也。

此方尤应着眼的是生地黄、炙甘草、桂枝、清酒四药。汉代未有熟地黄,仲景书中所载干地黄,应是现今之生地黄,如肾气丸、胶艾汤等,而所载生地黄,应是现今之鲜生地,如炙甘草汤、百合地黄汤、防己地黄汤等。鲜生地难觅,唯以生地代之。本方虽以炙甘草为名,但方中生地黄(鲜生地)重用达一斤。故本方应以生地黄为主药。(防己地黄汤为二斤,绞汁。百合地黄汤用生地黄汁一升,按一升约今200ml,需多少鲜地黄方能榨取?有待考证)按柯雪帆氏考证,汉之一两约折合现今15.6g计,一斤相当于现今之249.6g。日三服,每服亦为83.2g。常用量是30~90g。

炙甘草之用量亦为仲景方中用甘草之重者,仲景方用甘草多为二三两,本方与芍药甘草汤、甘草干姜汤等均为四两,其养液之功亦不可忽视。

大枣用量三十枚,亦为众方之首。仲景当归四逆汤用二十五枚,桂枝汤等方多用十二枚,曾称量过十二枚大枣约50g,三十枚则约为125g矣。

桂枝则为仲景治悸之要药,乃本方不可缺少之品。本方为桂枝去芍药汤衍化而来。《伤寒论》第21条:"太阳病下之后,脉促胸满者,桂枝去芍药汤主之。"促脉者,数而时止也,胸满者即含悸之意。刘渡舟认为:"在临床上,对胸闷、心悸、咳逆等证,凡属阴寒邪盛,胸阳不振者,用桂枝去芍药汤或再加附子颇有疗效。"可见炙甘草汤为桂枝去芍药汤加味在情在理。后世加减复脉汤为本方去参、桂、枣、姜,并加芍药。或再加味而成一甲、二甲、三甲复脉及救逆汤、大定风珠等。作为纯养阴液尚可。要治"心中震震"、"脉细促,心中憺憺大动,甚则心中痛",无异痴人说梦,徒有"复脉"之名,而无"复脉"之实矣!仲景以复脉汤治心动悸已考虑阴液不足,故方中配以大队养液之品。设若阳虚、水气等悸,自会配以附子、茯苓等。如桂枝去芍药加附子汤、真武汤、五苓散、苓桂术甘汤等。姜佐景曰:"若疑生地为厚腻,桂枝为大热,因而不敢重用,斯不足与谈经方矣。"

本方水酒同煎是仲师首创之煎煮法,不可忽视。论中曰:"上九味,以清酒

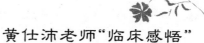

七升,水八升,先煮八味,取三升,去滓,内胶烊消尽,温服一升,日三服。"按历代注家均谓:"清酒通经"。柯韵伯则曰:"清酒引之上行"。但细观仲师之地黄方,如胶艾汤亦与酒同煎,然胶艾汤乃止血方,无须通经,更无须引药上行,可见伤寒注家常落臆解俗套,非仲景原意也。试想药与酒同煎,汤成则酒味俱挥发殆尽,何以通经、上行?近人解释此方用酒同煎是起"溶媒"作用,有利于地黄、麦冬等有效成分析出,应为仲师本意也。清酒注家多谓酒之清者,酒之浊者为白酒,故清酒应属黄酒,如花雕之类,汉时未有蒸馏酒,故不应用高粱酒之类。按近人刘渡舟谓:"一升合198.1毫升",柯雪帆则谓:"一升合200毫升",本人曾测量过,普通饭碗一碗水约为175ml。本方以清酒七升,即约1400ml,差不多3斤矣,水八升即约1600ml,约十碗水。煎成三升(600ml)。姜佐景谓:"吾师生之用本汤,每不用酒,亦效。"大多医者认为不用酒,效果较差,我等观察亦然。故病重者大多加酒。

临床常用本方剂量:生地30～90g、炙甘草15～30g、党参30g(病重者用高丽参10～15g)、大枣15～30g、阿胶15g、麦冬15～30g、麻仁30g(可改用枣仁或柏子仁15～24g)、桂枝10～30g(病重者曾用45g)、生姜10～15g。常以六到十碗水,煎至三碗,再加入花雕酒250～500ml(半支到一支),煎成一碗,去药渣,加入已预先烊化的阿胶,此时药液颇稠厚。再以水四碗复渣再煎,日服两次。

《伤寒论》第178条:"伤寒,脉结代,心动悸",仅八个字已道出本方方证。第179条:"脉按之来缓,时一止,复来者,名曰结,又脉来动而中止,更来小数,中有还者反动,名曰结,阴也。脉来动而中止,不能自还,因而复动者,名曰代,阴也,得此脉者,必难治。"是进一步描述结代脉的脉象,并且指出代脉为难治。仲景书中言难治者除本方及麻黄升麻汤、四逆汤、硝石矾石散外,多不载方。可能心律不齐包括器质性和功能性者,器质性者当然难治。姜佐景谓:"其证以心动悸为主,若见脉结代,则其证为重,宜加重药量。"

本方乃滋阴养液、温阳益气之方,可以说是补益之重剂,除"脉结代,心动悸"之外。《金匮要略·虚劳篇》:"虚劳不足,汗出而闷,脉结悸。"为另一组症状。而《肺痿篇》:"肺痿涎唾多,心中温温液液者。"又为另一组症状。临床上总以体倦消瘦,面色憔悴等虚羸见症为征,舌淡或光亮无苔,脉也可见细弱,代脉则更重,预后当更差。基于此,我常以此方治疗肿瘤化疗后、大病后身体虚赢者。更从仲景用鲜地黄如本方之心动悸,百合地黄汤之百合病,防己地黄汤之如狂状、妄行、独语不休,悟出用鲜地黄方多可治心神之证。常以此方治抑郁证之有心悸者。

本方生地、麦冬、麻仁均可致泄泻,如果便溏易于腹泻者可去麻仁,生地减量。曾治一心动过速者服用本方则泻下如水样,日四五次,无奈只好去麻仁、生地,改用茯苓,亦效。话虽如此,《经方实验录》载曹颖甫与其学生章次公同诊一病下利,脉结代,章次公力排众议,以炙甘草汤除去麻仁而收效,又不以下利为忌也。

经方辨治"精神抑郁症"面面观

黄仕沛

精神抑郁症、焦虑症的发病率有逐年上升的趋势。此外,各种慢性疾病的过程中也常伴随有抑郁症、焦虑症的发生。抑郁症是一种最普通的精神疾病。世界卫生组织的公告显示,抑郁症目前已位居世界十大疾病之四。预计到2020年将跃至第二,排在心肌梗死之后,癌症之前。据美国2003年的调查,难治性抑郁症带来的经济负担相当于心血管疾病、癌症等。

抗抑郁药有明显的副作用,而且抗抑郁药只是对那些病情极为严重的抑郁症患者有效。近年来,中医治疗抑郁症的临床报导不少,探讨中西医结合治疗本病显示是一个乐观的途径,能减少西药的用量,降低副反应的发生率,且在胁肋胀痛、腰酸背痛等躯体症状和睡眠障碍的改善上优于西药。因此,中医药治疗抑郁症有其一定优势,在社区卫生服务工作中能发挥其简、便、廉、验、副作用少的作用,应该努力发掘。

《伤寒论》、《金匮要略》有关精神症状及类似抑郁症的描述

抑郁症的临床表现是复杂多变的,既有精神障碍,又有躯体功能障碍,其核心症状包括:①抑郁心境;②兴趣丧失;③精力减退;④自我评价低;⑤精神运动迟滞;⑥自杀观念和行为;⑦昼夜节律改变;⑧睡眠障碍;⑨食欲下降和

性欲减退。

　　伴随着核心症状出现还有一系列躯体症状，这些症状在不同的患者中表现不一，有些患者可能并不发生，但有些患者可能很严重，甚至掩盖了核心症状，成为患者就诊的主诉。有调查显示，60%以上的患者以这些症状为第一主诉来就诊的，称之为周边症状，包括：①消化系统症状；②心血管系统症状；③泌尿系统症状；④神经系统症状；⑤呼吸系统症状；⑥生殖系统症状；⑦身体各部位的疼痛。

　　从中医的角度看抑郁症既是情志的疾患，也涉及五脏六腑、气血阴阳，症状表现千变万化，就以《伤寒论》、《金匮要略》的记载看，仲景已从多个章节中表述了此病的辨治。

　　1.百合病：《金匮要略》有"辨百合病脉证并治"专篇，概括了百合病的精神、饮食、睡眠、行为、语言、感觉的失调，与抑郁症的主要症状颇为相似。

　　同时也论述了百合病的治疗原则，并且制定了百合地黄汤、百合知母汤为代表的六首方剂。

　　2.《金匮要略》中奔豚气、惊悸、脏躁、梅核气、肝着等均类似抑郁症。

　　3.散在于仲景书各章节中有关的精神症状。

　　此类症状有类似现代医学各种急慢性疾病合并的抑郁症状，也有的是抑郁症的躯体症状。

　　（1）胸腹部有明显上冲感、搏动感，如气上冲、心下悸、脐下悸、心动悸、奔豚、脐上筑等不同的描述。

　　《伤寒论》中此类症状涉及的条文有二十多条，方剂近二十首。

　　（2）另一类自觉心中烦乱、坐卧不安、失眠、睡眠障碍等精神情绪的表现，如：烦、烦躁、躁烦、怵惕、懊侬、心烦喜呕、虚烦不得眠、郁郁微烦、心中烦不得卧、谵语等。

　　《伤寒论》中对"烦"此类症状，描述更广，所及范围更大，其中抑郁症常见的如：桂枝甘草龙骨牡蛎汤证、栀子豉汤证、黄连阿胶汤证、柴胡加龙骨牡蛎汤证。

　　（3）类似现代医学的"有精神病性症状的抑郁症"或"重性抑郁发作"有幻觉、幻听、妄想、紧张综合征等精神病性症状的描述，例如：如有神灵（百合病）、象如神灵（脏躁）、独语如见鬼状（大承气汤证，212条）、妄行、独语不休

（防己地黄汤证）、喜忘（抵当汤，237条）、其人发狂（桃核承气汤，106条，抵当汤，124条）、惊狂（救逆汤）。

（4）抑郁症常伴消化系统症状和躯体障碍症状如：下利、腹痛、支节烦痛、一身尽重、不可转侧、眩晕、肢麻等。如：四逆散证，临床所见，紧张型体质的人，往往遇事手足冰凉，手心汗多，所谓"四逆"。条文中的"或然证"："或咳、或悸、或小便不利、或腹中痛或泄利下重"可以认为都是神经精神症状。

经方治疗精神病抑郁症

综观上述方证涉及精神抑郁症状的不下三四十条。临床除辨证论治外，如何执简驭繁，是很有必要的，本人在临床上以炙甘草汤和柴胡加龙骨牡蛎汤为主加减进退治疗精神抑郁症取得一定疗效，且以此两方为纲，仲景辨证用药可窥一二矣。临床上谨守病机，各司其属，随证治之。

炙甘草汤

此方原治"伤寒脉结代，心动悸"，现代临床多以之治各种原因的心律失常，疗效甚佳，《经方实验录》经方大师曹颖甫的学生姜佐景说："余用本方，无虑百数十次未有不效者，其证以心动悸为主。"兹从本方的组成看本方的功效，组成：生地、麦冬、人参、阿胶、麻仁、桂枝、炙甘草、大枣、生姜九味。

1.临床用本方应以"心悸"为主证。如果只是阴虚舌红无苔，失眠不寐，心悸不明显者，可减去温壮心阳之参、桂、大枣、生姜，加上白芍（即加减复脉汤），加重镇药龙、牡等，养心安神之百合、知母、酸枣仁、柏子仁、五味子等。

从本方可以得知，桂枝为治"悸"、"气上冲"之要药，临床上如阴血不虚还可用苓桂剂：如苓桂甘枣、苓桂味甘、苓桂术甘，各方各有侧重点。

又应从桂枝加龙牡各方以互证。（桂枝甘草龙骨牡蛎汤、桂枝去芍药加蜀漆龙牡救逆汤、桂枝加龙骨牡蛎汤、小建中汤）

2.本方以炙甘草为名实则重用生地。仲景方用地黄有两种，生地黄即鲜生地，多取汁用，如防己地黄汤用生地黄二斤绞汁，百合地黄汤用生地黄汁一升，本方用生地一斤（入煎剂），其余方如胶艾汤（六两）、《千金》内补当归建中汤（六两）、肾气丸（八两），都是用干地黄。《神农本草经》载本品："填骨髓，长肌肉"。经方中用地黄共十首方，其中三方用生地黄（鲜地黄），而三首方都有"神"方面的症状，可知地黄是滋阴补液、养心安神的药。

3.本方的另一组成部分为桂枝、炙甘草、生姜、大枣，即桂枝汤去芍药。桂枝汤治什么？后世谓调和营卫。桂枝汤的治症非常广泛,也称为仲景群方之魁,但有一个症应注意的,第15条:"太阳病下之后,其气上冲者,可与桂枝汤。""气上冲"前曾述及是胸腹脐下一种上冲感、搏动感,与"悸"是有密切关系的,而经方中涉及"悸"、"气上冲"等最基本的方证是哪一首?是桂枝甘草汤(64条):"发汗过多,其人叉手自冒心,心下悸,欲得按者,桂枝甘草汤主之。"本条原意是桂枝可消除麻黄导致心悸的副作用。原文显然是大量用麻黄后出现的副作用,因此用桂枝甘草汤以消除其弊。由此观之,桂枝配麻黄并非协同作用,而是监制作用了。

通观仲景方用麻黄者共约三十首,约一半与桂枝合用。关键是桂枝可治悸,用麻黄而又怕出现心悸则加入桂枝。

桂枝既可减少麻黄致心下悸的作用,因此经方多用桂枝治"悸"。桂枝甘草为治"悸"的基础方,可能是"悸"的最轻症,也是桂枝汤的基本组成。

仲景有"悸"的方证中,除奔豚汤和小柴胡汤无用桂枝外,所有方都用桂枝、甘草,如苓桂甘枣汤、苓桂术甘汤、茯苓甘草汤(苓桂甘姜汤)、桂枝加桂汤等;如果是奔豚(较重症),桂枝用五两,此方后更明言:"今加桂满五两,所以加桂者,以能泄奔豚气也。"

另一角度看,本方用"桂枝去芍药汤"又是苓桂甘枣汤与茯苓甘草汤的合方,为什么去芍药?《伤寒论》第21条:"太阳病,下之后,脉促胸满者,桂枝去芍药汤主之。""胸满"(闷)与"悸"有时是一个自觉症状的两个不同的描述,有一定关联。此处胸满,后世解释为"误下后,胸阳受损,表证未解","用芍药酸敛阴寒,非胸阳郁遏所宜。"不管如何理解,仲景于胸满、心悸是甚少用芍药的,炙甘草正是在桂枝去芍药汤的基础上变化过来的。

而治"伤寒脉浮,医以火迫劫之,亡阳必惊狂,卧起不安者,桂枝去芍药加蜀漆牡蛎龙骨救逆汤主之。"(112条)亦是发汗损伤心阳,故去芍药。

此外,如小柴胡汤、四逆散只是因腹痛才加芍药,柴胡桂枝干姜汤、柴胡加龙骨牡蛎汤证有"胸满"都不用芍药。

柴胡桂枝汤有芍药,虽是小柴胡汤证,但条文上没有"胸满"的;146条:"伤寒六七日,发热微恶寒,支节烦疼,微呕,心下支结,外证未去者,柴胡桂枝汤主之。"

"治心腹卒中痛者"。《金匮要略·腹满寒疝宿食病脉证治》大柴胡汤有芍药，但第103、136、165条及腹满篇条文均无胸满，只有"按之心下满痛。"

桂枝去桂加茯苓白术汤也有"心下满微痛"，仍用芍药，如第28条："服桂枝汤或下之，仍头项强痛，翕翕发热，无汗，心下满微痛，小便不利者，桂枝去桂加茯苓白术汤主之。"用芍药是"心下满"而不是"胸满"，"心下"即胃的范围，此方又即真武汤去附子加大枣、炙甘草，都是水气，都有小便不利，可与真武汤互看。

在此我要说的是胸满、心悸一般不用芍药。

炙甘草汤余下的组成：麦冬、阿胶、人参、麻仁是滋阴养液之品。

柴胡加龙骨牡蛎汤

第107条："伤寒八九日，下之，胸满烦惊，小便不利，谵语，一身尽重，不可转侧者……"组成：柴胡四两，黄芩一两半，半夏二合半，人参一两半，大枣六个，生姜一两半，大黄二两，茯苓一两半，桂枝一两半，龙骨、牡蛎各一两半，铅丹一两半。临床可见，抑郁症的诸多症状见于本方证，现代临床多以此方治抑郁症，效果很好。

1.本方以小柴胡汤为基础，小柴胡汤主治：第96条"伤寒五六日中风，往来寒热，胸胁苦满，默默不欲饮食，心烦喜呕，或胸中烦而不呕，或渴，或腹中痛，或胁下痞鞕，或心下悸、小便不利，或不渴、身有微热，或咳者，"107条"胸满烦"，正好是小柴胡的主证，故以本方为基础。

2.本方除小柴胡汤（去炙甘草）外，尚有用大黄，另一角度可视为大柴胡汤证。第103条："太阳病……柴胡证仍在者，先与小柴胡。呕不止，心下急，郁郁微烦者，为未解也，与大柴胡汤，下之则愈。"第136条："伤寒十余日，热结在里，复往来寒热者，与大柴胡汤。"可知大柴胡汤为有柴胡证又复有上证，为少阳两解之法。（吴谦语）

大柴胡汤"心下急"故加白芍。"热结在里"故加枳实、大黄。而现看又非全是大柴胡汤证，属实证之不甚者，故不用枳实，而白芍总非"胸满"所宜（前已述及），也去之，仅剩大黄。大黄的主治证很多，其中一点"除烦热"是本方证所侧重的，抑郁证患者，常有面部烘热，胸中烦热，烦的发展引申尚可为如狂、谵语等，也是大黄之适应证。《金匮要略·痰饮咳嗽病脉证治》苓甘五味加姜辛夏仁大黄汤："若面热如醉，此为胃热上冲熏其面，加大黄以利之。"可作佐证。

《伤寒论》热结膀胱、热入血室、蓄血证等均有"发狂"、"如狂"之证，阳明腑实之发狂谵语也用大黄,所以狂躁型的精神病,可考虑以活血下瘀之法。上海姜春华、徐声汉等20世纪70年代曾把活血化瘀药逐步筛选,精简药味,制订一方"达营汤"(莪术60g、三棱60g、赤芍30g、生大黄30g),治疗周期性精神病44例,有效40例(90.9%),无效4例,我用之于临床,也颇理想,也不局限于周期性精神病。

3.茯苓、桂枝:如上所述,仲景以"悸"、"惊"、"气上冲"每用苓桂剂,本证"惊"正是此意。

4.龙、牡、铅丹的用法很明显就是重镇安神。仲景方中如桂枝甘草龙骨牡蛎汤、桂枝加龙牡汤、桂枝去芍加蜀漆龙牡救逆汤、风引汤等都是用作镇惊。铅丹有毒可改用磁石。本方也可视作乃小柴胡汤与桂枝去芍药加蜀漆龙牡救逆汤或桂甘龙牡汤的合方。

5.本方分量仅小柴胡汤的一半,可视为病情稳定后减量以调之。

6.柴胡加龙牡汤证尚有"小便不利"、"一身尽重,不可转侧"。"小便不利"可视作小便频急,紧张型的人往往多见。"一身尽重,不可转侧"可视为精神疲惫,反应迟钝,甚至木僵型精神症状。

7.四逆散也是柴胡剂。第318条:"少阴病,四逆,其人或咳,或悸,或小便不利,或腹中痛,或泄利下重者,四逆散主之。"本证前面已述及,其实所有症状均是精神症状。

本方芍药、甘草为芍药甘草汤,芍药、枳实则为枳实芍药散,经方中芍药是治"急痛"的要药,凡"脚挛急"、"腹中急痛"、"虚劳里急"、"腹满时痛"都用芍药。如芍药甘草汤(四两)、小建中汤(六两)、桂枝加芍药汤(三两)均重用芍药。小柴胡汤有胸满,但腹痛者尚加芍药。"妇人腹中诸疾痛,当归芍药散主之",所以曰"缓急止痛"。后世痛泻要方可治肠应激综合征、慢性结肠炎等,深得仲景要旨(芍药、陈皮、白术、防风)。原名"白术芍药散",张景岳引用刘草窗方时称之为"治痛泻之要方",故有今名。芍药尚有通便的作用,第279条:"本太阳病,医反下之,因而腹满时痛者,属太阴也,桂枝加芍药汤主之;大实痛者,桂枝加大黄汤主之。"桂枝加芍药汤、桂枝加大黄汤之后一条,第280条:"太阴为病,脉弱,其人续自便利。设当行大黄芍药者,宜减之,以其人胃气弱,易动故也。"可证芍药可通便,但要大量用。

枳实芍药散:是仲景用芍药的另一首基础方,治"产后腹痛、烦满不得卧"

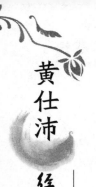

（本方如加桔梗便是"排脓散"，故本方后曰："并主排脓"），有理气行滞的作用。三者与柴胡结合，即是四逆散，既有柴胡剂的作用，又有理气行滞、缓急的作用，不失为一首好方，近人有合半夏厚朴汤称为"八味解郁汤"，治抑郁症、更年期综合征等，见胸闷不舒、郁郁不乐、食欲不振，服后普遍感到心情舒畅，饮食睡眠均有改善。

总之辨治精神抑郁症，其重点抓住两端，一为炙甘草汤，一为柴胡加龙牡汤。

前者为阴阳气血俱虚，以悸为切入点，辐射到气上冲、脐下悸、心下悸、心动悸、惊恐不得眠、不得卧、虚烦等证，方剂涉及范围又分阴虚、阳虚两条脉络，辐射到各方。阳虚者方如：桂枝甘草汤、桂枝汤、桂枝加桂汤、苓桂甘枣汤、苓桂术甘汤、苓桂味甘汤、小建中汤、桂枝甘草龙牡汤、桂枝去芍药加蜀漆龙牡救逆汤、桂枝加龙牡汤等。另一脉络，阴虚者：以生地养阴之剂为切入点，辐射到百合地黄汤、防己地黄汤、甘麦大枣汤、酸枣仁汤、黄连阿胶汤等。

后者以气郁为主，以"胸胁苦满"为切入点，辐射到心烦、懊恼、谵语等，以柴胡加龙牡汤为主，涉及大小柴胡汤、四逆散、救逆汤、桂甘龙牡汤、半夏厚朴汤、旋覆花汤、旋覆代赭汤、栀子豉汤以至祛瘀等方。

精神抑郁症之经方辨治，大概思过半矣。所以戴元礼《推求师意》在论述郁病治法时说："大抵须得仲景治法之要，各守其经气而勿违。"

病例一：

倪某，男性，42 岁。装修工程公司老板，近日家变，生意又逢金融海啸，急转直下，两月来心悸怔忡，辗转中西医院，反复检查，未发现问题，自觉心悸不安，终疑自己是心脏病，经人介绍 2008 年 11 月 5 日来诊，患者自诉彷徨不可终日，气短乏力，失眠，心悸胸闷，脉细数。

炙甘草汤加味：

生龙牡各 30g（先煎）、生地 45g、麦冬 24g、五味子 15g、阿胶 15g（烊）、党参 30g、桂枝 12g、大枣 15g、炙甘草 15g、茯苓 24g。

3 剂，以水七碗，煎至三碗加绍兴花雕酒半瓶，再煎至一碗，去滓，纳阿胶，更以清水三碗复渣再煎至一碗，日服两次。

11 月 8 日复诊，自诉心悸已除，精神爽，唯仍有焦虑感，夜寐不安。上方去大枣加枣仁24g,4剂,煎服法如前。

11月13日复诊云,前日往精神病院诊治,医生开赛乐特及黛力新,但服后腓肠肌痉挛,自停西药,希望寄予中药。

生龙牡各30g(先煎)、白芍30g、生地30g、麦冬24g、阿胶15g(烊)、枣仁24g、柏子仁15g、党参30g、大枣15g、桂枝15g、炙甘草24g。7剂,煎服如前法。

11月20日复诊,诸症若失,仍有间断性失眠,嘱继续守法调治,煎药可不放酒。

病例二:

姜某,女性,51岁。10月7日来诊,体形清瘦,焦虑,易怒,常觉胸满,乳房胀痛,胃脘胀,食欲不振,心烦,每于生气时症状加重,小便频,背痛,面部烘热,舌苔稍厚。

此柴胡加龙牡汤证也。

生龙牡各30g(先煎)、柴胡24g、茯苓24g、法夏24g、黄芩15g、桂枝6g、大枣12g、磁石30g(先煎)、大黄3g、党参30g。7剂。

复诊,胸闷已除,心情舒畅,已能打麻将,仍背痛,上方加葛根30g。7剂。

自后症情稳定,背痛加葛根,胃脘满加厚朴,夜汗加五味子,继续调治。

白虎汤"四大证"质疑

黄仕沛

据我行医40余年,尚未见过典型的所谓白虎汤"四大证"悉具者。临床事实是"四大证"之大热、大汗是不可能同时并见的。白虎汤证究竟有否身大热?白虎汤到底能否治身大热?本文特提出对白虎汤作重新的审视。对所谓的白虎汤"四大证"提出质疑,以就正于同道。

一、关于"四大证"问题

白虎汤"四大证",肯定不是《伤寒论》固有的,查《温病条辨》也没有提出

"四大证"。《温病条辨》说:"太阴温病,脉浮洪,舌黄,渴甚,大汗,面赤,恶热者,辛凉重剂,白虎汤主之。"而近现代的教科书,无不以"四大证"作为白虎汤的使用标准。如全国中医学院校教材《方剂学》(第6版)白虎汤方解中指出:"本方适应证一般以四大(即大热、大汗、大渴、脉洪大)典型症状为依据。"《温病学》(第6版)在风温病热炽阳明证中说:"壮热、汗大出、渴饮、脉大,为阳明热炽的四大主症。"而事实上,白虎汤证自《温病条辨》提出"四禁"之后,很多医家都曾经从不同角度对白虎汤的使用提出过质疑。而"四大证"的提出,又似乎把白虎汤的使用依据"权威化"了。"四大证"的提出,据说是秦伯未[据浙江中医学院编《温病条辨白话解》,第38页:"后人(秦伯未)通过临床实践归纳为身大热,口大渴,汗大出,脉洪大的'四大证'比较简明扼要,便于初学者掌握],但该书所说,我暂未知所据。因阅秦伯未"退热十六法"一文未有提到四大证,查阅秦氏《中医入门》有提:"壮热、口渴、大汗、脉象洪大,用白虎汤。"虽有近"四大"之意,但未曾见"四大证"一词。查研究秦伯未的文章,均未言及秦氏对白虎汤证作过如此归纳。"四大证"起于何时,不得而知。但"四大证"这个归纳,确实影响甚大,至令世人无不以为白虎汤是为"大热"(高热)而设的。仲景的原意反而被淡化了。

1.大热。从《伤寒论》可知,"大热"是指症状而言,并非病机。第12条:"病人身大热,反欲得近衣者,热在皮肤,寒在骨髓也。"《伤寒论》中第61条、63条、110条、136条、162条、169条、269条等都提到"无大热"。而大热又显然与微热相对而言。如《伤寒论》第30条、96条、242条、252条、360条、361条、366条、377条等都提到"微热"。大热、微热都是指体温的高低而言,并非指病机。"大热"后世更衍变成"壮热"。而如此浅白的症状描述,何以仲景在白虎汤条文中却没有明确标出?反而在白虎加人参汤证标明"无大热"?如第169条曰:"伤寒无大热,口燥渴,心烦,背恶寒者,白虎加人参汤主之。"而白虎汤证共计三条,也没有标明"大热",甚至没有说发热(219条),

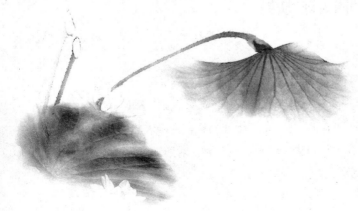

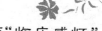

"热"是有的,但指的是病机。如表有热(176条)、里有热(350条)。所以,后人归纳白虎汤证"四大证"中之"大热"(壮热)是没依据的。

2.大汗。所谓"四大证"之另一症状为"大汗"。《伤寒论》中对"汗"的描述包括:自汗、漐漐汗出、小汗(23条)、大汗、微汗、盗汗、汗出濈濈然、濈然微汗出(188条)、多汗(196条)。"大汗"当然是相对"微汗"、"小汗"而言。不过《伤寒论》中"大汗"往往是指强发其后的后果,论中指出大汗的条文共七条,三条是四逆汤证,其余四条均是指误汗后的后果,却没有一条是白虎汤证的。那么白虎汤证的汗究竟是怎样的?白虎汤证属阳明无疑,阳明的汗是濈然汗出、自汗,也没有说大汗。什么叫濈然汗出?濈然汗出是连绵不断地出汗,可以说是多汗,但未必是大汗,如188条:"伤寒转系阳明者,其人濈然微汗出也。"

事实上,大热与大汗是不可能并见的。高热的病人,通常都没有汗出,汗出则热便随之而退(包括自身出汗和医源性的发汗)。《内经》所谓:"体若燔炭,汗出而散。"越秀区中医院曾于1983年7月至9月,正值盛暑时节,观察了100例高热病人:无汗者占89例。发热而无汗是绝大多数的。根据现代医学体温调定点的理论,热病极期,高热不会与大汗并见,体温最高时不可能出汗,汗出是热退的表现。因此,如上面讨论"大热"时,白虎汤证并无"大热"。在阳明病白虎汤证时仲景可能观察到的已经是过了高热持续期,而体温尚未完全正常的阶段。即我们常说的,热病后期,余热未尽的时期。

从另一个角度看,白虎汤或白虎加人参汤证并无大汗,只是自汗,或濈然汗出,体温开始渐渐下降,也就是在体温调定点下降后,体温尚未降到正常,机体以散热为主时的表现。

3.大渴。当体温升高,水分蒸发,以至汗出之后,口干是必然的。仍检阅白虎汤证三条条文,没有一条提及口渴。也可以说明白虎汤证发热并不高,汗出并不多,水分蒸发并不严重。而白虎加人参汤证各条:第26条、168条、169条、170条、222条,却没有一条不强调"大渴"的,甚至是"欲饮水数升者"。可见提出"四大证"的始作俑者,是把白虎汤与白虎加人参汤证混淆了。

4.脉洪大。把脉洪大视为白虎"四大证"之一,更是张冠李戴,把白虎加人参汤证的脉,弄到白虎汤证来了。第176条:"伤寒脉浮滑,此以表有热,里有寒,白虎汤主之。"第350条:"伤寒脉滑而厥者,白虎汤主之。"可见白虎汤当见脉滑或者脉浮滑,绝非脉浮洪或脉洪大。只有第26条白虎加人参汤证才是

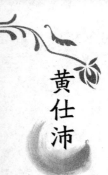

脉洪大。必须注意,《伤寒论》出现了两次脉洪大。一次是第25条:"服桂枝汤,大汗出,脉洪大者,与桂枝汤如前法;若形似疟,日再发者,汗出必解,宜桂枝二麻黄一汤。"另一次是26条:"服桂枝汤,大汗出后,大烦渴不解,脉洪大者,白虎加人参汤主之。"两条并列,是示人鉴别。两条都是服桂枝汤,大汗出后,出现脉洪大的。阅读此两条时,犹要注意一个"后"字。第25条只说:"服桂枝汤,大汗出"没有"后"字,意思就有些差别了,服桂枝汤本来是不能大汗出的,桂枝汤方后云:"不可令如水流漓,病必不除。"是将息不得法,因而桂枝汤证不除,所以仍然"与桂枝汤如前法"便可。而第26条多一个"后"字,是说明还有后续症状——除了"脉洪大外",还有"大烦渴不解",此时就不是桂枝汤证了,是白虎加人参汤证了。

脉洪大而又大烦渴不解,很可能是感染性休克前期或早期的表现。因此时高排低阻,血管扩张,有效血容量不足。近人胡连玺《伤寒一得》有类似论述:"洪大脉为血管进一步扩张,而紧张度略减,心搏出量尚充足,故脉来洪大,此为来盛。洪脉的另一特点为去衰,去衰为其去疾速,骤然陷落。此种现象多由周围血管扩张,周围阻力低下所致。这种呈高动力型循环,作高搏出量和低血管阻力之情形,为将发休克之最早征兆。由于血液疾速渗入扩张之周围血管,各脏腑灌流不足,津液不得敷布周身,故首见烦渴不解。在白虎加人参汤证中反复强调口渴,正是仲景辨证之精微处。洪脉与滑脉相较,已萌质之变化。故但见脉洪大已为白虎加人参汤证。"可见白虎加人参汤证与高排低阻型休克,也就是感染性休克相类似。

综上所述,白虎汤"四大证"的提法是不合乎临床实际的,也不是仲景的原意。大热与大汗不会并见;大渴是白虎加人参汤证。脉洪大更不是白虎汤之脉。"四大证"的提出虽是后人所为,但吴鞠通有不可推卸的责任。吴鞠通"四禁"的提出,似乎规范了白虎汤的使用,但令世人误以为白虎汤为清热之重剂,不敢越雷池半步,更缩窄了白虎汤的应用范围,致有流传"若是他人母,必用白虎汤"之笑话。

可以认为,热病极期病情发展有两种趋势:第一,自汗出、濈然汗出后,大热已退,口稍渴,脉滑。是余热未尽,是良性的趋势,可用白虎汤。第二,热后津液耗伤,且又脉滑肢厥,有效血容量不足,仍可予白虎汤清热保津。此刻当谨防休克的发生。若进一步发展,热虽退,继续大汗,大渴,严重失水,脉洪大,背恶寒,是恶性的趋势,是休克的前期。此绝非白虎汤所能力及。用白虎加人参汤,借人参之力以救津,否则很快就会出现四逆汤证,须急救回阳了。

二、关于白虎汤及其类方的使用

白虎汤虽以身热、汗出为主证,但身热而非大热,可见不一定是为热病极期而设的。方中只有石膏一味清热,配以知母等养阴之品。故实为清热保津之剂。

1.石膏的功用。白虎汤、白虎汤类方都是以石膏为主。从《伤寒论》用石膏之方或可从另一个侧面看石膏的功用。《神农本草经》载石膏:"主中风寒热,心下逆气,惊,喘,口干舌燥……"并没有指出石膏可以退大热。再看《神农本草经》对其他药功用的阐述,如黄芩直接谓:"主诸热";葛根:"主消渴,身大热";黄柏:"主五脏肠胃中结热";吉益东洞《药征》石膏曰:"《名医别录》言石膏性大寒,自后医者怖之。遂至于置而不用焉。仲景氏举白虎汤之证曰:无大热,越婢汤之证亦云,而二方主用石膏。然则仲景氏之用药,不以其性之寒热也……渴家而无热者,投之以石膏之剂,病已而未见其害也。方炎暑之时,有患大渴引饮,而渴不止者,则使其服石膏末,烦渴顿止,而不复见其害也。"可见东洞翁使用本品也是以治烦渴为切入点,并非直折大热。

《范文甫专辑》载上海已故名医范文甫治阳明之热多以白虎桂枝汤加减,以桂枝散邪退热,白虎汤清热保津。再看张锡纯,他用石膏配以阿司匹林,即"石膏阿司匹林汤":"以石膏二两,阿司匹林一瓦,先用白蔗糖冲水,送服阿司匹林,再将石膏煎汤一大碗,待周身正出汗时,乘热将石膏汤饮下三分之二,以助阿司匹林药力。迫至汗出之后,过两三点钟,犹觉有余热者,可将所余石膏汤饮下。"可见张氏认为白虎汤退热之力不强,才联合阿司匹林使用的。

2.《伤寒论》中含石膏各方不为退热而设。从仲景使用石膏的其他方剂看,石膏也不是用以退热。试看以下含石膏的方剂:

(1)用石膏半斤的各方。麻杏石甘汤、越婢汤方中皆含半斤石膏,但均为"无大热"。如63条:"发汗后,不可更行桂枝汤,汗出而喘无大热者,可与麻黄杏仁甘草石膏汤主之。"《金匮要略·水气病脉证并治》:"风水恶风,一身悉肿,脉浮不渴,续自汗出,无大热,越婢汤主之。"

(2)用石膏半斤以下的各方,如大青龙汤、小青龙加石膏汤、续命汤、风引汤等。大、小青龙加石膏都不是针对"大热"的,皆因烦躁而用之。续命汤更无"热"证,是为了使患者更能耐受温热的药物而已。

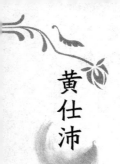

(3)用石膏一斤以上的方剂，如木防己汤，此方出自《金匮要略·痰饮》："膈间支饮，其人喘满，心下痞坚，面色黧黑，其脉沉紧，得之数十日，医吐之、下之不愈，木防己汤主之。"方用木防己、桂枝、人参、石膏四味。其中石膏十二枚，如鸡子大。此方原治支饮，近人亦以之治充血性心力衰竭，确有奇效，在此不赘。但是仲景方中用石膏最重者。鸡蛋大一枚石膏约45g，小的也不小于30g，如果十二枚便是360~540g。按一两即15.6g计，白虎汤用1斤，也不过是250g。而本方绝非为大热而设的。

3.白虎汤类方。白虎汤类方如白虎加桂枝汤、竹叶石膏汤。我们知道《辅行诀脏腑用药法要》的小白虎汤即《伤寒论》之白虎汤。而小白虎汤证"治天行热病，大汗不止，口舌干燥，饮水数升不已，脉洪大者。"即《伤寒论》之白虎加人参汤证。如第26条："服桂枝汤，大汗出后，大烦渴不解，脉洪大者，白虎加人参汤主之。"第168条："伤寒病，若吐、若下后，七八日不解，热结在里，表里俱热，时时恶风，大渴，舌上干燥而烦，欲饮水数升者，白虎加人参汤主之。"《辅行诀》与《伤寒论》皆源于《汤液经》。仲景在"论广"《汤液经》时，不以白虎汤(小白虎汤)治此证，却加上人参，而成白虎加人参汤，可见其匠心独运。上面说过，仲景的白虎加人参汤都不治"大热"，是"大汗出后"，津液耗伤而"大渴"、"脉洪大"。更可见此证重点应不在退大热而在救气津。另《辅行诀》的大白虎汤，即《伤寒论》的竹叶石膏汤。《辅行诀》以之"治天行热病，心中烦热，时自汗出，口舌干燥，渴欲饮水，时呷嗽不已，久不解者。"很明显《辅行诀》的大白虎汤方证仍与小白虎汤方证有转承关系。仲景却另立方证，第397条："伤寒解后，虚羸少气，气逆欲吐，竹叶石膏汤主之。"伤寒解后，应是大热已去，气津两伤，仍用白虎加人参汤去知母，加竹叶、半夏、麦冬，退余热，养阴津。应该说，白虎汤、白虎加人参汤、竹叶石膏汤三方，仲景都是用于热病的中后期，养阴保津为主，清热为辅之方。

本文着重对仲景相应条文进行推敲，对白虎汤的使用提出大胆的推想，怀疑白虎汤的退热作用。错谬之处，望同道指正。

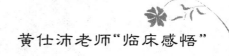
从桂枝汤说起,谈谈经方的药物配对

黄仕沛

仲景经方历来被誉为"群方之祖"。《伤寒杂病论》的方,一千七百多年来备受医家推崇,临床上经过无数次反复使用,证实其疗效是可以重复的,是高效的方。近代国学大师、中医学家、革命家章太炎说:"中医之胜于西医者,大抵以伤寒为独甚。"又说:"余于方书,独信伤寒。"

《伤寒论》共113方,《金匮要略》共205方,除重复方,共250多首。两书共用的药物仅156味,其中《伤寒论》仅用93味,核心的药物不外乎四五十味。仲景运用这些药物,巧妙组合,却足以对付临床常见病证。我临床使用经方达90%以上,可见经方临床使用覆盖面之广。

从经方的组合规律,可看出仲景"观其脉证,知犯何逆,随证治之"的辨证思维。尤应重视的是,《伤寒论》、《金匮要略》是临床实践的真实记录,并非一本空谈理论,以思辨为主的书。其中蕴含着仲景的用药规律,努力探索其规律,对继承仲景学说,使经典回归临床有实际意义。

本文兹从三组对药说起(桂枝、甘草;芍药、甘草;甘草、大枣),浅谈仲景用药配对,以窥探经方的端倪,但求其要,不求其全。

一、桂枝、甘草配对

我们学《中药学》时,都知道桂枝的功效:发汗解表,温经通阳。应用于:外感风寒、风湿痹痛、温通心阳、散寒逐瘀。

本方实为"桂枝甘草汤",是经方中"小方"之一,所谓小方是指经方中两味药组成的方,这些方最能看出仲景组方的来源,我称之为"基方",有人称之为"方根",称作"方胚"也可以。很多复方都是由此而来。此类方为数不少,且非常实用,要好好掌握。

柯韵伯称桂枝汤乃"群方之冠",个人认为,此方才是"群方之冠"、"群方之祖"。此方见第64条:"发汗过多,其人叉手自冒心,心下悸,欲得按者,桂枝

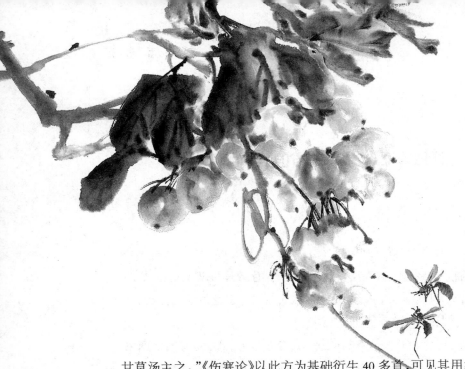

甘草汤主之。"《伤寒论》以此方为基础衍生40多首，可见其用之广。王叔和提出："桂枝下咽，阳盛则毙"，夸大了桂枝的禁忌，致使后人视为鸩毒，湮没桂枝的作用，湮没了大多的经方。

1.本方是桂枝汤的基方。桂枝汤的衍生方约30首。如：当归四逆汤、小建中汤、桂枝芍药知母汤……无不是桂枝汤衍生的。

2.也是麻黄汤的基方。发汗之麻黄剂多配对桂枝，以制约其致悸之弊。非独用以助麻黄发汗也。（共26首方用麻黄，其中配桂枝的14首。伤寒论共13首，配桂枝占9首）仲景用麻黄的方大部分与桂枝同用。除少部分如：麻杏苡甘汤、麻杏石甘汤、麻附细辛汤、麻附甘草汤。

3.桂枝甘草汤也是治心悸的最简方。（悸：包括心动悸、心下悸、脐下悸、奔豚、欲作奔豚、气上冲）仲景治悸之方，多以此方为基础衍生。

（1）桂枝甘草汤（第64条："发汗过多，其人叉手自冒心，心下悸，欲得按者"）

（2）桂枝汤（第15条："太阳病，下之后，其气上冲者，可与桂枝汤，方用前法，若不上冲者，不可与之"）

（3）苓桂甘枣汤（第65条："发汗后，其人脐下悸者，欲作奔豚"）

（4）苓桂术甘汤（第67条："伤寒若吐若下后，心下逆满，气上冲胸，起则头眩，脉沉紧，发汗则动经，身为振振摇者"）

（5）苓桂味甘汤（《金匮要略·痰饮咳嗽病脉证并治》三十四："……气从小腹上冲胸咽，手足痹，其面翕热如醉状，因复下流阴股，小便难，时复冒者"）

（6）茯苓甘草汤（苓桂姜甘汤，第356条："伤寒风厥而心下悸，宜先治水，当服茯苓甘草汤，却治其厥"）

（7）炙甘草汤（第177条："伤寒，脉结代，心动悸"）

（8）桂枝加桂汤（"烧针令汗出，针处被寒，核起而赤，必作奔豚，气从少腹上冲心者，灸其核上各一壮，与桂枝加桂汤更加桂枝二两"）

（9）柴胡加龙牡汤（第107条："伤寒八九日，下之，胸满烦惊，小便不利，谵语，一身尽重，不可转侧"）

（10）小建中汤（第102条："伤寒二三日，心中悸而烦者"）

（11）枳实薤白桂枝汤（《金匮要略·胸痹心痛短气病脉证并治》五："胸痹心中痞气，气结在胸，胸满，胁下逆抢心"）

（12）五苓散（《金匮要略·痰饮咳嗽病脉证并治》三十一："假令瘦人脐下有悸，吐涎沫而癫眩，此水也。"）

二、芍药、甘草配对

芍药、甘草同用，即是芍药甘草汤，见《伤寒论》第29、30条，治"脚挛急"，后世方书又称"去杖汤"。是治疗"急"的小方，可衍变成：

1.小建中汤（第100条："伤寒，阳脉涩阴脉弦，法当腹中急痛。先与小建中汤，不差者，小柴胡汤主之"）

2.四逆散（第318条："少阴病，四逆，其人或咳、或悸、或小便不利、或腹中痛、或泄利下重者"）

3.枳实芍药散（《金匮要略·产后病脉证治》四："产后腹痛，烦满不得卧，枳实芍药散主之"）

4.黄芩汤（加黄芩、大枣。第172条："太阳少阳合病，自下利"）

5.当归芍药散（《金匮要略·妊娠病脉证并治》五："妇人怀娠，腹中疠痛"）

6.当归四逆汤（第315条："手足厥寒，脉细欲绝者"）

7.真武汤（第316条："少阴病，二三日不已，至四五日，腹痛，小便不利，四肢沉重疼痛，自下利，此为有水气，其人或咳，或小便不利，或下利，或呕者"）

8.大柴胡汤（《金匮要略·腹痛寒疝宿食病脉证治》十一："按之心下满痛"）

一药有一药之性情功效，某药能治某病，古方中用之以治某病，此显而易见者。然一药不止一方用之，他方用之亦效，何也？盖药之功用不止一端，在此方则取此长，在彼方则取其彼长，真知其功效之确，自能曲中病情而得其力。

——徐灵胎

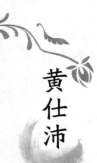
9.黄连阿胶汤(第303条:"心中烦,不得卧")

10.当归建中汤(《金匮要略·腹痛寒疝宿食病脉证并治》十三:"心胸中大寒痛,呕不能饮食,腹中寒,上冲皮起,出现有头足,上下痛而不可触近")

11.黄芪桂枝五物汤(《金匮要略·血痹虚劳病脉证并治》二:"外证身体不仁,如风痹状")

12.温经汤(《金匮要略·妇人杂病病脉证并治》九:"妇人年五十所,病下利数十日不止,暮即发热,少腹里急,腹满,手掌烦热,唇口干燥")

三、草、枣配对

炙甘草、大枣同用,在经方中比比皆是,占比例很大。计《伤寒论》用甘草为70方次,大枣为40方次。

《本草疏证》说:"《伤寒论》、《金匮要略》两书中,凡为方二百五十,甘草者至百二十方,非甘草主病多,乃诸方必合甘草,始能曲中病情。"大枣与甘草同用《伤寒论》是35方,《金匮要略》是36方。

仲景用枣、草,能使诸药减毒增效。除健脾安中,益气和胃外,主要是能调和桂、姜、麻、附、辛等的药性;减少麻、附之毒性,也能减少桂、姜温燥之性,使病人能受药、纳药,是不能忽视的。常见一些医生一见桂枝就说温燥,又说怕病人服药后咽痛、鼻衄。其实除辨证准确外,药物的配对应充分重视。我日常用麻桂姜辛,每天上午60～80病号,甚少见服后有明显的咽喉痛、鼻衄者。其奥秘在此也。

桂枝、麻黄、干姜、细辛为《伤寒论》中常用之品,而又性味辛温,带辛辣味,每易刺激咽喉。《伤寒论》中有桂枝的方共45首(连同《金匮要略》约60首),仅19首不用甘草。麻黄方共13首,都用甘草。用干姜24方,仅8方无用甘草。细辛共5方,有甘草者3方。可见仲景用甘、枣,很大可能目的之一是"偷渡上焦",使病人能受药。(案例从略)

曾有人说,制方之祖,是厨师,讲得很有道理,厨师主要是调味,辛辣之品,怎样才能使之易入口?必须佐之以缓冲剂,炙甘草、大枣就是很好的缓冲剂,可以看出桂枝汤中除芍药外,都是厨师常用之品。其次,厨师懂得烹,就是如何煎煮,清代广东东莞有个经方家叫陈焕堂,著了本《仲景归真》,其中第一卷叫《伤寒醒俗》,意思即系针砭时医之流弊,力倡仲景之正流,其中有一段提到,有人用三钱五钱生姜便谓重,尝见广东人产后,用数十斤老姜煲醋,并不觉热。我觉得他这个案例值得深思,①姜性虽温,但非如鸩鸠,看广东人炆鸭、炆狗肉、炆鲤鱼何不放三五两生姜?何温之有?②凡煲姜醋、炆狗肉的姜并不甚辣,什么原因?久煎则辛辣味挥发之矣。所以越是大剂,必要用水越多,用水越多必然久煎。所以大剂与温热,并不一定成正比。小剂量可能会更温热。这就是烹与调的妙处。

上述试从桂枝汤三组药物配对,以窥仲景经方的配伍规律之一斑。实诸多不逮,望贤达指正。

(注:此文为黄师 2010 年 6 月在越秀区中医学会"中药配对学术论坛"上的发言稿)

不依《内经》更非《易经》:仲景经方风格之我见

黄仕沛

仲景"勤求古训,博采众方",以参考《汤液经法》为主,结合自己的临床体会编写成《伤寒杂病论》。其处方风格自成一派,为后世之垂范。

一、组方原则以临床为据,不依《内经》更非《易经》

自宋以后多以《内经·至真要大论》所说为组方原则。特别近现代的教科书,更认定仲景制方是谨遵《内经》之训的。《内经·至真要大论》曰:"主病之谓君,佐君之谓臣,应臣之谓使。"(其实无讲"佐")因此,解释麻黄汤为例:君——麻黄(发汗解表),臣——桂枝(助麻黄发汗解表),佐——杏仁(助麻黄平喘),使——甘草(协和诸药)。如此解释或者可以解释麻黄汤主药次药是什么。但是否完全代表了仲景制方的原意,恐怕还是可以斟酌的。细读《伤寒论》原文便知仲景用桂枝实有监制麻黄之意,那就不是作为臣药可以解释得通的了。

《内经·至真要大论》又说:"汗者不以为奇,下者不以为偶。"但仲景峻汗之剂的"大青龙汤"却是七味药;峻下之剂"大承气汤"却是四味药。那么仲景岂非不循圣人之教,离经叛道?《内经·至真要大论》等七篇,在唐·王冰前是不见流传的,王冰"时于郭子斋堂,受得先师张公秘本"才刊行于世。可见仲景立

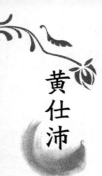

方之时未识本此,更遑论《汤液经》了。

至于方剂学的组成法则,把"使"药的作用强调,而有了"引经药"之说。"使"药的作用能引导君药直达病所,乃金元时期才出现的。葛根入阳明、柴胡归肝经……以及升麻升提,桔梗为舟楫之剂,诸花皆升,金石下沉等升降之说。至有把经方中难以理解的似乎便可迎刃而解了。如续命汤乃千古奇方,何以方中干姜、石膏同用? 也把它诠释为痱病乃脾胃的升降失司,因而用干姜之辛温刚燥,升脾气,石膏质重而具沉降之能,所以脾胃升降功能得复,是治痱之本也。那么,"使"药便似乎成为无可替代的主药矣。难道也是仲景的原意吗?

《内经》运气七大篇,是唐代以后才介入中医学中,真正运用恐怕要更后,姑勿论运气学说的价值有多大。汉时仲景有否遵循运气、易学去制订方剂? 易学医家必说是肯定的。兹录两段方解共赏。

1.五苓散。李阳波讲述、刘力红等整理的《开启中医之门·第四讲·规矩之道》中说到:"为什么它叫五苓散呢? 首先运用了声韵训诂的方法,将苓训为令。令就是节令,加上一个草头,是说明植物生长与节令密切相关,一年之中,春夏秋冬长夏,也刚好是五令,这个五令又跟东南西北中,寒热温凉湿相关,因此,五苓散应该是与此相关的一个方剂。先看白术、桂枝、茯苓三味药,白术性温、桂枝性热、茯苓性平,温者东方春令之气,热者南方夏令之气,平者中央长夏之气,这里已经解决了三令,或曰三苓,还有猪苓、泽泻,按照五令五方五行的配属,北方冬令水属,水属若与动物相配,则正好与猪属相配,因此,猪苓在这里显然应该属北方冬令之气。剩下一个泽泻当然是配西方,坎离巽震艮兑乾坤而配水火风雷山泽天地……其中兑泽位西,刚好与泽泻相对应……五苓散的主要作用是通利水湿,而且它是分利东南西北中之湿。(沛按:仲景哪条条文说五苓散治东南西北中之湿?)当北方肾的气立出了问题而出现湿时,就应该用南方的桂枝(沛按:桂枝不是辛温吗? 要辛热改附子都一样?)去对治,南方心……应用北方的猪苓[沛按:猪苓与猪有直接关系? 如此说,仲景不如广东人用猪小肚(猪膀胱)煲车前草以利尿来得直接]去对治。西方……用东方白术(沛按:白术色白不是属西吗?)去对治,东方……用西方泽泻(沛按:泽漆也是泽,可以吗?)去对治,中央则用茯苓……为什么张仲景的东西这么严谨(沛按:这就叫严谨?),它已经就像我们在演算数学题目、物理题目一样。"

上述一段话,也是不论正确与否,我只想问,当日仲景真是把五令故意写成五苓的吗?仲景其他方都是这样推算制订出来的吗?当然,刘教授会说仲景是这样的,如果仲景不会《易经》就当不成医圣了。

2.炙甘草汤。刘力红博士在《思考中医》317 页中这样代表仲景解释炙甘草汤:"炙甘草汤上面已经敲定了,是一个养阴的方剂。方中大枣用量是三十枚。三十是一个什么数呢?三十是一个'群阴会'。我们将十个基数中的阴数也就是偶数二、四、六、八、十相加,会得到一个什么数呢?正好是三十。十基数中的阴数总和就是三十。所以我们把它叫'群阴会',既然是这样一个数,那当然就有养阴的作用。……另外一个方,就是当归四逆汤。当归四逆汤是厥阴篇的一张方,用治'手足厥寒,脉细欲绝'之证。从当归四逆汤的方,从当归四逆汤的证,可以肯定它是一张温养阳气的方。是方大枣用二十五枚。二十五又是一个什么数?是一个'群阳会'。我们将十基数中的阳数一、三、五、七、九相加,就正好是这个数。……张仲景为什么不把它(指两方的大枣数)颠倒过来?……可见数是不容含糊的。数变象也变,象变了,阴阳变不变?当然要变!阴阳一变,全盘皆变!"

好了,我不厌其烦,大篇幅引用这些论说。让大家试试,把炙甘草汤的大枣抽出五枚看这个方的功效会否质变,把当归四逆汤大枣多用五枚能否把它变成养阴方?我无心找仲景其他方反证其谬,但我坚信仲景不是根据《内经》的原则,更不是根据《易》的象数去制方的。众所周知,仲景是一个实践家、临床家,因此,连处方用名都要"避道家之称"。(刘教授可以说:正因为要避道家之称故把五令改五苓)仲景制方是以临床为依据,"观其脉证,知犯何逆,随证治之。"

我们看看《金匮要略·痰饮咳嗽病脉证并治》第 35～40 条。

"咳逆倚息,不得卧,小青龙汤主之。"

"青龙汤已下,多唾口燥,寸脉沉,尺脉微,手足厥逆,气从少腹上冲胸咽,手足痹,其面翕热如醉状,因复下流阴股,小便难,时复冒者,与苓桂味甘汤。"

"冲气即低,而反更咳,胸满者,用苓甘五味干辛汤,以治其咳满。"

"咳满即止,而更复渴,冲气复发者,以细辛、干姜为热药也。服之当遂渴,而渴反止者,为支饮也。支饮者,法当冒,冒者必呕,呕者复内半夏以去其水。苓甘五味姜辛夏汤。"

"水去呕止,其人形肿者,加杏仁,其证应内麻黄,以其人遂痹,故不内之。若逆而内之者必厥,所以然者,以其人血虚,麻黄发其阳故也。"

"若面热如醉者,此为胃热上冲熏其面,加大黄以利之。"

上述从小青龙汤加减衍变至苓甘五味姜辛夏仁大黄汤。可见仲景立方遣药,有证有据,为什么小青龙汤要精简成苓桂味甘汤?为什么要去桂枝,又复加姜辛?为什么本来要用麻黄但勉用杏仁?为什么加半夏,为什么加大黄?思路讲得清清楚楚,何劳五行八卦推算一番。"读仲景书,于无字处求之"谬也!

二、参考《汤液经法》处处紧贴临床,超越《汤液经法》

《甲乙经·序》曰:"仲景论广《伊尹汤液》为十数卷,用之多验。"林亿在宋本《伤寒论》序中说:"伊尹本神农之经,仲景本汤液之法。"但是《汤液经》已不可见,其原貌怎样无人知晓。1967年河北老中医张大昌向北京中医研究院献出古本子《辅行诀脏腑用药法要》手抄本。自此,世人得见《汤液经》的概貌。

我们关心的是《辅行诀》是一本什么书,以及与《伤寒论》的关系。此书卷首题曰:"梁·华阳隐居陶弘景撰。"是书从《汤液经法》诸方中"检录常情需用者六十首"。又曰:"汉晋已还,诸名医辈,张机、卫汜、华佗、吴普、皇甫玄宴、支法师(引自《辅行诀》,疑为支法存,晋以前名医)、葛稚川、范将军等,皆当代名贤,咸师式此汤液经法。"又说:"外感天行经方之治,有二旦、六神、大小等汤。昔南阳张机,依此诸方,撰为伤寒论一部,治疗明悉,后学咸尊奉之。"又说:"张机撰伤寒论避道家之称,故其方皆非正名,但以某药名之,亦推主为识之义耳。"从此书可见:

1.《汤液经》一名,最早见录在《汉书·艺文志》经方类中。观陶氏所提及汉晋名医多人,"咸师式此",可见汉晋时《汤液经》尚颇流行。与《甲乙经》所言"仲景论广《伊尹汤液》"及宋·林亿所说吻合。20世纪40年代末杨绍伊因"论广"二字疑及《伤寒论》是据《汤液经》扩充。因当时未见实物,故未引起人重视。今确信仲景乃"论广"之耳。

2.陶氏乃道家,《辅行诀》者是辅助道士修行,"备山中预防灾疾之用"的真"诀"(道家常用"诀"字)。但只检用常情六十首(现见仅四十六首,恐已是经后人删减),陶氏说:"《汤液经》……方亦三百六十首"。而仲景论广,只检选部分,自己增添部分。

3."仲景避道家之称,故其方皆非正名,但以某药名之,亦推主为识之义耳。"事实上，《伤寒论》之方多以某药名之，可见仲景不尚玄理，不尚浮夸，甚至形容疗效的方名都很少，不若后世什么"神效"、"仙方"等。当然现在看到的《伤寒论》尚有阳旦、青龙、白虎之名。姜春华1985年曾撰文提及"论中白虎、青龙之名犹存者，想为魏晋人依《汤液》而改。"

4.仲景根据二旦、六神、大小等汤，撰为《伤寒论》。例如所谓二旦，即大、小阳旦汤，大、小阴旦汤。小阳旦汤即《伤寒论》桂枝汤，大阳旦汤即《金匮要略》黄芪建中汤，小阴旦汤即《伤寒论》黄芩汤加生姜，大阴旦汤即《伤寒论》小柴胡汤。例如：《辅行诀》所载"大阴旦汤"："治凡病头目眩，咽中干，每喜干呕，食不下，心中烦懑，胸胁支痛，往来寒热者方。"而到了《伤寒论》仲景则把"口苦，咽干，目眩"另立为"少阳之为病"一条，可见仲景"论"之，有了太阳、阳明、少阳之病，不再是纯方书。而小柴胡汤在《伤寒论》中有20条条文之多。可见仲景根据自己的临床所见和体会，加以"广"之。把小柴胡汤的适应证、宜忌、如何灵活运用、加减法说明，并把此方衍化成多方。淋漓尽致，理法方药皆全。又如《辅行诀》小白虎汤即《伤寒论》白虎汤，而仲景把《辅行诀》小白虎汤条文："治天行热病，大汗出不止，口干舌燥，饮水数升不已，脉洪大者方。"改成为白虎加人参汤证，方在白虎汤中加人参。而另立白虎汤方证。如此更切合临床，层次分明。尤其是加人参，更是高明。

三、选药多自《神农本草经》绝不芜杂

清·徐大椿曰："汉末张仲景《金匮要略》及《伤寒论》中诸方……其用药之义，与《本经》吻合无间"。《伤寒论》、《金匮要略》两书共用药物仅156味，其中《伤寒论》仅用93味，核心药物不外乎四五十味。仲景运用这些药物，巧妙组合，却足以对付临床常见病。而这93味中，载于《神农本草经》者有81味。汉时新药的发现当然不如后世之多。但是经汉前历代的经验总结，疗效肯定。再经组合，而成经典用方。

四、用药精专，甚少重叠

仲景的处方风格，不能不说其方，一证一药，甚少一证多药者，即甚少作用相同的药，重叠使用。即使如"五苓散"也非如上所说"通利水湿"，如只以通利水湿仲景是不会四味利水药齐用的。五苓散方证条文《伤寒论》、《金匮要略》共11条。归纳其证有：①"小便不利"，②"烦渴"或"汗出而渴"或"渴而口燥烦"或"微热消渴"，③"渴欲饮水，水入则吐"，④"脐下有悸"，⑤"吐涎沫而

癫眩"。五类见证,其次还有"肉上粟起"等。归咎其病机为水湿内停,气化不利,津液不布。治固应利水化气。但选药却甚具针对性。

简言之,五味药就是围绕上述五类症状而设的。

如"脐下有悸"——以苓桂(悸用桂或加苓,乃仲景通则)。

"癫眩"、"水入则吐"——以泽泻、白术(苦冒眩者泽泻汤主之,"冒者必呕")。

"消渴"——以猪苓、泽泻(猪苓汤、肾气丸皆有渴,可证之)。

绝非什么春夏秋冬长夏对东南西北中,虚泛飘忽可比。亦非四苓叠用,通利水湿。尝见时人开的处方,说是用经方,每每下笔似流水,叠床架屋,动手便是十六七味。主次不明,原方影子难寻,面目全非。如某名家治咳喘处以桂枝加厚朴杏子汤,姑勿论其辨证是否对应此方。仲景原方七味,尚加入紫苑、苏子、百部、前胡、黄芩、鱼腥草,共成十四味,均是清化热痰之品。可见处方之人,恐仲景方药力不逮,毫无信心,故而叠用。对自己辨证,同样不自信任,心虚无定见,故而为之。

五、急、重用简

仲景方中,急重之证,药多精专。这是合情合理的。

1.急、重之证,药少则用水少。煎煮时间不用太长,利于救治。

2.急、重之证,药重而用宏,直达病所,解决主要矛盾。

此类情况,仲景或以二三味为方,或以水二或四升,煎取一二升,采取急煎急服的办法。

第一,四逆汤类方,以回阳救逆为目的。如:"少阴病,脉沉者,急温之,宜四逆汤。"方用:附子一枚(生,破八片)、干姜一两半、甘草二两(炙)。以水三升,煮取一升二合。分温再服。而干姜附子汤、通脉四逆汤、白通汤、白通加猪胆汁人尿汤等,都是单捷小剂。即便如"心下有支饮,其人苦冒眩。"苦冒眩者,冒眩较重,不堪其苦也,用泽泻汤,以泽泻五两、白术二两。相对量重而味少,其煎法也是"以水二升,煮取一升"。不若如炙甘草汤之"以清酒七升,水八升,取三升",用水、酒共十五升,则煎煮时间长矣。

第二,承气汤类急下之剂。如当阳明"三急下"、少阴"三急下"时用的大承气汤仅四味。治"胸痹"之瓜蒌薤白白酒汤、瓜蒌薤白半夏汤、枳实薤白桂枝汤等方都是三味。治"心胸中大寒痛"之大建中汤仅三味。还有大黄附子汤等治

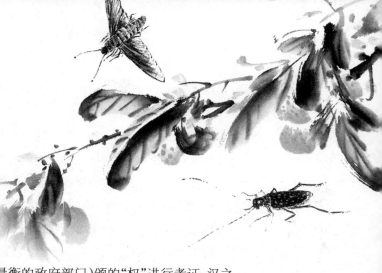

急症之方无不是单捷小剂。直趋病所，解决主要矛盾。

经方用量历来争议较大，由于古今度量衡差别较大，存在多种说法，近年来较权威的折算法，多依吴承洛的《中国度量衡史》（1984年），汉一两折合今之13.92g。1995年上海柯雪帆以出土的汉代"大司农"（汉代司掌度量衡的政府部门）颁的"权"进行考证，汉之一两合今之15.6g。当然，有人认为古有"神农秤"（药秤），汉之一两折合今之1～1.6g。但没有实物考证，梁·陶弘景、唐·孙思邈均未有应用。如按吴氏、柯氏的考证，对照现代一般临床医生用量，及《药典》所载用量，仲景书的用量都是相对较重的。我认为仲景书以临床为依归，所以药量较重是其风格。事实上按其用量也是较安全的。中医历来有"医者意也"、"四两拨千斤"之说法。毕竟用量太轻，是达不到治疗效果的。但近又有人把药量越用越重，附子等温热药每用750g。我认为却没有必要，观仲景温经止痛用附子量可稍大，一枚至三枚（如桂枝附子汤，三枚，炮），而温里回阳则均用一枚，通脉四逆仅大者一枚，但生用。看来是急煎，水少，急服的原因。清代广东东莞经方名医陈焕堂之《仲景归真》第一卷曰《伤寒醒俗》，意思即针砭时医之流弊，力倡仲景之正流，其中有一段提到，有人用三钱五钱生姜便谓量重，尝见广东人妇女产后，用数十斤老姜煲醋，并不觉热。我觉得他这个举例值得深思，颇具启发。①姜性虽温，但非如鸩鸩，看广东人炆鸭、炆狗肉、炆鲤鱼何不是放三五两生姜？何温之有？②凡煲姜醋、炆狗肉的姜并不甚辣，什么原因？久煎则辛辣味挥发之矣。所以越是大剂，必用水越多，用水越多必然久煎。所以大剂与温热，并不成正比，小剂量可能温热更甚。

广州市已故"市名老中医"吴粤昌老师编著的《岭南医徵略》其中载民国1932年间，广州惠福西路温良里八号，有一位叫谭孟勤的中医，"处方不出十许味变化，每方只四五味、六七味而止。惟细辛、川椒、胡椒、干姜、炮天雄、荜拨、薤白、半夏等。药量奇重，细辛恒三四两至七八两，川椒、胡椒三四两，干姜、炮天雄二三两，他药称量，统计一方重剂恒达四十余两，轻剂亦十余二十两。用清水一坛,久煎剩二三碗,去滓再煎至一碗,候冷饮之……奏效如神……信服者众,求诊者愈多。"

此事我记起 20 世纪 70 年代初粤剧老艺人丁公醒对我说,他年轻时患肺结核,经人介绍找到一个医生,开的药全是辛辣之品,用大牛头煲煎煮,后来便好了。我当时没在意。前年与著名粤剧演员罗家宝谈起,他说当年是粤剧名丑王中王把惠福路一姓谭的医生叫谭大剂的处方给丁公醒的,粤剧行内,很多人都知,那医生的药又辣又酸、又臭又苦。因此想必是此谭孟勤了。

《岭南医徵略》又引用当时著名西医张公让先生《中西医学比观》说:"谭孟勤先生的处方,也不是毫无效验的。……观察谭先生之药,久煎药效消失殆尽,虽大剂犹小剂也。"

再联想近来热门非常的"火神派"用药剂量蛮大,是否也可如是观之?

六、寒热并用

经方寒热并用,又为仲景组方的一大法门。除针对病机寒热互见、寒热互用的,如半夏泻心汤、柴胡桂枝干姜汤、乌梅丸等方。也有因阴盛格阳虽反佐而用的,如白通加猪胆汁人尿汤。但为监制温药,佐以寒药,令能耐药者,实际应用中,占不少比例。所谓"去性取用"。如小青龙加石膏汤,《金匮要略·肺痿肺痈咳嗽上气病脉证治》:"肺胀,咳而上气,烦躁而喘,脉浮者,心下有水,小青龙加石膏汤主之。"外证是喘而兼有烦躁,小青龙汤为热药(如《金匮要略·痰饮咳嗽病脉证并治》:"以细辛、干姜为热药也。服之当遂渴"),往往服后有烦渴("服汤已渴者,此寒去欲解"之象,《伤寒论》第 41 条),稍有渴,或痰黄白相间,或舌苔黄都可加石膏。即使未见烦躁也可加石膏。

又如桂枝芍药知母汤,为治历节:"诸肢节疼痛,身体尪羸,脚肿如脱,头眩短气,温温欲吐。"此方一派温药,配上芍药、知母之寒。而方证描述上未见有热象,故组方原意可能就是借寒润以制温燥。其实经方中多有此意,不必强解。

又如续命汤之石膏,可能是该汤中最受争议的一味药。为何在大队辛温之品中,配以甘寒之石膏呢?续命汤目的在于温散血脉凝滞,佐以石膏等寒凉之品,并非为了如后世所说的清肝经上亢之火,或清肺经阴伤之热,仲景使用石膏主要是为了防止药物过于温热。晋唐时各"凉续命"中有黄芩、葛根、荆沥等也是此意。再有温经汤之麦冬等,都含此意,不一一列出。

七、大枣、甘草调和药性

详见《从桂枝汤说起，谈谈经方的药物配对》。

八、杂疗诸方

仲景书中，一般已冠名之方，多取自《汤液经》等，也有出自某人之方如越婢汤、候氏黑散、续命汤等，但都已经仲景结合自己经验，整理定型，故风格融为一体，不着痕迹。如续命汤，是宋臣校正《金匮要略》时，从《古今录验》补入。从方名看似非仲景惯用，是仲景书正文中唯一一首以夸耀疗效命名的方。但从风格上确为仲景方。故《千金翼》说："此仲景方，神秘不传"。观《千金》、《外台》诸书以"续命"为名之方有数十首，药虽有出入，但主药相同，看来当时已是颇为流行的一首方。

《金匮要略》杂疗第二十三、禽兽虫鱼禁忌第二十四及果实菜谷禁忌等二十五三篇中，载有多方，但此类方，一来多未命名，药味少，方法简便。二来多用治仓促急证。如"还魂汤"（麻黄、杏仁、甘草。《千金》有桂心。即"麻黄汤"矣）这类方，大多取材于民间，或未必经仲景用过，故未命名，风格会各异。

观仲景书各冠名方剂，组方用药，风格突显，全书前后连贯，有规有律。总的来说，探索经方辨证、组方、用药规律是学习《伤寒杂病论》的必由之路，也是捷径。

（注：此原为黄师 2010 年 7 月 12 日与其旅澳师兄卢正平切磋对话，后成文）

《吴鞠通医案》经方医案（选）赏析

黄仕沛

清·吴鞠通著《温病条辨》，名遍大江南北，令温病学说得以发展、定型。世人无不知"桑菊"、"银翘"。以至"古方不能治今病"、"南人无伤寒"、"伤寒方不能治杂病"、"学伤寒但守其法而不泥其方"等论调，甚嚣尘上。温病、伤寒两种学说似乎势如水火。而吴氏温病以外之临床风格，却鲜被人关注。尝观《吴鞠

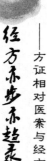

通医案》吴氏运用经方,法度严谨,尤重方证,药简力宏,绝非承袭叶氏淡薄轻灵风格。

《吴鞠通医案》中古方、经方医案颇多,触目便是,且不乏精妙之处。所涉经方以本人粗略所计不下四十多方。桂枝、麻黄、柴胡、四逆、泻心、白虎、承气类方以及小方如泽泻汤、甘桔汤、半夏秫米汤,杂方如乌梅丸、瓜蒌薤白半夏汤、枳实薤白桂枝汤、木防己汤、旋覆花汤……俨然另一《经方实验录》,研习经方者,足以资参考。诚如《温病条辨·朱彬序》曰:"余来京师,获交吴子鞠通,见其治疾,一以仲景为依归,而变化因心,不拘常格,往往神明于法之外,而究不离乎之中,非有得于仲景之深者不能。"兹录数案试自赏析之,供同好参考。

一、暑温门·鞠通自医案(桂枝汤案)

鞠通自医,丁巳六月十三日,时年四十岁。

先暑后风,大汗如雨,恶寒不可解,先服桂枝汤一帖。为君之桂枝用二两,尽剂毫无效验。次日用桂枝八两,服半剂而愈。

沛按:桂枝汤为群方之魁,吴鞠通于《温病条辨》中列为第一方。吴氏自医,桂枝竟用八两,服半剂而愈,亦有四两。见现今时医,每以温病派自称,终身未用过桂枝,必是一个"燥"字横在胸中,临床虽有桂枝汤证,亦视而不见。何以鞠通却无门户之见?

二、肿胀门·陈案(麻黄附子甘草汤案)

甲寅二月初四日,陈,三十二岁,太阴所至,发为腹胀者,脾主散津,脾病不能散津,土曰敦阜,斯腹胀矣。厥阴所至,发为腹胀者,肝主疏泄,肝病不能疏泄,木穿土位,亦腹胀矣。此症起于肝经郁勃,从头面肿起,腹固胀大,的系蛊胀,而非水肿。何以知之?满腹青筋暴起如虫纹,并非本身筋骨之筋,故知之。治法以行太阳之阳、泄厥阴之阴为要。医者误用八味丸,反摄少阴之阴,又重加牡蛎涩阴恋阴,使阳不得行,而阴凝日甚,六脉沉弦而细,耳无所闻,目无所见,口中血块累累续出,经所谓血脉凝泣者是也。势太危急,不敢骤然用药,思至阳而极灵者,莫如龙,非龙不足以行水,而开介属之翁,惟鲤鱼三十六鳞能化龙,孙真人曾用之矣。但孙真人千金原方去鳞甲用醋煮,兹改用活鲤鱼大者一尾,得六斤,不去鳞甲,不破肚,加葱一斤,姜一斤,水煮熟透,加醋一斤,任服之。服鲤鱼汤一昼夜,耳闻如旧,目视如旧,口中血块全无,神清气爽,但肿胀未消。

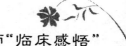

初五日,经谓病始于下,而盛于上者,先治其下,后治其上;病始于上而盛于下者,先治其上,后治其下。此症始于上肿,当发其汗,与《金匮要略》麻黄附子甘草汤。

麻黄(去节)二两,熟附子一两六钱,炙甘草一两二钱,煮成五饭碗,先服半碗,得汗止后服,不汗再服,以得汗为度。

此方甫立,未书分量,陈颂箒先生一见,云:"断然无效"。予曰:"此方在先生用诚然不效,予用或可效耳。"王先生名谟,忘其字,云:"吾甚不解,同一方也,药止三味,并无增减,何以为吴用则利,陈用则否?岂无知之草木,独听吾兄使令哉?"余曰:"盖有故也。陈先生之性情忠厚,其胆最小,伊恐麻黄发阳,必用八分,附子护阳,用至一钱,以监麻黄,又恐麻黄、附子皆慓悍药也,甘草平,遂用一钱二分,又监制麻黄、附子,服一帖无汗,改用八味丸矣。八味阴柔药多,乃敢大用,如何能效?"陈荫山先生入室内,取二十八日陈颂箒所用原方,分量一毫不差。在座六七人皆哗然,笑曰:"何吴先生之神也?"余曰:"余常与颂箒先生一同医病,故知之深矣。"于是麻黄去净节用二两,附子大者一枚,得一两六钱,少麻黄四钱,让麻黄出头,甘草用一两二钱,又少附子四钱,让麻黄、附子出头,甘草但坐镇中州而已。众见分量,又大哗曰:"麻黄可如是用乎?"颂箒先生云:"不妨,如有过差,吾敢保。"众云:"君用八分,未敢足钱,反敢保二两之多乎?"颂箒云:"吾在菊溪先生处治产后郁冒,用当归二钱,吴兄痛责,谓当归血中气药,最能窜阳,产后阴虚阳越,例在禁条,岂可用乎?夫麻黄之去当归,奚啻十百,吾用当归,伊责之甚,岂伊用麻黄又如是之多,竟无定见乎?"余曰:"人之所以畏麻黄如虎者,为其能大汗亡阳也。未有汗不出而阳亡于内者,汤虽多,但服一杯或半杯,得汗即止,不汗再服,不可使汗淋漓,何畏其亡阳哉?但此症闭锢已久,阴霾太重,虽尽剂未必有汗,余明日再来发汗。"病家始敢买药,而仙芝堂药铺竟不卖,谓钱字想是先生误写两字。主人亲自去买,方得药。服尽剂,竟无汗。

初六日,众见汗不出,佥谓汗不出者死,此症不可为矣。予曰:"不然,若竟系死症,鲤鱼汤不见效矣。"余化裁仲景先师桂枝汤,用粥发胃家汗法,竟用原方分量一剂,再备用一帖,又用活鲤鱼一尾,得四斤,煮如前法。服麻黄汤一饭碗,即接服鲤鱼汤一碗,汗至眉上;又一次,汗至上眼皮;又一次,汗至眼下皮;又一次,汗至鼻;又一次,汗至上唇。大约每一次汗出寸许。二帖俱服完,鲤鱼

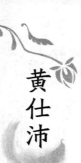

汤一锅，合一昼夜亦服尽。汗至伏兔而已，未过膝也。脐以上肿俱消，腹仍大。

初七日，经谓汗出不至足者死，此症未全活。虽腰以上肿消，而腹仍大，腰以下，其肿如故。因用腰以下肿当利小便例，与五苓散，服至二十一日，共十五天，不效，病亦不增不减。陈荫山云："先生前用麻黄，其效如神，兹小便涓滴不下，奈何？祈转方。"余曰："病之所以不效者，药不精良耳。今日先生去求好肉桂，若仍系前所用之桂，明天予不能立方，方固无可转也。"

二十二日，陈荫山购得新鲜紫油安边青花桂一枝，重八钱，乞余视之。予曰："得此桂，必有小便，但恐脱耳。"膀胱者，州都之官，气化则能出焉。气虚亦不能化，于是五苓散二两，加桂四钱，顶高辽参三钱。服之尽剂。病者所睡是棕床，余嘱其备大盆二三枚，置之床下，溺完被湿不可动，俟明日予亲视挪床。其溺自子正始通，至卯正方完，共得溺三大盆有半。予辰正至其家，视其周身如空布袋，又如腐皮，于是用调理脾胃，百日痊愈。

沛按：此案实在太妙！妙在鞠通守仲景法度，又活用仲景方。《伤寒论》302条："少阴病，得之二三日，麻黄附子甘草汤，发微汗。以二三日无里证，故微发汗也。"此方原为少阴病有表证而设，固以麻黄解表"发微汗"，以附子甘草温阳，所谓"无里证"是无四逆汤之"下利清谷不止"等里证。而麻附甘草汤实含甘草麻黄汤。甘草麻黄汤原为治水之剂。《金匮要略·水气病》曰："里水，越婢加术汤主之，甘草麻黄汤亦主之。"《备急千金要方·卷二十一》："诸皮中浮水攻面目，身体从腰以上肿，皆经此汤（甘草麻黄汤）发，悉愈。"可见吴氏活用麻附甘草汤变温阳解表之剂为温阳治水之剂。

仲景曰："诸有水者，腰以下肿，当利小便；腰以上肿，当发汗乃愈。"此证吴氏以麻附甘草汤解决腰以上肿后，继以五苓散解决腰以下肿。层次分明。

三、痰饮门·陈案（泽泻汤）

乙酉五月初十日，陈，五十一岁，人尚未老，阳痿多年。眩冒昏迷，胸中如伤油腻状，饮水多而胃不快，此伏饮眩冒症也。先与白术泽泻汤逐其饮，再议缓治湿热之阳痿。岂有六脉俱弦细，而恣用熟地，久服六味之理哉！

冬于术二两，泽泻二两煮三杯，分三次服

十三日，已效而未尽除，再服原方十数帖而愈。

沛按：白术泽泻汤即《金匮要略》泽泻汤，《金匮要略·痰饮》："心下有支饮，其人苦冒眩，泽泻汤主之。"眩晕一证，有无虚不作眩之说，有无风不作眩之说,有无痰不作眩之说。然痰作眩后世多用半夏天麻白术汤,乃二陈汤之变方。不知泽泻汤实痰眩之祖方。却与半夏天麻白术汤不可同日而语。此方辨证的当,效如桴鼓。吴氏此案中:"胸中如伤油腻状,饮水多则胃不快。"作为饮邪冒眩之佐证,诚为经验之谈。《金匮要略·痰饮》原文曰:"心下有支饮"。何谓支饮?本篇曰:"咳逆倚息,短气不得卧,其形如肿,谓之支饮。"即支饮的冒眩除咳逆倚息,短气不得卧等外,尚有其形如肿,何谓"其形如肿"?我认为"如肿"不一定肿。饮邪停滞,浮肿是必然的,但有轻有重,有全身的浮肿,有局部的浮肿,有显著的,有不显著的,故此用一"如"字。经方大家刘渡舟教授认为,本汤证以舌体胖大,边有齿痕等为客观指征。总之,临床上见微知著,掌握好辨证要点自有奇效。鞠通用此方深得仲景要领。①不夹杂太多其他药物,只用两味,并谓:"先与白术泽泻汤逐其饮,再议缓治湿热之阳痿。"并不与阳痿之药合用,取其力专用宏也。②《金匮要略》曰:"其人苦冒眩",此冒眩不是一般的眩,是病者不堪其"苦",必病来势急,且重。故用药必要大剂,泽泻用至二两。吴氏《医案》中另一例昆姓病者,泽泻也用二两,近代医家经验,也多认为要重用才有效。

四、痰饮门·李案（半夏秫米汤）

乙酉五月初一日,李,四十八岁,其人向有痰饮,至冬季水旺之时必发,后因伏暑成痢,痢后便溏,竟成不寐者多日,寒热饥饱皆不自知,大便不通。

按暑必兼湿,况素有痰饮,饮即湿水之所化。医者毫不识病,以致如此。久卧床褥而不得起,不亦冤哉!议不食、不饥、不便、不寐,九窍不和,皆属胃病例,与《灵枢》半夏汤令得寐再商。

姜半夏二两,秫米二合

急流水八杯,煮取三杯,分三次服,得寐为度。

十一日,诸窍不和,六脉纯阴,皆痰饮为呆腻补药所闭。昨日用半夏汤,已得寐而未熟,再服前方三帖,续用小青龙汤去表药,加广皮、枳实以和其饮。盖现在面色黄亮,水主明也;六脉有阴无阳,饮为阴邪故也;左脉弦甚,经谓单弦饮澼也。有一症必有一症之色脉,何医者盲无所知,伊不知一生所学何事,宁不愧死!

姜半夏六钱,桂枝五钱,五味子二钱,炒白芍三钱,小枳实五钱,干姜二钱,炙草三钱,广皮三钱,甘澜水八杯,煮成三杯,分三次服。

十八日，胃所以不和者，土恶湿而阳困也，昨日纯刚大燥，以复胃阳，今脉象较前生动，胃阳已有生动之机；但小便白浊，湿气尚未畅行，胃终不得和也，与开太阳阖阳明法。

姜半夏二两，秫米一合，猪苓六钱，桂枝四钱，茯苓皮六钱，飞滑石三钱，广皮三钱，泽泻六钱，通草一钱，流水十一碗，煮成四碗，分早中晚夜四次服。

沛按：半夏治不寐，人多不知亦不信，吾尝体验之，每于柴胡加龙骨牡蛎汤、甘草泻心汤、半夏厚朴汤中重用本品，常常获效。可证吴氏非谬。此方出自《黄帝内经·灵枢·邪客篇》治"目不瞑"："饮以半夏汤一剂，阴阳已通其卧立至……其汤方以流水千里以外者八升，扬之万遍，取其清五升，煮之，炊以苇薪火，沸至秫米一升，治半夏五合，徐炊，令竭为一升半，去其滓，饮汁一小杯，日三稍益，以知为度，故其病新发者，复杯则卧，汗出则已矣，久者，三饮而已也。"仲景方中虽未有用半夏直接治不寐者，但半夏剂中如柴胡加龙骨牡蛎汤、半夏泻心汤、甘草泻心汤、半夏厚朴汤等方证都有精神症状，如心烦、惊、默默欲眠、目不得闭、卧起不安、喉中如有炙脔等，其中与半夏的作用关系很大。人但知半夏能降逆止呕、和胃祛痰，不知半夏能安寐，良方埋没，诚可惜也。

半夏安寐，必须重用，吴氏每用二两，余常用45g。又或以为半夏有毒，不

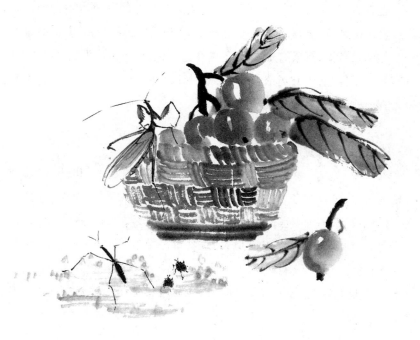

敢重用。不知现在药房之法夏已炮制通透，全无毒性矣。

观吴氏《医案》中用半夏秫米汤治不寐案有多处。如胁痛门·伊氏案，中燥门·余案，痰饮门·周案、钱案、李案、某案，癫狂门·陶案等

如胁痛门·伊氏案，因胁痛以《金匮》旋覆花汤加味，"胁痛减去大半，但不得寐，时时欲呕……用胃不和则卧不安，饮以半夏汤复杯则寐法"。半夏用一两、秫米二两、旋覆花五钱、新绛纱四钱、降香末二钱。业已得寐……但"未用半夏又彻夜不寐，酉刻再服"。

吴氏医案中用本方治钱氏"春初前曾不寐，与胃不和之《灵枢》半夏汤，服至二十帖，始得寐"。（痰饮门）

治余氏案："腹痛已止，惟头晕不寐，且与和胃令寐，再商后法。半夏一两……以得寐为度。如服二帖后仍不寐，可加半夏至二两"。（中燥门）

可见吴氏用半夏汤，一是以"胃不和"为依归，二是要重剂，三是要坚持用药。

本文摘取四则吴鞠通经方医案，可见其共同特点：一、吴氏运用经方，谨守病机，强调方证对应。二、吴氏运用经方，常用重剂取胜，决不轻描淡写。与所谓"医者意也"之辈不可同日而语。《医案》痰饮门中吴氏治赵姓患者，用《金匮》木防己汤加减，"六脉洪大已极，石膏用少万不见效。"案中石膏常用二两、四两、八两、一斤。"自正月服药至十月，石膏将近百斤之多"。习叶、吴之学者，应自深思。三、吴氏运用经方，以原方为主，不随意加减，虽时有化裁，亦必有据。近见有某学者以经方家自诩，其处方药加至十七八味，原方已面目全非。不足为法也。

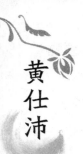

一个世纪前粤港疫情再揭秘

黄仕沛

　　2002 年至 2003 年春,在广州等地爆发的传染性非典型性肺炎,再度引起世界医学界对急性烈性传染病的关注,也激起中医学界对温病、伤寒的再探讨,并积极投入到非典的临床中,取得了可喜的成绩。

　　2003 年 10 月 5 日《羊城晚报》刊登了一篇题为《一个世纪前粤港疫情揭秘》一文,作者称:本人翻阅了当时《申报》,揭示了 1894 年粤港两地遭受的特大疫情袭击:该次疫情来势凶猛,朝发夕死,死者达数万人,疫情持续时间长过一年之久。病症:刚染上病时,身上生一恶核,大如青梅,小如绿豆,痛彻于心,顷刻间神志昏迷,不省人事。当时广州府太守张润生,于城隍庙设坛祭祀三日,"不理刑名",市民亦舞狮迎神,企图驱赶瘟疫,无效。香港政府则批准施行《香港治疫章程》,同时,还主动出击,寻求国际合作,英官电致现驻日本之英国水师提督,欲延聘西医来港,借以诊治。

　　阅后该文,觉言有未及,1894 年的疫情是什么病? 当时的医药界,特别是中医界如何应对? 我也翻阅了手头的资料,特撰本文,以供同好。

　　清末甲午年(1894)粤港两地遭受的特大疫情肆虐,实为鼠疫。据当时广州名中医易巨荪曾撰文曰:"甲午吾粤港鼠疫流行,始于老城,渐至西关,复至海边而止。起于二月,终于六月,疫疾初来,先死鼠,后及人,有一家死数人者,有全家死绝者,死人十万有奇,父不能顾子,兄不能顾弟,夫不能顾妻,哭泣之声遍闾里"。曾检阅民初名医张锡纯编著的《医学衷中参西录》其中转载时贤刘蔚楚的《遇安斋证治丛录》中一段医话,应该是指此次疫症流行,当时引发了中医界与西医的一段纷争,兹录原文如下:"前约二十年(即清朝末季)香港鼠疫流行,沿门阖户,死人如麻,香港西医谓中医不识治疫,请港政府禁绝中医,各中医求东华院绅联谒港督华民政务司,请选西绅院绅十人为监督,以病疫者发授中、西医各半,表列成绩,不尚空谈,一考,中医治效超过之,西医不服,三考,平均以百分计,西医得三十余分,中医竟超过六十分,中医赖此以保存。"

查实鼠疫的流行除甲午年外,往后几年,丙申(1896)、戊戌(1898)以至已酉(1909)等均有流行,鼠疫是急性烈性传染病,病势凶险,中医竟敢与西医较量,一是由于西医传入国内不久,尚未普及,是时抗生素尚未问世,缺乏有效的治疗方法。二是连年的发病,当时的中医已积累了一定经验,有一定信心,发挥其所长,在情在理,而实际上,中医是当时与疫症抗争的中坚力量。

究竟中医治疗鼠疫之如此急性的传染病,用什么方法,我翻阅了清末民初的一些粤港名中医的医案医话,如黎庇留、陈伯坛、谭星缘、易巨荪、郭梅峰、谭次仲等,他们都用升麻鳖甲汤加减并收到肯定的疗效。《广州近代老中医医案·医话选篇》载了黎庇留及易巨荪的医案共八例,称本病为"核疫",据易说唐代《千金要方》早有岭南恶核,朝发暮死之记载,病症与近患疫症无殊,其方有五香散,亦以升麻鳖甲为主。升麻鳖甲汤出自汉代张仲景《金匮要略·百合狐惑阴阳毒篇》:"阳毒之为病,面赤斑斑如锦纹,咽喉痛,唾脓血,五日可治,七日不可治,升麻鳖甲汤主之。阴毒之为病,面目青,身痛如被杖,咽喉痛,唾脓血,五日可治,七日不可治,升麻鳖甲汤去雄黄、蜀椒主之。"黎庇留、谭星缘、易巨荪、陈伯坛乃同时代人,皆治仲景之学,常聚谈交流。

黎庇留第一次用本方是治其叶姓朋友的婢女,用本方后数小时,便渐渐清醒,已能下,以后再服几剂,便告痊愈。因当时中医界流传着用"升(麻)不过五(分)"的说法,黎氏恐人非议,事前先把升麻研末,制药饼,每个重一两三四钱,处方中升麻仅用一钱许,但他嘱病人在煎药时要放两枚药饼同煎,即升麻每剂之用量为二三两之多,日服两剂,危者三剂。

郭梅峰先生是私淑陈伯坛的,但陈伯坛用药剂量大,时称陈大剂,而郭梅峰却以用药量轻著称。不过治本病用升麻也是五钱至二两。谭次仲是谭星缘之侄,崇仲景学外,应属中西汇通派、革新派。谭次仲18岁时,在广西读书,适鼠疫流行,其家男仆趁墟归来,即倒地呻吟,不及半小时,便谵语吐血,两侧腹股沟淋巴肿大,谭父处本方用升麻一两,每日两剂,次日诸症渐失。后来,谭次仲之母,染此疫。因心理因素,不敢投以此方,其母竟亡。

上述说明本方治疗鼠疫并不是一个人的偶然经验,而是经过多位医学家临床验证,经得起得重复考验的。当时黎庇留、谭星缘、谭次仲等都作过疗效观察

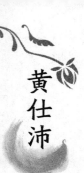

统计,并发表有关此病的医学论文和案例报道,易巨荪、黎庇留、谭星缘、陈伯坛等均为清末省港澳名医,有否参与香港中西界纷争其事? 则有待考证矣。

由于治疗鼠疫取得疗效,黎庇留于甲午年(1894)创办了"广州太平局十全堂"。丙申年(1896)又创办了"衷圣医院",在这两个中医机构为患鼠疫的市民赠医施药,救活无数。

从清末省港鼠疫流行的侧面可见,中医学几千年来与疾病作斗争的过程中,确实积累了不少宝贵经验,应该努力发掘,加以提高,中医药学在历史上为中华民族的繁衍昌盛立下了不可磨灭的功勋。

(本文原载于广州市中医药学会《创会 50 周年论文汇编》

附:真实记录:一个世纪前粤港疫情揭秘

(钟珮璐 郭水香 张中华《羊城晚报》2003 年 10 月 5 日)

"非典"已逐渐离人们远去,但据近日报载:"非典"今冬或会"变脸",世界卫生组织官员称,下次来的可能不是"非典",而是导致人体出现类似非典病症的病毒。

1894 年,粤港两地曾遭受过特大疫情袭击。从那次疫情发生、流行的规律来看,与今年初的"非典"疫情有着惊人的相似之处。

近日,我们在广东省档案馆,在工作人员的帮助下,找到了 1894 年的《申报》,揭开了这段尘封已久的历史。

1894 年广东的疫情起于冬春,持续时间长达一年之久。起初由于天干物燥,井泉枯竭,民间多"喉痛身热",常有患者朝发夕毙,救治不及。进入 4 月份,天气炎热犹如火伞当空,路上行人挥汗如雨。四处出现疫情,"死亡甚重",医生药铺忙不过来。西门外有户人家一天之内竟死了 5 人! 5 月份,瘟疫继续流行,官府中各级文武官员都有人染上此病。"死亡之多实百余年所未见",西关连登巷更是"十室九丧,哭声遍地"。棺木店日夜赶制棺材,仍然供不应求。但相比之下,医院药房的生意反而平平,因为染病后死神来得太快,病人往往来不及救治。此情此景，真令人心酸。

是年6月，死者已达数万人。向老百姓施舍棺木的慈善机构，只剩爱育堂一处，其他地方都因施舍棺木过多，钱财用尽，几乎难以维持下去。6月底，气候变化，下了几场大雨，人们以为疫情会慢慢消退。谁知西关一带比以前还严重，百姓心生恐惧，寝食难安。一直到年末，疫情才渐渐消遁。

这场疫情不仅持续时间长，而且发病快、死亡速、死亡率高。刚染上病时，身上生一恶核，"大如青梅，小如绿豆，痛彻于心，顷刻间神志昏迷，不省人事"。更有甚者，"常有宴饮之际，席未终而身已亡，谈笑之余，音尚存而魂已散。疫症出于俄顷，药石无所用之"。而病人即使得到及时医治，"病愈回家，必然再发，比初起时更重，不及救药而毙"。此病危害之大由此可见一斑。

当时的广州，人心惶惶。"广州城厢内外疫症流行，居民见死亡之多，均觉不寒而栗，多方祷禳，终属无灵"。"粤俗素来信鬼，以为人事既穷，唯有请命于神，故迎神赛会之事几于无日无之。"

由于风俗习惯和医疗水平落后等诸多原因，谣言四起，在恐慌面前，怪力乱神开始抬头，多出闹剧开始上演。有人扛着神像出游，求神庇佑，"鸣金击鼓，举国若狂"；还有人"舞狮迎神，纷纷扰扰"，就连时任广州府太守的张润生也不例外，于城隍庙设坛祭祀3日，"不理刑名"。

然而舞狮迎神驱赶瘟疫毕竟不能起作用，老百姓也渐渐明白这一招并不灵光。"近见疫症仍未少休，神力与狮威终归无用，于是废然而止。"更有村民见神仙不灵了，"遂迁怒于神，不特香烟顿减，且更以粪汁淋之，一时见者无不为之绝到"。

人们见迷信无效后，遂将迎神像的费用拿来修建医院。广济医院计划在西关湄州庙前搭建房屋救治病人，但附近街坊担心病人云集于此地，病毒会扩散到乡邻中，于是出面阻挠。下九甫的一位梁姓高官的儿子，参加了抗议集会，回家后就染上疾病暴亡。众邻都认为他是因阻挠善举遭报应而死，于是先前反对的人不敢再有异议。医院才得以设立，救治了不少人的性命。

附近西村乡民害怕瘟疫传到乡里，便在乡外的空地上搭了一座大棚，凡是从省城回来的乡人都必须隔离在大棚中，不许越雷池一步，家人也不能与之相见。

与广东当时信神拜佛、恐慌忙乱、措施被动消极相比，香港在应对同样的

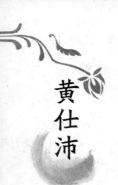
疫情时相信科学、反应迅速、措施主动积极,从而损失较小。

　　1894年5月11日,香港洁净局批准施行《香港治疫章程》。病人病情无论轻重,都必须搬到医疗船或指定的地方进行集中治疗,以防止疫情扩散。同时要求人们一旦发现周围有病患者或疑似病患者,必须到最近的差馆或官署报告情况,香港当局也下令"凡有病人匿而不报者须重办,以儆其余"。

　　章程规定,对有疫情的地区必须委派专人喷洒"解秽药水",同时对患者的衣物、床铺、生活垃圾及死者遗体等处理方式上作出了专门要求。病人住过的房屋,不论其生死,病人迁出后必须彻底清洗干净,并洒以药水,全面杀毒。

　　除了以上措施,香港当局还主动出击,寻求国际合作。"英官电致现驻日本之英国水师提督,欲延聘西医来港,借以诊治。"

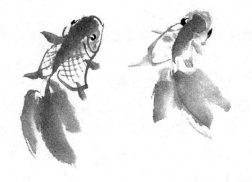

附录：经方学验
"华山论剑"

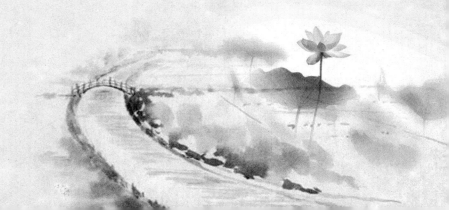

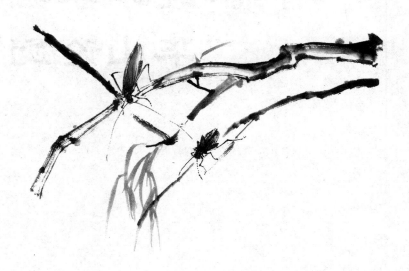

经方的现代临床运用体会

陈国成

我随黄师习医已 30 年，经历了一个从博采众方到笃信经方、由博返约的过程。确如黄师说的，有如陶渊明之"悟已往之不谏，知来者之可追，实迷途其未远，觉今是而昨非"。掌握好经方，大有眼前一亮的感觉。经方的运用在乎"方证对应"，有是证用是方，这充分体现出中医的辨证施治精神。经方在中医学发展的历史长河中经历过千锤百炼，验之于临床，是高效的方、经得起考验的方。特别是在现代临床中，西医诊断介入中医医院的临床诊疗是不可逆的现象。如何以中医中药应对西医诊断的疾病，是现代中医必然面对的问题。疗效是检验真理的唯一标准。经方"证"与"方"的关系非常紧密。"方证对应"也就是所谓用药丝丝入扣。年移代革，病虽有变而"证"不会变。所以以这些经过前人千锤百炼，能与"证"对的"经方"，治疗现代诊断的疾病，最能体现中医的规律，也是保持中医恒久生命力的支柱。本文就现代诊断的某些疾病运用经方治疗谈谈个人的心得体会。

一、心血管病

目前心血管病的发病率居各种疾病发病率之首。现代医学对此类疾病的诊断方法、治疗手段一日千里。在中医临床中运用经方治疗，辨准"证"，用准"方"，以不变应万变，仍然能在预防、治疗此类疾病中发挥一定作用的。

仲景对有关心血管病的辨治在《金匮要略·胸痹心痛短气病脉证治第九》中有较集中的记载。此外，也有散见于《伤寒论》、《金匮要略》各章节中。例如：

1.炙甘草汤。炙甘草汤见于《伤寒论》第 177 条："伤寒，脉结代，心动悸，炙甘草汤主之。"渺渺数字，蕴含了各类心率失常的治疗机会。事实上临床运用炙甘草汤治疗包括室性、房性、窦性的心律、心率失常，有确切的疗效。其辨证要点是气血阴阳虚损而又有期前收缩，心悸心慌为主要自觉症状的，每收到明显效果。用方关键，是要掌握好剂量和煎煮法。

2.瓜蒌薤白半夏汤、枳实薤白桂枝汤。《金匮要略·胸痹心痛短气病脉证治》曰："胸痹不得卧，心痛彻背者，瓜蒌薤白半夏汤主之。""胸痹心中痞气，气结在胸，胸满，胁下逆抢心，枳实薤白桂枝汤主之。"从原文描述，与现代临床所见冠心病心绞痛的症状非常相似。其辨证要点是舌苔厚，或腻，或黄、或白，且有胸翳，胸胁胀闷。黄师常两方合用，实取法于吴鞠通、范文甫诸前贤。我临床用于冠状动脉供血不足、胸痛胸翳、心悸的患者，常一剂即可缓解。

3.真武汤。充血性心力衰竭（CHF）是临床内科常见的急危重症和死因之一。早年本人曾探讨过真武汤在充血性心衰治疗中的应用及安全性问题[1]，以中西医结合方法治疗 CHF30 例，用中药后临床症状及体征得以改善，尤其是加入中药前病人都存在不同程度的眩晕、恶心、厌食等症状，加入中药及减少西药用量后症状消除。

CHF 在中医学中属"心悸"、"水肿"及"喘证"等范畴。病机多属心肾阳虚。气虚、阳虚为本，血瘀水饮停聚为标。本病为一慢性反复加重性疾病，本人以真武汤为基础方，温阳利水为主，方中重用附子以其温肾助阳，化气行水，在治疗本病的过程中应为主药，必须重用。查《伤寒论》仲景于该方后说其量为"附子一枚，破八片"。在使用过程中并无人们普遍认为的因附子燥热而出现的副反应。治疗结果显示，在使用西药的同时加用中药，患者的临床症状、体征均有所改善，而且可减少对西药的依赖，降低其副作用，提高病人的生存质量。

案一 病人伍某，女，70 岁。退休，广州人。因"反复心悸 5 年多，加重 1 周"于 2008 年 2 月 13 日就诊。

现病史：患者于 5 年多前开始反复出现心悸，每次发作均见悸动不安，伴胸闷、气短，活动后气促，每周发作 2～10 次不等，每次持续 3～15 分钟，活动后明显，休息后稍缓解。无晕厥、剧烈胸痛、肢肿、汗出等。曾在外院及本院就诊，诊断为"冠状动脉粥样硬化性心脏病"，予抗血小板聚集、改善心脏血供、营养心肌等治疗后症状改善不明显。近 1 周患者心悸加重，发作较前频繁，伴胸闷、气短，活动后气促。就诊时症见：精神疲倦，心悸，胸闷，活动后气促。纳眠差，二便调。舌淡红，苔薄而暗，脉结代。查体：P:90 次／分，BP:110/60mmHg，双肺呼吸音清，未闻及明显干湿性啰音。心率:90 次／分，律不

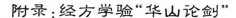

齐,每分钟可闻及 8～12 次早搏。全腹软,肝、脾肋下未触及。双下肢无浮肿。检阅实验室报告为:即查分析心电图示:频发室上性早搏,S-T 段改变,慢性冠状动脉供血不足,心脏彩超:左室节段性运动异常,二、三尖瓣轻度关闭不全。西医诊断:冠状动脉粥样硬化性心脏病,心律失常－频发室上性早搏,心功能 III 级。

中医诊断:心悸(气阴两虚),方拟炙甘草汤加减治之,处方:炙甘草 15g,党参 30g,桂枝 10g,大枣 15g,丹参 30g,麦冬 10g,生地 45g,阿胶 10g(烊化),田七 6g(打)。水煎内服,日 1 剂,温服,共 4 剂。嘱其低盐低脂饮食,避风寒,调情志,慎起居。服药期间忌生冷、腥臭、肥腻、酸辣之品。

复诊:上方连服 4 剂,二诊时患者精神好转,心悸发作次数减少,胸闷减轻,但仍有活动后气促,纳眠欠佳。再按上方连服 10 剂。

三诊时患者心悸发作次数明显减少,服药期间仅发作 2 次,每次持续 2～3 分钟,缓慢步行上二楼仅感少许气短,纳眠可,二便调。查体:P:85 次/分,BP:118/70mmHg,双肺呼吸音清,未闻及明显干湿性啰音。心率:85 次/分,律不齐,每分钟可闻及 2～3 次早搏。复查分析心电图示:偶发室上性早搏。嘱其坚持门诊治疗巩固疗效,以上方随症加减,目前病情稳定,心悸仅每月发作 1～2 次,每次持续 1～2 分钟,休息后可缓解。独自缓慢步行上三楼而无明显气促感,生活基本自理。

案二 患者黄某某,女,48 岁。因"心悸、气促 1 月"于 2010 年 10 月 29 日求诊。刻下症见:患者胸翳闷,精神疲倦,面色㿠白,活动后气促,心悸,纳呆,时有夜间胸闷气短感而需端坐。体查:心率 110 次/分,律整,双肺未闻及干湿啰音,血压 90/60mmHg,面部轻浮肿,双下肢无浮肿,舌淡,苔薄白,脉沉。查 X 线胸片结果:心影增大(心胸比 0.61),两肺膈未见异常。心脏彩色多普勒结果:左室收缩功能稍降低,心包中量积液声像。心电图:窦性心律过速,心电轴右偏,右心室高电压,心肌劳损。

予真武汤加味:党参 60g,熟附子 25g,车前子 30g(包煎),白术 15g,干姜 10g,茯苓 25g,白芍 15g,牛膝 30g,降香 10g。水煎内服,4 剂。二诊,心悸、气促减轻。守方再服 10 剂,症状明显改善。

11 月 12 日复查心脏彩色多普勒结果:心脏收缩、舒张功能未见异常,心

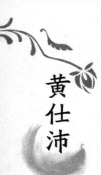

包少量积液。

12月3日再复诊，诸症消除，复查心脏彩超结果：未发现心包积液，左室收缩、舒张功能未见异常。胸部X线结果，心肺胸膈未见异常，心影无增大。

从临床所见，有不少经方在治疗心血管疾病上疗效确切，目前本人临床常用的包括炙甘草汤为主治疗心律失常；瓜蒌薤白半夏汤、枳实薤白桂枝汤治疗痰浊阻滞型心绞痛；四逆汤（受本方组成作用之启迪，早年于住院部常以参附注射液抢救严重休克患者）治疗心阳虚衰型休克；麻黄附子细辛汤治疗阳虚型窦性心动过缓；桂枝加龙骨牡蛎汤治疗心脏神经官能症；真武汤、葶苈大枣泻肺汤治疗心力衰竭等。临床上均取得满意的效果。

二、脑血管病

脑血管病是由于各种血管性原因引起的非外伤性脑局部血液循环障碍，出现神经损害的疾病，又称中风。临床上分出血性和缺血性两大类。基层中医院所见，又以缺血性为最常见。

从中医角度看，此病临床虽见症多端，但治法上只要谨守其"证"，应对其方，不宜囿于外风、肝阳、血瘀等，运用经方常可有取得奇效的空间。常用之方如：

1.续命汤。本人承袭学习黄师运用续命汤治疗神经系统疾病心得，特别是将麻黄递加的经验，将此方应用于脑血管病也获得良好的疗效，有如下之认识与体会：

（1）相信续命汤的疗效。中风一病是威胁人类健康的三大疾病之一，对其治疗《千金要方·诸风》云："依古法用大小续命二汤，通治五脏偏枯贼风"，说明此方早为中风病治疗之良方。

（2）麻黄的作用和安全性：当今临床每言及使用本药都有违忌之心，究其原因有三，一怕发汗，二怕心律失常，三怕异常血压升高。麻黄确有兴奋神经之作用，古方"还魂汤"内用麻黄，今更有借麻黄制以冰毒就是利用这一特性。其实用之得当全无上述之不良反应，今天我们在治疗中风病中常配合使用麻黄一药。当代名医李可更提出："中风危证不避麻，活血化瘀望莫及"。

（3）我在临床上运用本方，当以"身体不能自收，口不能言，冒昧不知痛处，或拘急不得转侧"为辨治之重点，只要其心律无特别异常均给予麻黄，剂量从每剂12g开始。文火先煎20分钟，据病情以后或可递增其量，效果常意想不到。至今未发生有病人服药后出现严重副作用。

2.抵当丸。抵当丸乃仲景之方，主治瘀热相搏，邪结以深，本方由水蛭、虻虫、桃仁、大黄组成，方中以水蛭为主药，配合虻虫、桃仁、大黄，四药合用，有活血通络、化瘀祛浊的功效。

黄师在抵当丸的启发下，精简化裁，以大黄、水蛭制成抗栓丸。本院用于脑血管病的防治，取得一定成绩，至今十多年来一直用于临床。

现代临床研究也表明，抵当丸有改善患者神经功能积分、日常生活功能评分的作用。现代药理研究表明抵当丸能降低脑损害及脑组织神经细胞变性。水蛭主要含水蛭素、肝素、抗血栓素等，水蛭素能够特异性抑制活化的凝血酶，抑制血小板聚集，有抗血栓形成的作用，对纤维蛋白有较强的纤溶作用[2]。大黄泻热导瘀，能降低毛细血管的通透性，并具有调脂、降低低密度脂蛋白、软化血管的作用。

中风患者一般病程较长，而传统中药煎煮过程繁琐，患者很难长期坚持。抗栓丸以两药同用，制成水蜜小丸，既避免高温水煎而破坏其有效成分，又方便服用，大大提高了患者服药的依从性。我们经过多年的临床观察发现，本药治疗缺血性脑卒中效果良好。

三、慢性阻塞性肺气肿、支气管哮喘、慢性肺源性心脏病

慢性阻塞性肺气肿是慢性支气管炎或其他慢性肺部疾患发展的结果。主要是肺组织终末支气管远端部分包括呼吸性细支气管、肺泡管、肺泡囊和肺泡的膨胀和过度充气，导致肺组织弹力减退，容积增大。由于其发病缓慢，病程较长，故称为慢性阻塞性肺气肿。

支气管哮喘，是由多种细胞特别是肥大细胞、嗜酸性粒细胞和 T 淋巴细胞参与的慢性气道炎症；在易感者中此种炎症可引起反复发作的喘息、气促、胸闷和 / 或咳嗽等症状，多在夜间或凌晨发生。

慢性肺源性心脏病，主要是由于支气管－肺组织或肺动脉血管病变所致肺动脉高压引起的心脏病。主要表现为慢性咳嗽、喘息甚或端坐呼吸，心悸或浮肿。

上述三种疾病都有一个共同的临床表现，以咳嗽、痰多或伴有喘息，反复发作的慢性过程为特征。病程进展缓慢，集中表现在咳、痰、喘、肿之上。

仲景辨治此病，有其独特的一面，辨治规律集中于《金匮要略·肺痿肺痈

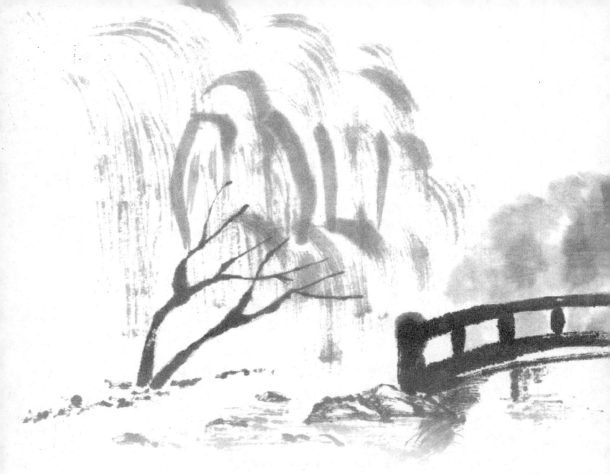

咳嗽上气病脉证治》、《痰饮咳嗽病脉证并治》、《水气病脉证并治》各篇及《伤寒论》各条文中。细读之不禁惊叹仲景观察肺系疾病的临床表现竟如此细致、全面。①咳喘，甚至倚息不卧。②痰，此痰清稀，"吐涎沫"。③合并感染，发热。④肺源性心，"其形如肿"（心源性水肿），"倚息不得卧"（端坐呼吸），"心下痞坚，面色黧黑"（肺静脉高压，右心功能不全）。⑤肺性脑，"目中不了了，睛不和"（结膜水肿），"独语如见鬼状，若剧者，发则不识人，循衣摸床，惕而不安，微喘直视"（脑缺氧）。⑥胸积液（悬饮）。⑦胃肠道淤血而出现"痞"、"腹满"、"腹痛"、"腹泻"等。

　　经方治疗此等病症，有其独特的一面。用方灵活多变而又实效。举几首常用方如下：

　　1.小青龙汤。小青龙汤首见于《伤寒论》第40条："伤寒表不解，心下有水气，干呕，发热而咳，或渴，或利，或噎，或小便不利，少腹满，或喘者，小青龙汤主之。"此后第41条："伤寒，心下有水气，咳而微喘，发热不渴者，服汤已，渴

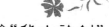

者，此寒去欲解也，小青龙汤主之。"还有《金匮要略》共三条："病溢饮者，当发其汗，大青龙汤主之，小青龙汤亦主之。""咳逆倚息不得卧，小青龙汤主之。""妇人吐涎沫，医反下之，心下即痞，当先治其涎沫，小青龙汤主之；涎沫止，乃治痞，泻心汤主之。"从这五条原文可以看出仲景使用小青龙汤的指征很明确。除咳、喘外，痰涎清稀是其要点。本人对此方的体会：

（1）本方经典方证原是有表证的，如"伤寒表不解，心下有水气"，从表不解可以推断有恶寒发热、无汗、脉浮紧等太阳伤寒证。但临证中，本人认为表证不必悉具，饮邪当为重点，或临床同时遇风遭冷则咳喘加重，咯痰稀白等特点，即可选用小青龙汤以温肺化饮，不必拘于表证之有无。

（2）此方干姜、细辛、五味子同用，正合"病痰饮者，当以温药和之"的原则。甘草干姜汤是本方的基方。甘草干姜汤的辨证要点是："吐涎沫而不咳，其人不渴"等。再与各药合用，实为治痰饮阻肺之最佳组合。

（3）此方加减法可窥仲景的用药规律之一斑，亦可看到仲景处理肺系疾病时充分体现其"观其脉证，知犯何逆，随证治之"的辨证思维。①第40条中五个"或然证"的加减（略）。②"烦躁而喘"小青龙加石膏汤主之。③痰饮篇中第35条至第40条，小青龙汤加减衍变成：桂苓味甘汤、苓甘五味姜辛汤、苓甘五味姜辛夏汤、苓甘五味姜辛夏仁汤、苓甘五味姜辛夏仁大黄汤。

2.真武汤、葶苈大枣泻肺汤。仲景在《伤寒论》第82条："心下悸，头眩，身瞤动，振振欲擗地，真武汤主之。"第316条："腹痛，小便不利，四肢沉重疼痛，自下利者，此为有水气，其人或咳、或小便利、或下利、或呕者，真武汤主之。"而葶苈大枣泻肺汤则出自《金匮要略·肺痿肺痈咳嗽上气脉症并治篇》，其曰："肺痈，喘不得卧，葶苈大枣泻肺汤主之。""肺痈胸满，身面目浮肿……咳逆上气，喘鸣迫塞，葶苈大枣泻肺汤主之。"从以上条文所见，以上两方均为治疗肺系疾患而阳虚者出现咳、喘、肿、满、悸为主症的方剂。临床上本人正是根据此方之特点，以真武汤温阳化气、行水治其本，葶苈大枣泻肺汤开泄肺气、泻水逐饮治其标，两方合用以加强其标本兼治的作用，比单纯使用一方效果更好，共同达到温阳利水、化痰逐饮的目的，正合治疗慢性肺源性心脏病、心力衰竭患者之慢性咳嗽、痰多、气喘、浮肿、心悸、小便不利等临床特征，使用上不必介怀是否肺痈以及表证之有无，临床上方证相应，此正合仲景"有是证用是药"之治疗特色，临床每获良效。

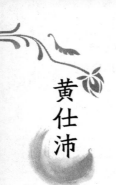
四、雷诺氏征(RD)、糖尿病周围神经病变、冻疮

雷诺氏征(RD)是血管神经功能紊乱引起肢端小动脉异常痉挛的一种疾病,特点是所有患者都因寒冷而诱发,据其临床表现,应与中医学中所谓"四肢厥寒"、"痹证"、"厥证"相似。

糖尿病周围神经病变是糖尿病最常见的并发症之一。病变主要以累及同种神经较常见,以周围对称性感觉和运动神经病变及自主神经病变最为多见,患者多感觉对称性肢体麻木、疼痛、感觉异常、蚁走感、灼热感或手足冰冷感、感觉过敏(呈手套或袜套样感觉)、感觉减退、感觉消失等。冻疮是由于寒冷引起的局限性炎症损害,其主要以儿童、妇女及老年人为多。特点是发病于寒冷季节,反复发生,好发于手足、面颊、耳廓等末梢部位。

冻疮初起为紫红色肿块或硬结,中央青紫,触之冰冷,压之退色,去压后恢复较慢,瘙痒,冻疮一旦发生,在寒冷季节里常较难快速治愈,若溃烂往往要等天气转暖后才会逐渐愈合。

由上所见,三病都有一个共同点,表现为不同程度的肢体末端感觉异常(多出现为麻、痛或痒),多因寒而发,以四肢厥冷而痛为主,据其表现,应与中医学中所谓"四肢厥冷"、"痹证"、"厥证"相似。故治疗当以活血通脉,温经散寒,常用之方如当归四逆汤或当归四逆加吴茱萸生姜汤等。

1.当归四逆汤。当归四逆汤见于《伤寒论》第315条:"手足厥寒,脉细欲绝者,当归四逆汤主之。"仲景用简短的八字,描述了末梢循环障碍的临床见症,而以此方治之。临床所见的确效如桴鼓。本方从桂枝汤化生而来,即桂枝汤去生姜,加当归、细辛、木通。必须注意到仲景加了一句:"其人内有久寒者,宜当归四逆加吴茱萸生姜汤。"所谓久寒者即病证迁延日久。吴茱萸为温里散寒止痛之品。仲景每用于里寒证之日久者。如温经汤用本品,其证有:"妇人少腹寒,久不受胎。"又如《金匮》九痛丸治"陈年积冷,流注心胸痛……"久治不愈者常加此品。通常用量6~12g,因其气味俱厚,辛辣臊苦。臊原指动物体臭,泛指异常气味。但久寒者仍需重用。如仲景此方用2升,吴茱萸汤用1升,温经汤则为3两。1升的容量约200ml,其量之大可见。不过仲景用本品注明:汤洗七次,是把辛臊之味洗之令减。我们用大量时,叫药房另包,嘱病人煎药前先煮一两沸,去水后,再与他药同煎,可减辛性。见黄师治一颈椎综合征术后头痛甚,经年不愈。用葛根汤后剧痛已缓,但仍未全控制。加大量的吴茱萸后,诸症明显改善。

　　冻疮虽是小疾,但亦令患者痛苦难堪,此病每发于素体血弱有寒之人。若连年复发者,入冬即服之。未病先防,效果更好。我的外公广州市名老中医黄继祖治冻疮,除内服当归四逆汤外,尚有一外用浸泡的验方:商陆 30g、沙姜 30g。煎温水泡患肢,甚效。

　　本人曾治一梁姓雷诺氏征女患者,是年隆冬寒冷有加,初诊自诉因受寒而发作,十指皮肤颜色变白,继而青紫潮红,反复发作已两年,每以冬天而发。发作常自小指尖开始,局部发凉、麻木、刺痛和酸胀不适感。查血压及心肺无异常,桡动脉搏动正常,舌淡苔白。初时自己揉擦患肢可使发作中止。但症状日渐加重而频繁,现需将手浸于温水才中止。

　　思其血虚寒凝之根本,投以当归四逆加吴茱萸生姜汤,当归 24g,桂枝 15g,细辛 3g,白芍 15g,炙甘草 15g,吴茱萸 6g,自加棋子般大生姜一枚,连服 20 天,另加桂枝煎水浸泡,药后症状大为改善,次年入冬即服用本方,随访未见复发。经验所得,以本方治疗雷诺氏征患者,尤适宜于本病之缺血期及缺氧期,用此方治疗,正合"手足厥寒"之方证也。

　　2.黄芪桂枝五物汤。本方见于《金匮要略》。其曰:"血痹阴阳俱微,寸口关上微,尺中小紧,外证身体不仁,如风痹状,黄芪桂枝五物汤主之。"

　　此方亦桂枝汤衍变,桂枝汤重用生姜去甘草加黄芪。在内科杂病的应用上,同样可用于末梢神经疾病和末梢循环障碍,与当归四逆汤近。此方以黄芪益气为主,黄芪《本经》载:"主痈疽久败疮",后世谓托疮排脓,引申为生肌。故此方用于肌肉萎缩无力者较好。当归四逆汤有当归活血为主,更有细辛温通,故用于肢冷者较好。临床可酌情交替使用。

　　五、药食同治

　　药膳是一种特殊形式的食疗法。它是把药物和食物合理配伍,运用中国传统的烹调技术制作而成,有一定保健治疗作用,达到色、香、味、用俱全的特殊效果。食借药威,药助食势,相得益彰,共同起到治病之目的。可长期运用,对于慢性疾病的调理治疗尤为适宜。

　　当归生姜羊肉汤于《金匮要略·腹满寒疝宿食病脉证治篇》记载,其曰:"寒疝腹中痛,及胁痛里急者,当归生姜羊肉汤主之。"《妇人产后病脉证治篇》又谓:"产后腹中疼痛,当归生姜羊肉汤主之;并治腹中寒疝,虚劳不足。"本方可温中、

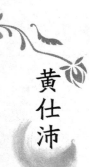

补血、散寒。本人在临床中除用治虚寒腹痛、痛经、产后大便困难等症外，值得一提的是，羊肉本血肉有情之品，餐桌之佳肴，美味而有益，汤中加入当归、生姜既可加强温中散寒，又可去羊肉之馊味，本方充分体现了仲景制方注重食疗法，善于将药食搭配共同组方，以食物协助药物发挥效力，既能治病，又可顾护脾胃，这为后世食疗法的发展奠定了基础，所以本人也常推介此方以作食疗之方，不拘泥于上述腹痛等症状之有无，尤以冬天素为虚寒之人更宜，可口利身，一举两得，值得我们进一步挖掘药食两用之方及其临床用途。

中医泰斗"国医大师"邓铁涛在本书的题词曰："仲圣之学并未过时，发扬光大我辈有责"，可谓语重心长。当今仍有人认为"古方不能治今病"、"南方不宜用经方"等，至使经方的推广受到制约，经方这一中医的亮点蒙上黑纱，中医药的临床疗效受到质疑。因此，观察、总结经方治疗现代医学诊断的疾病的疗效，又是我们每一个"铁杆中医"要勇于承担的责任。

参考文献：

[1]陈国成.真武汤在充血性心衰治疗中的应用及安全性探讨[J].江苏中医药.2002(23):12.

[2]马坤范，马锡纯.用水蛭经验[J].中医杂志.1993,34(1):5.

注：陈国成，广东省中医优秀临床人才、中医药强省名中医培养对象。广州市越秀区中医院南院院长。

从"执简驭繁"到"方证对应"

康旦霞

余20世纪60年代初学习中医,80年代曾在广州中医学院进修《伤寒论》。但临床未见得心应手。大有"读方三年,便谓天下无病可治;及治病三年,乃知天下无方可用"之感。说实话方是有的,且历代的方,多得不可胜数。问题是不知如何用。不知如何用,等于无方可用。余今年70矣,退休后常参与慈善机构为群众举行的义诊。倍感所学不敷应用。常与同门师弟黄仕沛谈论经方,发现他所论执简驭繁,甚切实用。空闲到他诊室察看他临证,运用经方,挥洒自如,每收良效。若以寻常思维观之,可说是出奇制胜。若以仲景用药规律观之,归结为"方证对应"而已。观察三个多月,令我茅塞顿开,确实上了一个新台阶。施于临床,信心倍增。兹录验案数则,就正于同道。

一、甘草泻心汤治荨麻疹

余保姆之子,19岁,学生。四肢及躯干出皮疹,疹色红活,瘙痒难受,常搔至皮肤破损,有渗出物。夜难安睡,已半月余。口稍干,舌脉如常。曾服中药(不详)无效。

拟甘草泻心汤加苦参治之:川连6g,黄芩15g,法夏24g,干姜6g,党参30g,大枣15g,甘草20g,苦参15g。配3剂,日1剂,复渣再煎,服两次。

三天后,其母回来,喜告我家人说:吃了康姨的3剂药,我儿子耽搁十多天的病全好了。真棒!

按: 甘草泻心汤在仲景书中见两处:①《伤寒论》第158条,是针对寒热虚实互结之痞证而用。②《金匮要略》治狐惑病。狐惑病近人多认为与白塞氏病相似,以口腔、眼、阴部黏膜溃疡为主症。临床扩展其用,凡皮肤病有渗出者皆可用之。若以风疹辨证必属风热湿邪,袭于肌肤,必治以疏散风邪、清热燥湿为法。法一定方无一定,但经方辨证则不然也。

甘草泻心汤组成:甘草、黄连、黄芩、半夏、党参、干姜、大枣。

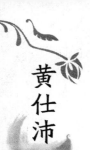

临床上,此方的甘草为生甘草,必须重用。干姜视乎情况,如渗出多者可用至 20g、30g。一般可用 6g。但不能以为辛温大热而去之不用。

二、旋覆花汤合四逆散治胸胁痛

我本人 2010 年 4 月,不慎身体向前倾跌倒,胸部及两胁疼痛,深呼吸及体位变动时更甚,常按压之稍舒,服云南白药两天,每天三次。疼痛未除,且越觉精神疲惫,胸胁翳痛难眠,因而与吾师弟仕沛商讨治法。

仕沛曰:仲景有言,其人欲蹈其胸者,旋覆花汤主之。遂合四逆散,竟一剂痛缓,两剂痊愈。处方如下:旋覆花 10g(布包煎),降香 30g,蒌仁 24g,法夏 24g,柴胡 24g,白芍 60g,枳实 15g,麻黄 10g,甘草 20g。

按:旋覆花汤出自《金匮要略》:"肝着,其人常欲蹈其胸上,先未苦时,但欲热饮,旋覆花汤主之。"肝着者注家多认为"邪着于肝之分野"。大凡喜按属虚,拒按为实;喜热饮属寒,喜冷饮属热。肝着最为明显的是"其人欲蹈其胸上",本为喜按,又"但欲热饮"。细玩原文,乃知非虚证,实胸阳不运,气郁血滞。"先未苦时"一语最为关键,即初之时欲热饮,得温则行,即可暂时缓解症状,但此时已成"肝着",要"蹈其胸"方可解也。原方用旋覆花、葱、新绛。新绛究为何物?众说不一。有谓以降香或苏木或红花代之者。合以四逆散瓜蒌、法夏、麻黄等加强通阳化瘀之用。

三、小青龙汤、甘草泻心汤交替使用案

潘某,女,66 岁,居于清远大滩地藏殿。曾因四肢皮肤瘙痒,患处皮肤增厚,搔痒抓出恶水结痂,反复发作,在当地治疗两年余无效,已无信心。2010年 5 月 15 日刚好我前往义诊。她因月余以来,咳嗽气喘,痰多稀白,多泡沫,前来索方。

我对她说,喘咳固然要治,但皮肤问题亦不能坐视。遂处两方:①小青龙汤:麻黄 6g,桂枝 6g,干姜 6g,白芍 15g,炙甘草 12g,细辛 9g,法夏 24g,五味子 15g。②甘草泻心汤加味:川连 6g,黄芩 15g,法夏 24g,干姜 10g,党参 30g,大枣 15g,甘草 20g,升麻 15g,苦参 15g。嘱其先服①方 3 剂,俟咳喘好了再服②方。

6 月 6 日我再往清远,她前来诉说:服①方 3 剂,咳喘果愈,接着服②方,3 剂后竟奇迹出现,皮肤瘙痒大减,顿感轻松,连续服了 6 剂。皮肤变得平滑了,原来患处皮肤颜色暗褐,现已转淡。病者高兴异常,要求再予处方。又予甘草泻心汤加重甘草、苦参、升麻。

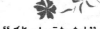

以后未见再来复诊。至 6 月 20 日，见到其女婿，追问其情况，谓其岳母自我感觉已好，不用再吃药了。

按：小青龙汤为心下有水气，咳逆倚息不得卧之主方。辨证要点在于痰涎清稀。尝见病房一患者，咳喘舌苔黄厚，先投以定喘汤等多天未愈。后师弟仕沛查房，询知病者痰多清稀即处以小青龙汤。众人皆不解，舌苔黄厚应是痰热内蕴，何以仍一派温药？仕沛解释，仲景辨证以现证为主，舌脉受诸多因素影响，故一般舍脉舌从证者多，舍证从脉舌者少。有人曾作统计，《伤寒论》、《金匮要略》共有条文 812 条，其中有脉象记录的仅 289 条。《金匮要略》"妇人吐涎沫，医反下之，心下即痞，当先治其吐涎沫，小青龙汤主之，涎沫止，乃治痞。"可见痰涎清稀者即可用小青龙汤。而吐涎沫又为甘草干姜汤的主证。小青龙汤之基方实为甘草干姜汤。众人方大悟，自始见各人，每见痰涎清稀者皆放胆投以小青龙汤。

甘草泻心汤治皮肤病前案已略述。此案较前案更为顽固。虽重用干姜至 10g、甘草后来增至 30g，收到可喜的疗效。

小结：仲景经方为中医之瑰宝，受种种原因，医者敬而远之，若抛弃经方，继承发扬中医学从何说起？近贤章太炎说过："中医之胜于西医者，大抵以伤寒为独甚。"我感觉要有效地运用经方，必须掌握"方证对应"，要"方证对应"必须要熟悉原文，尤幸我早年练就一点"童子功"，虽未能信手拈来，也不会毫无感觉。其次，仲景经方，其实在中医学发展长河中，其辨证思路、用药规律都是自成一派的，因此，确应排除后世各学派的影响、干预才能很好掌握。正如《读过伤寒论·序》所说的："仲景书必跳出旁门可读"。再次，仲景方，其结构缜密，法度严谨。如非有充分理由不宜随意加减。吾虽垂老矣，行医四十余年，上述心得，实近几个月之顿悟而来也。来者鉴之。

注：康旦霞为原广州市越秀区卫生学校校长。黄师之父广州市名老中医黄继祖之弟子。早年曾专习《伤寒论》，退休后仍醉心经方不辍。

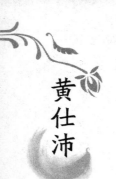

联系方剂与病证的桥梁到底是什么

——甘草泻心汤治疗小儿口腔黏膜病

郑明

临床上多种疾病可引起小儿口腔黏膜溃烂、渗液，主要包括：①狭义性口腔炎，是疱疹病毒及球菌等感染所致，可分单纯性口腔炎、急性球菌性口腔炎、鹅口疮、疱疹性口腔炎四类，以口腔黏膜出现疱疹、红肿、糜烂、溃疡、疼痛为主要表现，是小儿常见病之一，属中医"口疮"范畴。②手足口病，是由肠道科萨奇病毒和 E-71 病毒感染所致，以口腔黏膜疱疹、溃疡及手足臀等处皮疹为主要特征的小儿传染病，属中医学"温病"、"时疫"范畴。本人在广州市名中医黄仕沛老师的指导下，使用甘草泻心汤治疗小儿口腔黏膜病 62 例，取得满意疗效，现报道如下。

资料与方法

一般资料：共 62 例，均为 2010 年 4 月～2010 年 7 月我院门诊就诊的口腔黏膜病患儿，均符合《中华人民共和国中医药行业标准·中医耳鼻喉科·病症诊断疗效标准》和目前卫生部颁布的《手足口病诊疗指南（2008 年版）》。男 34 例，女 28 例，年龄 11 个月～7 岁，病程 1～10 天，疱疹性口腔炎 35 例，溃疡性口腔炎 19 例，手足口病 8 例，伴有发热 34 例，流涎 8 例，拒食 36 例，并发上呼吸道感染 18 例，支气管炎 4 例，支气管肺炎 1 例，牙龈炎化脓性扁桃体炎 1 例，脓疱疮 1 例。

治疗方法：甘草泻心汤加味治疗，甘草泻心汤方：甘草 15～20g，黄连 1.5～3g，黄芩 6～9g，干姜 2～5g，党参 6～9g，大枣 6～9g，苦参 6～8g，石膏 30～40g，升麻 6～10g，法夏 6～8g。伴发热加柴胡 10～12g，便秘加生地 12～20g（剂量视年龄大小及病情选择上述分量），每日 1 剂，水煎分 2～3 次服完，连服 2～5 剂。

疗效判定标准：《中华人民共和国中医药行业标准·中医耳鼻喉科·病症

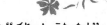

诊断疗效标准》和目前卫生部颁布的《手足口病诊疗指南(2008 年版)》。

结果:62 例患儿除 1 例合并化脓性扁桃体炎、牙龈炎结合西药治疗外,其余均治愈,占 98.4%。其中疱疹性口腔炎 1 天治愈 5 例,2 天治愈 18 例,3 天治愈 7 例,4 天治愈 4 例,5 天治愈 2 例。溃疡性口腔炎 1 天治愈 3 例,2 天治愈 7 例,3 天治愈 5 例,4 天治愈 3 例,5 天治愈 1 例。手足口病 1 天治愈 2 例,2 天治愈 4 例,3 天治愈 2 例,皮疹均予第二天消退缩小,仅留少许印痕,无继续出疹现象。

典型病例

例 1　赵某某,男,11 个月。2010 年 6 月 11 日 17 时来诊,高热 1 天,伴咳嗽、咯痰、流涕,纳差,大便一次质烂,就诊时即测体温:39℃,查体:咽充血(++),口腔黏膜见十余颗绿豆大小疱疹,心肺未见异常。血常规：白细胞:19.0×10⁹/L,中性:53.4%,淋巴:35.9%。舌红苔白,指纹青紫。

诊断为:疱疹性口腔炎。即处以甘草泻心汤加减,处方:甘草 15g,黄连 2g,黄芩 8g,干姜 2g,党参 6g,大枣 6g,苦参 6g,石膏 35g,升麻 8g,柴胡 12g,浙贝 9g,法夏 6g,1 剂。患儿服药当晚热势渐退,次晨来诊,体温:37.7℃,疱疹缩小,咽充血减轻。继守上方 3 剂(因家属回乡过节未见复诊)。2 周后,因小儿饮食不节发热来诊,询及上次病情,诉服第二剂药后热退身凉,口腔疱疹消失,精神饮食正常,血常规复查正常。

例 2　彭某某,男,3 岁。2010 年 7 月 1 日来诊,患儿手足口病数天,曾用西药抗病毒等对症处理,并服中药导赤散、玉女煎加青天葵等不愈。刻诊:发热,体温 37.8℃,精神疲倦,口腔疼痛拒食,声嘶,张口困难,口腔黏膜及峡部黏膜满布溃疡及疱疹,手掌、足底、肘部、臀部、膝部皮肤满布粟粒样、绿豆样疱疹、丘疹,口臭,舌红,苔厚腻。

即投本方(剂量偏大),2 剂,7 月 3 日复诊,家长代诉患儿当日仅服药三口,即可开口说话,口腔疼痛减轻,索食,两剂后口腔溃疡消失。见其神清纳爽,二便正常,舌淡红,苔薄白,改用沙参玉竹麦冬汤去花粉加石斛两剂,以善其后。

例3 李某某,女,2岁。2010年7月2日上午来诊,发热1天,体温39.2℃,伴咳嗽、流涕,血常规:白细胞:14.1×10⁹/L,中性:60.7%,淋巴:26%。予抗病毒口服液、锌布颗粒、退热药口服,头孢及阿奇霉素静滴。下午体温不降反升,39.4℃,并见下肢散在芝麻样红色丘疹,即予桑菊饮合白虎汤加减1剂,次日热退。却见头面及躯干散在数颗红疹及小水泡,怀疑为水痘,即予疏风清热、渗湿解毒中药2剂,并紫金锭片溶水外涂患处。7月5日,患者头面疱疹消退,口腔近咽弓部位有两颗黄豆大小疱疹,臀部及双下肢却布满黄豆、绿豆大小脓疱疮,周围红晕,破后露出湿润、潮红糜烂面,其中小腿后侧处密集几颗花生仁大小水泡,并连环叠起。

即投此方,加滑石15g,两剂,继续外涂紫金锭。7月7日复诊,口腔疱疹消失,臀部、双下肢密布的脓疱疮、天疱疮全部吸收结痂,精神好转,纳可,唯三天未解大便,继守上方去滑石,加生地15g,两剂,3天后,家长来诉大部分疱疹已结痂,皮肤光滑。

讨论:临床上治疗小儿口腔炎及手足口病,中医多以清热解毒之法为主,近期卫生部及国家中医药管理局颁发的中医药防治手足口病临床技术指南,其方中根本未见干姜、党参、大枣、法夏等温补燥热之品,升麻、甘草之剂量亦超出药典范围,且此类患儿多伴发热,本人艺不高,胆子小,虽黄仕沛老师多次谈及甘草泻心汤之妙用,仍担心其安全性及疗效,未敢轻试。2010年4月,黄师短信:"今手足口病猖獗,可否试试经方治疗,《金匮要略·百合狐惑阴阳毒病证治》中证颇似。"在黄师再三引经据典解疑释惑并提供参考剂量,方敢在患儿身上使用。在运用过程中,最明显的是患儿的疼痛迅速减轻,发热和口

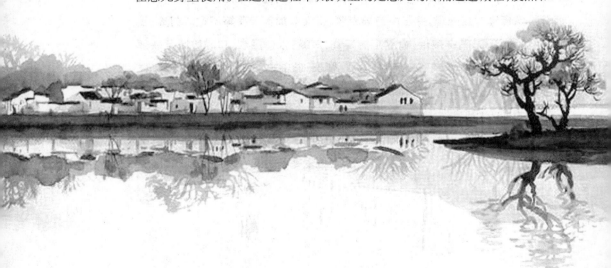

腔疱疹、溃疡很快消退。与清热解毒之时方相比,疗效快而平稳,没有明显不适及不良反应,患儿的精神状态、纳食及二便等相关症状均迅速恢复正常,没有出现服用时方或者西药后出现的神疲、纳差、汗多等现象。而且病情越重的,疗效越明显。

《金匮要略·百合狐惑阴阳毒病》:"狐惑之为病,状如伤寒,默默欲眠,目不得闭,卧起不安,蚀于喉为惑,蚀于阴为狐,不欲饮食,恶闻食臭,其面目乍赤、乍黑、乍白。蚀于上部则声喝,甘草泻心汤主之"。甘草泻心汤为治疗狐惑病的主方,狐惑病多认为如今之白塞病,白塞病必具之症状为口腔溃疡,近代经方家多以此方治疗口腔溃疡,如胡希恕、赵锡武、岳美中等前辈多有验案可参。黄师常言甘草为本方之主药,临床常用至30g。《金匮要略·肺痿肺痈咳嗽上气病脉证治》:"肺痿吐涎沫而不咳者,其人不渴,必遗尿,小便数,所以然者,以上虚不能制下故也。此为肺中冷,必眩,多涎唾,甘草干姜汤以温之。"可见甘草干姜汤是仲景治疗一切澄澈清冷之涎、沫、渗出的主方。更有现代研究指出,干姜能调节免疫,故本方能取效,还要取决于干姜。黄师以此方治疗各种黏膜病如口腔溃疡、湿疹、牛皮癣、痔疮等,效果甚佳。

黄师曾在他的文章《难以理喻之经方》中指出:"中医之存亡,关键在疗效,疗效之关键在辨证,辨证之关键在'方证对应','方证对应'有时便无须思议,疗效有时常不可思议。"本次实践就印证了这一观点,不论是口腔的疱疹、溃疡还是手足口病,使用本方皆可取效。前面说到的疱疹性口腔炎伴发脓疱疮的病例,因用时方后疱疹越来越多,且出现数个大水泡重叠,当时已犹疑是否改用清暑汤合五味消毒饮,或用抗生素,但我发现她咽弓疱疹时,即选用甘草泻心汤,两剂后竟收到意想不到的效果。

通过本次实践使我认识到,方证对应是联系方剂与病证的桥梁,深感经方的魅力,坚定了我运用经方治疗儿科疾病的信心。我将更加努力学习和挖掘经方的方证主治,提高临床疗效,实现中医学的传承与创新。

注:郑明为黄师早年学生,专攻儿科,广州市越秀区儿童医院副院长。

2010年适手足口病流行,郑明在黄师启发下,果敢运用此方,取得满意疗效。

透过诸位临床大家的不同视点：柴胡桂枝干姜汤小议

何莉娜

柴胡桂枝干姜汤见于《伤寒论》第147条："伤寒五六日，已发汗而复下之，胸胁满微结，小便不利，渴而不呕，但头汗出，往来寒热，心烦者，此为未解也。柴胡桂枝干姜汤主之。"另《金匮要略·疟病脉证并治篇》附方："治疟寒多，微有热，或但寒不热"。组成：柴胡半斤，黄芩三两，桂枝三两，干姜二两，瓜蒌根四两，牡蛎二两，炙甘草二两。共七味，实乃小柴胡汤之变方也。即小柴胡汤去人参、大枣、生姜、法夏，加干姜、桂枝、牡蛎、瓜蒌根。

历代医家对柴胡桂枝干姜汤的分析

1.少阳病兼水饮内结。伤寒汗下后，邪入少阳，枢机不利，疏泄失常，决渎失职，而致水饮内结。《伤寒论译释》、日本吉益东洞的《类聚方》及汤本求真的《皇汉医学》皆持此意见。唐容川于《伤寒论浅注补正·太阳篇》说："水饮内动，逆于胸胁，故胸胁满微结，小便不利。水结则津不升，故渴，此为猪苓汤证同一意也。"陈慎吾将柴胡桂枝干姜汤证概括为"少阳证而有阴证转机之人用之"，即认为本方主治小柴胡汤证而有脾阳虚及心阳虚，阳虚不能化气而致水湿内停者。

2.邪陷少阳，胆火内郁兼太阴虚寒。刘渡舟认为柴胡桂枝干姜汤是仲景为邪陷少阳、胆火内郁兼太阴虚寒之证而设的。他在《伤寒论通俗讲话》中指出："邪陷少阳，气郁不舒，故胸胁满微结；胆火上炎而灼津，故心烦口渴；热郁不得宣泄而上蒸，故头汗出；正邪纷争，故往来寒热；无关乎胃，故不呕；三焦气机阻滞，所以小便不利；内伤脾气，太阴虚寒，故见腹满或大便溏泻，此证为胆热脾寒，故治以清少阳之热，兼温太阴之寒。"在《伤寒论十四讲》中又说："余在临床上用本方治疗慢性肝炎，证见胁痛、腹胀、便溏、泄泻、口干者，往往有效。若糖尿病见有少阳病证者，本方也极合拍。"

3.寒热错杂，上热下寒。胡希恕认为："伤寒五六日，虽已发汗。并不解则常转入少阳柴胡证,医者不详查,而又误用下法,津伤甚,由阳证转化为阴证,虽胸胁满未去,但呈现微结。汗、下、邪热皆伤津液,津液不下,故小便不利;津液虚少,热伤津致燥,故渴而不呕;气冲于上,故但头汗出;往来寒热,为邪还在半表半里;心烦,为上有热。"这里的"微结",是针对大陷胸汤证说的,即是说此结轻微,与大陷胸汤证结如石硬为阳明证者显异。

4.少阳病兼津伤。汗后复下,津液已损,更因邪入少阳,胆火内郁,热耗津液,致亡津而内燥。如汪苓友云:"小便不利者,因下后下焦津液不足也。"

5.少阳病兼表邪未解。伤寒治疗不当,邪气内陷,表邪未解。如成无己谓:"即邪在半表半里为未解也。"尤在泾在其《伤寒贯珠集》中指出:"夫邪聚于上,热胜于内,而表邪不解"。

6.汗下阳陷,阴阳两伤。汗下后津液耗伤,又因苦寒妄下,阳气亦损,冉雪峰认为:"外则少阳而兼太阳。内则阳微而兼阴微,既为太阳少阳的里层,又为阳伤阴伤的并合。"

黄师对柴胡桂枝干姜汤方证的理解

此方结构奇特,寒热互用,加上原文语焉不详,致令注家众说纷纭,颇具争议。但如何用之临床,才是关键。黄师综合各家之说,紧密联系临床,对本方应用颇具心得。

从方证、病机而言,注家多以为乃少阳病而兼饮邪内结。然仲景治饮多以苓、术剂而本方何以不用? 故黄师赞同刘渡舟之说,乃少阳胆热更兼太阴脾寒。而据刘老说他是取自于陈慎吾前辈的启发:"少阳病而又兼见阴证机转。"刘老认为原文虽无下利记载,此证下利、腹胀却是临证特点。此一特点,指出了临床使用指征。此推论实又来于仲景,论中曰:"太阴之为病,腹满而吐,食不下,自利益甚,时腹自痛。若下之,必胸下结硬。"以药测证,下利用干姜亦仲景之定例也。

"胸胁满微结"一证,胡希恕则从《皇汉医学》之说,"结"即含悸、气上冲之意。黄师认为日人此方医案,多有悸、气上冲。是从临床中来,也是仲景用桂枝之定例,可备临床参考。但"结"却未必是悸,仍应从结硬去理解,微结即微硬,胸胁胀满且有微硬。故本方用桂枝、牡蛎,是散结软坚之用。从病机来说,则不止是胆热脾寒矣,应有血结瘀阻矣。瓜蒌根一药,本证有渴,自然用之,仲景用瓜蒌根共十处,文中明言渴者七证。而用本品与附子、桂枝、干姜、细辛,也有

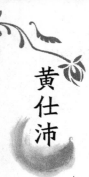

与黄芩、瞿麦等同用。而白虎加人参汤之大烦渴不解反而不用花粉，五苓散证之消渴也不用花粉，肾气丸之消渴，以饮一斗，小便一斗都不用花粉。何也？是仲景对于这等严重的渴，必须从根本去解决问题。而知本方之用花粉是非阴津亏竭者。

黄师认为本方证除胆热脾寒兼血结在里之外，更应结合《金匮要略》原文理解：①本方见于疟病篇，疟疾有疟母，胸胁满微结可以理解。②原文曰："治疟寒多，微有热，或但寒不热。"此寒、热不但指症状，亦指病机而言。所以本方证应是寒多而热少，脾寒重于胆热也。

临床应用此方，亦数刘、胡二老最有心得。他们多用于慢性肝炎、肝硬化、红斑性狼疮等。黄师有个感觉，凡有干姜之方，可用于免疫系统的疾病；曾令我们做过干姜临床文献综述。我们发现黄师的假想有一定道理。本文介绍之张某案，为肝脏肿术后肝功能迟迟未复。证有大便微溏，但又有舌苔黄者。故加胆草、熟大黄以加重泄胆之热，效果理想。

典型病例：

刘渡舟教授验案两则

例1，史某，女，60岁，退休干部，北京人，于1986年7月20日初诊。3年前确诊冠心病。近2个月来，心情不快而出现心动悸、脉结代。心电图提示：频发室性早搏。经中西药（西药乙氨碘呋酮类；中药如炙甘草汤等）治疗效果不明显。刻下心悸而烦，口苦且干，口渴，两胁疼痛连及后背，手指麻木，大便溏稀，日行3～4次，不思饮食，午后腹胀，小便不利，舌边尖红，苔白水滑，脉弦缓而有结。

参合脉证，证属太阴脾家虚寒，少阳肝胆郁热而致胸阳不振，血脉不利。拟柴胡桂枝干姜汤：柴胡12g，黄芩6g，干姜10g，桂枝10g，花粉10g，牡蛎30g，炙甘草12g，茯苓30g。4剂，水煎服。

7月24日复诊，大便稠，日行一次，腹胀消，心悸明显减轻，脾胃之气渐复，继上方7剂。

8月1日三诊，药尽诸症皆愈，心电图复查：大致正常。更方苓桂术甘汤加太子参15g，数剂巩固其效。追访至今未复发[1]。

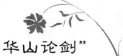

例 2，刘某，男，48 岁，干部，北京市人。于 1986 年 5 月 3 日初诊。患者自述患糖尿病 3 年余，血糖 380mg，尿糖（++++）。有肝炎和胆囊炎病史。先后服用降糖灵等多种药物。近半年来，因心情不畅、劳累过度诸症加重，经人介绍，前来诊治。刻诊：口渴咽燥，渴欲饮水，口苦，胸胁满而心烦，便清，日行 2～3 次，不思饮食，食后腹胀，舌红苔薄白，脉弦而缓。血糖 380mg，尿糖（++++）。

证属胆热脾虚之证。治用柴胡 14g，黄芩 10g，干姜 10g，桂枝 10g，花粉 15g，牡蛎 30g，炙甘草 10g，7 剂，水煎服用。药后 5 月 10 日复诊，口渴大减，口苦消失，继用前方 7 剂后，诸症均减，唯自感乏力，上方加太子参 15g，服 12 剂，诸症愈。复查：血糖 120mg，尿糖（－），随访两年未复发[1]。

黄师验案三则

张某，素体健，2009 年 2 月 16 日开始出现持续发热，最高 39.5℃，咳嗽，痰黄，无恶寒、汗出，当地医院诊为肺炎，抗生素治疗近 1 个月。发热症状时好时坏，但觉全身乏力，胸胁闷满，伴有隐痛。2009 年 2 月 21 日于广州军区广州总医院住院，行 B 超、CT 及穿刺，诊断为肝脓肿。抗感染及护肝治疗，3 月 17 日发热已退，肝功能改善出院。出院时 B 超：肝区仍有小结块，考虑肝脓肿未完全吸收。出院后仍觉肝区胀满，善太息，时有隐痛，饮食无味，尤忌荤腥，夜难安寝，易烦躁，面色苍黄无泽，大便稀溏不爽，易口渴。故来求诊。

黄师即予柴胡桂枝干姜汤加减：柴胡 24g，黄芩 15g，干姜 6g，花粉 30g，牡蛎 30g，桂枝 15g，炙甘草 15g，大黄 15g，白芍 60g，胆草 6g。

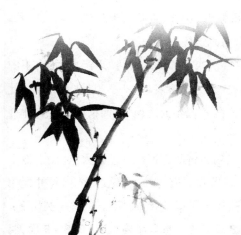

4 月 27 日复查肝功能：ALT：53mmol/L，AST：80mmol/L，TP：76.9mmol/L，GLB：27.6mmol/L。坚持服药 3 个月，转氨酶基本正常。ALT：33mmol/L，AST：26mmol/L，已无肝区闷痛，饮食有味，睡而安寝，精神畅旺。现仍坚持服药巩固。

黄师又曾治一香港患者，乳腺癌转移肺、胸骨、肝。腹水，胁痛,脘胀,胸胁满,下肢浮肿,口干渴不欲饮,便溏,舌红鲜艳如"红包",无苔,舌边尖溃疡。

先以甘草泻心汤加安桂芯、花旗参、附子,一周后舌烂舌红改善。再以本方复加党参、重用白芍。再两周,下肢浮肿消退,精神好,症情稳定,取得近期疗效。

又治东莞李某,肝癌介入术后,精神不振,面色暗滞,胸满腹胀,纳差,口干,便溏,舌苔黄腻。

用此方后,精神转佳,各项检验指标稳定。

参考文献

[1]冯建春.刘渡舟教授运用柴胡桂枝干姜汤经验举隅[J].山西中医,1989,5(8)1~2.

千古之谜,用常理难解但有脉络可寻:麻黄升麻汤随想

何莉娜

《伤寒论》357条:"伤寒六七日,大下后,寸脉沉而迟,手足厥逆,下部脉不至,喉咽不利,吐脓血,泻利不止,为难治。麻黄升麻汤主之。"组方:麻黄二两半,升麻一两一分,当归一两一分,知母、黄芩、葳蕤各十八铢,石膏、白术、干姜、芍药、天门冬、桂枝、茯苓、甘草各六铢。

此条文历来备受争议,柯韵伯在《伤寒来苏集》中云:"六经方中,有不出于仲景者,合于仲景,则亦仲景而已矣。此方大谬者也……"。丹波元简云:"此条方证不对,注家皆以阴阳错杂之证,回护调停为之诠释,而柯氏断言为非仲景真方,可谓中古卓见矣。"

观现今之医,亦有用此方者,但其对方证的把握往往差强人意。由于抓不到仲景的规律,揣度的成分大,把一首特殊的方,作一般视之,或离开仲景用药通则去强解方义,故即便用了此方,也不见得是此方之证。试举一例如下:

李某,男,30岁,1985年1月28日初诊。患者腹痛腹泻,日3~5次,偶

带脓血，时发时止年余，均以"肠炎"、"菌痢"处之。予抗菌素及"理中"、"四神"类，始而少效，久服如故，现消瘦神疲，畏寒肢冷，动则大汗蒸蒸，咽干口苦，但喜热饮，食后觉胃中荡水，肠鸣辘辘，时时欲便，里急后重，舌红，无苔，脉沉细数。查乙状结肠纤维镜示：进镜 18～25cm 处，黏膜呈多个浅表溃疡伴充血水肿。肠黏膜粗糙，可见脓性分泌物覆盖。

诊断为慢性溃疡性结肠炎（慢性复发型，中度，活动期）。《证因脉治》谓："此为中医内伤休息痢之症，无外感之邪，非暴发暴痢之症，但因脾胃亏损渐成积痢，或发或止，终年不愈。"此当属之。为湿热积滞而致邪留，因其虚实夹杂，治当清温兼施，补泻并用，升清通下并举，麻黄升麻汤加减主之：麻黄 6g，升麻 12g，黄芩 12g，当归 12g，白芍 30g，炙甘草 20g，玉竹 20g，知母 10g，茯苓 30g，炒白术 20g，桂枝 10g，干姜 10g，滑石 60g，太子参 30g，天冬 12g。3 剂，水煎服，日 1 剂。

二诊：腹痛减，欲饮水，舌脉如故，此为阳渐复，气化得助之兆。予原方 5 剂。三诊：腹无所苦，大便成形，偶带白黏物，舌红苔薄白，此为阳复湿去热清，阴精得充之征。去滑石加山药 20g，再进 10 剂，月后来诊，面润体丰，二便调。结肠镜复查示黏膜未见溃疡，分泌物较多。2 年后随访无复发。

原按：泻痢间作，久治乏效，气阴大伤，邪陷湿滞化热，腐肠化脓耗血为主要病机。方取麻黄、升麻升清举陷以宣上焦，太子参、白术、干姜、炙甘草宗理中，温脾散湿而启中焦枢机之升降；茯苓、桂枝、白术、甘草温药化饮伍滑石兼寓六一散渗利下焦；黄芩、知母、滑石渗湿清热而不伤阴，如是则湿热分消；当归、白芍、天冬、玉竹、太子参益气养阴，本虚可调，共成宣三焦、充精气、健脾胃、生化不息之法[1]。

我们认为，此例值得商榷之处甚显：

1.麻黄升麻汤乃厥阴病上热下寒之厥证，属急性病范畴，而此例仅为慢性溃疡性结肠炎又非急危阶段，厥证并不明显。正如作者引用朱丹溪《证因脉治》所说：此为内伤休息痢之症，"无外感之邪，非暴发暴利之症，但脾胃亏损，渐成积痢，或发或止，终年不愈。"所以此案断非此证，用麻黄升麻汤则有捕风捉影之嫌。

2.此案按语谓："方取麻黄、升麻升清举陷以宣上焦。"此案关上焦什事？论中原文本有"喉咽不利，唾脓血"之证，但本证却无咽喉之证，即使是原方证,也非上焦表邪,故无需宣发。

3.升麻升清阳作用,实为后世之臆说,仲景断无此意。更何况此方仲景以麻黄升麻为名,全方用量最重,断非引经之药。

麻黄升麻汤看似是千古之谜,就如同其他《伤寒论》难解之方一样,用常理去解是终难得出结论的。本方疑点虽多,以仲景的用药常规观之,虽不能全面解释,但还是有脉络可寻的。黄师认为此方实含升麻鳖甲汤、白虎汤、理中汤、黄芩汤之意。

仔细分析此证,与现代医学危重病阶段,多器官功能障碍综合征(MODS)的表现甚为相似,现探讨如下:

1.“咽喉不利,唾脓血”。“咽喉不利,唾脓血”,其实是全身炎症反应的症状,当然还极有可能伴有寒战、高热等表现。厥阴为寒热虚实错杂之证。此方证以热邪壅盛之咽喉不利、唾脓血为基础。

本方以升麻为名,且重用之(一两一分),便是针对咽喉不利、唾脓血的。仲景用升麻仅有两方,一为麻黄升麻汤,一为升麻鳖甲汤。后者出自《金匮要略·百合狐惑阴阳毒脉证并治篇》:“阳毒之为病,面赤斑斑如锦纹,咽喉痛唾脓血……”方用升麻为主(二两)配当归、鳖甲、甘草、蜀椒、雄黄。阴毒去蜀椒、雄黄。麻黄升麻汤证及阴毒、阳毒,三证均以升麻为主,可知升麻为解毒之品,能利咽喉。1894年前后,粤港发生严重的鼠疫,易巨荪为首的广东伤寒四大金刚,以升麻鳖甲汤治疗鼠疫取得极好的效果,一直传为佳话。

《神农本草经》载,升麻“解百毒,辟温疫、瘴邪、蛊毒”。

方中重用的升麻很可能通过对失控的炎症因子进行调节,从而逆转全身炎症反应的进一步发展。这里提到“唾脓血”,而在全身炎症反应综合征(SIRS)以及休克的阶段,微循环淤血、缺氧是很容易伴发弥漫性血管内凝血(DIC)的。升麻鳖甲汤、麻黄升麻汤均配以当归,以活血化瘀,则可改善血管舒缩功能以及血流速度,从而预防和控制DIC的发生、发展。

方中以天冬、玉竹之润以制燥而利咽喉,与当归寒温互参。

2.“泻利不止”。“泻利不止”不是一般之下利,是“不止”,来势之急可知。本因热邪致利,不止,则伤阴损阳,势所必然。在危重病阶段,肠源性细菌、内毒素异位,胃肠功能紊乱,水电解质平衡失调。出现寒热错杂的泻利,也是很常见的。观仲景方如半夏泻心汤、干姜黄连黄芩人参汤均是治泻利以寒热互

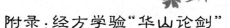

用之例。本方以黄芩汤（黄芩、芍药）合理中汤（干姜、炙甘草、白术）寒热互用，标本兼顾，以针对不止之泻利，在情在理。

3."寸脉沉而迟，手足厥逆，下部脉不至"。此组证候，是本方证之焦点，是一种感染性休克的表现。

感染性休克早期多是一种高排低阻型的休克，由于皮肤血管的扩张，多表现为暖休克，太阳、阳明病篇的白虎汤及白虎加人参汤证，汗出、身热、大渴是这一时期的症状。由于血管扩张，故有阳明脉大，白虎加人参汤的脉洪大，白虎汤的脉滑。

335条："伤寒一二日至四五日，厥必发热，前热者后必厥，厥深者热亦深，厥微者热亦微。厥应下之，而反发汗者，必口伤赤烂。"350条："伤寒，脉滑而厥者，里有热，白虎汤主之"。热深厥亦深的白虎汤证则是血管收缩，有效循环不足的低排高阻的冷休克阶段。此时若血管进一步强烈收缩，有效循环不足，便出现了麻黄升麻汤脉不至的情况。

杨麦青在《伤寒论现代临床研究》中提出：白虎汤就如同西医补液支持，他治疗高热时，多以冬眠合剂配合白虎汤使用。这和张锡纯阿司匹林加石膏汤的用意基本是一致的，都是在西药退热的同时，以白虎汤清热养气阴。这与黄师的见解相合："白虎汤不治'大热'，是以养阴为主的方"。

全方以麻黄为主，重用二两，以桂枝制之。仿"还魂汤"之意，还魂汤载于《金匮要略》杂疗方。以麻、杏、甘三药，主"救卒死，客忤死。"《千金》用桂心二两，即麻黄汤。《千金》云："此方主卒忤，鬼击飞尸，诸奄忽气绝复觉，或已无脉……"《伤寒论》281条："少阴病，脉微细，但欲寐也。"301条："少阴病，始得之，反发热，脉沉者，麻黄附子细辛汤主之。"结合本方证观之"寸脉沉而迟，手足厥逆，下部脉不至"，应同类此，故用麻黄为主，振奋沉阳以救厥。程门雪认为本方之厥"不用附子者，防唾脓血之上热耳。"恐怕不能如此观之，是麻黄与附子之救厥，各有所用而已。四逆汤类方之厥，乃是寒厥、脏厥，故用附子。若真为防唾脓血的话，麻桂同样不利于喉咽，所谓"桂枝下咽，阳盛则毙"。此方麻黄为主，配合白虎寒温互参，是针对热厥过渡至寒厥的一个法门。

诚然，此方还有很多值得争议之处，如凡服桂枝汤吐者，其后必吐脓血也；麻桂下咽阳盛则毙；脉沉迟不可与白虎汤；下利不止洞泄不宜芍药、黄芩等都是常理。不过此证寒热错杂非常理可解释。

仲景书中称"难治"者多不载方，载方者仅四条：一为本方证，一为377条之四逆汤证，一为《金匮要略·黄疸》之硝石矾石散，一为178条"脉结代"之炙甘草汤。均为重症，可能有掷以孤注、背水一战之意。还有就是此证寒热错杂，虚实互见，认证颇难把握之谓。

此方虽看似繁杂，却顾及了MODS的各个发病环节，如SIRS、休克、胃肠功能紊乱，甚至其后出现的弥散性血管内凝血（DIC）等危重症阶段可能出现的各种情况。重用麻黄、升麻、当归解决主要矛盾，其他各药均用量奇轻，只为照顾副证，其意甚明。

本方之服法，亦与他方不同。方后云："分温三服，相去如炊三斗米顷令尽。"即在短时内服完三服药，使药力持续，是治急性病的服药方法，因此此证不是如上所举李某案之类的慢性疾患。

可见，经方是千百年临床实践的总结，不能以理喻之者，可以存疑，不要轻率弃之，更不要强解之。证之临床，本方仍有可遇见的机会，本方仍能救厥。柯氏等断言非仲景方，似嫌孟浪。所以，著名中医学家程门雪先生也发出慨叹道："前谓此方之误甚明，今觉不然……柯氏未之思，遽下断语，不当也。乙酉读此条，得其解，……学无止境，勿遽自以为是也，观此可证。"[2]

4.典型病例

例1 吴棹仙麻黄升麻汤医案一则

1939年，时值抗日战争，余居渝。一军人转战沙场，备受风雨寒热，一病而唾脓血，西医误用凉药，以至大下不已，滴水不饮，命在旦夕，余诊之，手足厥冷而胸中灼热，两手寸脉沉缓不现，下部趺阳、少阴脉不至，舌红赤。

因思仲景有云："伤寒六七日，大下后，寸脉沉而迟，手足厥逆，下部脉不至，喉咽不利，

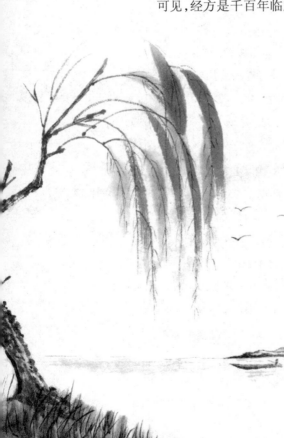

唾脓血，泄利不止者，为难治，麻黄升麻汤主之。"正与此证一一吻合。盖外感风寒，内伏积热，医反下之，以至表邪内陷，中气大伤，胸中积热依旧，津气虚而胁迫血热上行也。因投仲景原方：麻黄四钱，升麻四钱，当归三钱，茯苓、白术、白芍、天冬、石膏、干姜、桂枝、甘草各一钱，黄芩、知母、葳蕤各三钱。上药十四味，按法先煎麻黄，去浮沫，内诸药同煎，分温三服，一剂而病除，重返前线，凯旋而来，专程谒于渝之医庐，谈当时病笃，为余所救，九死一生，不胜感激之至云。

此证余五十余年仅见一例耳。

例2　陈逊斋麻黄升麻汤医案一则

李梦如子，曾二次患喉痰，一次患溏泻，治之愈。今复患寒热病，历十余日不退，邀余诊，切脉未竟，已下利二次。头痛，腹痛，骨节痛，喉头尽白而腐，吐脓样痰夹血。六脉浮中两按皆无，重按亦微缓，不能辨其至数。口渴需水，小便少。两足少阴脉似有似无。

诊毕无法立方，且不明其病理，连拟排脓汤、黄连阿胶汤、苦酒汤，皆不惬意。复拟干姜黄连黄芩人参汤，终觉未妥。又改拟小柴胡汤加减，以求稳妥。继因雨阻，寓李宅附近，然沉思不得寐，复讯李父，病人曾出汗几次？曰：始终无汗。曾服下剂否？曰：曾服泻盐三次，而至水泻频仍，脉忽变阴。

余曰：得之矣，此麻黄升麻汤证也。

病人脉弱易动，素有喉痰，是下虚上热体质。

新患太阳伤寒而误下之，表邪不退，外热内陷，触动喉痰旧疾，故喉间白腐，脓血交并。

脾弱湿重之体，复因大下而成水泻，水走大肠，故小便不利。

上焦热盛，故口渴。

表邪未退，故寒热头痛，骨节痛各证仍在。

热闭于内，故四肢厥冷。

大下之后，气血奔集于里，故阳脉沉弱。

水液趋于下部，故阴脉亦闭歇。

本方组成，有桂枝汤加麻黄，所以解表发汗，有苓、术、干姜化水，利小便，所以止利，用当归助其行血通脉，用黄芩、知母、石膏以消炎清热，兼生津液，

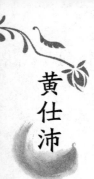

用升麻解咽喉之毒,用玉竹以祛脓血,用天冬以清利痰脓。明日,即可照服此方。李终疑脉有败征,恐不胜麻、桂之温,欲加丽参。余曰:脉沉弱肢冷,是阳郁,非阳虚也。加参转虑掣消炎解毒之肘,不如勿用,经方以不加减为贵也。后果愈。

按:以上两案皆为寒热错杂的急重之证,既有咽喉不利,唾脓血,又有下利、肢厥、脉不至,如吴棹仙所说,"正与此证一一吻合"。故此方虽因其不可理喻而引起多方争议,实一起沉疴、疗顽疾的良方。此方虽怪,但此证临床并非不可见,今年初黄师遇到一例小儿急性传染性单核细胞增多症,高热肢厥,咽峡炎,腹泻。方证极似麻黄升麻汤,可惜此患儿住市儿童医院病房,黄师不便参与治疗。

参考文献

[1]王灿勋,刘光西.麻黄升麻汤应用举隅[J].河南中医,1994,14(3):166~167.

[2]程门雪.中医杂志[J].1979,(10):79.

随师体会:大美不言的仲景用药心法举隅

潘林平

我的老师黄仕沛对经方有着真挚而执著的感情,他始终以孺子之心,锲而不舍地研究、实践经方,从不沽名钓誉、空谈理论。形成了独特的学术风格,临床疗效显著,屡起沉疴。最难能可贵的是,黄师把宝贵的经验毫无保留地传授给学生,使我等后学之辈得益匪浅。得遇名师指点,是我从医路上最大的幸运和收获。黄师向来主张回归仲景原意,用仲景思想诠释经方内涵,在原著中探求经方的用药思路。仲景之方,方精、药少、效佳、果验,故黄师反对随意加减经方。跟从黄师学习,令我体会到:临证如临阵,用药如用兵。兴兵须有理,用药要有因。"古人好服食者,必有奇疾,犹之好战胜者,必有奇殃。是故兵之设也以除暴,不得已而后兴;药之设也以攻疾,亦不得已而后用。其道同也。"

历代兵家常胜者,必善用兵;历代医家有名者,必善用药。故以黄师传授的部分仲景用药心法,作为随师体会的内容,以求抛砖引玉,举一反三。

一、芍药

张仲景运用芍药独具特点,黄师从芍药甘草汤治脚挛急,到黄芪建中汤治虚劳里急,悟芍药诸方治诸挛急、腹痛。能体现此思路的经方有:芍药甘草汤、桂枝汤、桂枝加芍药汤、小建中汤、黄芪建中汤、黄芩汤、四逆散、大柴胡汤、当归芍药散、小青龙汤、真武汤。

芍药一味,其"止痛"作用早有记载。如《神农本草经》称芍药可"止痛",能治"邪气腹痛,除血痹,破坚积"。张仲景时代芍药无赤、白之分,黄师在临床上,取其缓急止痛功效时多用白芍,并且用量宜大,多在45g以上,甚至用到120g,方能获效。

仲景常用芍药配伍甘草治疗诸痉挛、痛证,芍药甘草汤即为代表方及基础方。世称群方之冠的桂枝汤就是以芍药甘草为基础方组合而成。黄师在临床上用芍药甘草汤治疗脚挛急、腰腿疼痛、下肢不能屈伸者,其脚即伸,效果立竿见影。临床所见,芍药甘草汤不仅可治疗肢体肌肉痉挛,还可治疗胃肠痉挛(如阵发性胃痛、腹痛)、膈肌痉挛(如呃逆)、支气管痉挛(如哮喘)、子宫痉挛(如痛经、产后腹痛)、血管痉挛(血管痉挛性头痛)等,疗效显著。

桂枝加芍药汤,"本太阳,医反下之,因尔腹满时痛者,属太阴也。桂枝加芍药汤主之。"方中芍药用量达六两,专为腹满痛而设。《伤寒论》中治"法当腹中急痛"的小建中汤,《金匮要略·血痹虚劳病脉证治》中治"虚劳里急,诸不足"的黄芪建中汤,方中芍甘合用,缓急止痛,亦是此用。

黄芩汤是芍药甘草汤加黄芩、大枣,是治疗热利的名方,临床上,以此方治疗兼见腹痛的下利效果最佳。

《伤寒论》第318条:"少阴病,四逆,其人或咳,或悸,或小便不利,或腹中痛,或泄利下重者,四逆散主之。"四逆散中的芍药、甘草,正是治疗其腹中痛的要药。

《金匮要略·妇人杂病脉证治》:"妇人怀娠,腹中疞痛,当归芍药散主之。"本方中芍药用量最重,达1斤,黄老常以此方治疗妇人痛经、妊娠腹痛等疾病。

《伤寒论》第40条:"伤寒表不解,心下有水气,干呕发热而咳,或渴,或利,或噎,或小便不利,少腹痛,或喘者,小青龙汤主之。"黄师认为,小青龙汤中白芍的作用是缓解支气管痉挛,从而缓解咳、喘等症状。

此外,真武汤中白芍的作用向来备有争议。以原文及仲景用药思路观之,在真武汤证中有"腹痛"与"肌肉润动",故以芍药甘草汤缓急止痛。真武汤之芍药为"腹痛"与"肌肉润动"而设,非为利水而设。

需要指出的是,芍药治疗的疼痛,多是功能性疼痛,以阵发性、痉挛性疼痛效果最佳,对器质性疼痛疗效多不佳。此外,芍药用于缓急止痛时用量较大,根据仲景用药规律,胸闷、心悸者不宜。《伤寒论》第22条:"太阳病,下之后,脉促胸满者,桂枝去芍药汤主之。"

后世多知炙甘草汤以桂枝汤为基础组成,黄师却认为乃桂枝去芍药汤组成,以芍药不利于胸满,悸者多满。而吴氏加减复脉汤以炙甘草汤去参、桂、大枣、姜,加入芍药。黄师认为大谬也。如此去桂枝却加芍药,断不能治"心中憺憺大动"的。

二、桂枝

桂枝在经方中有十分重要的地位,张仲景在《伤寒论》及《金匮要略》中使用桂枝的配方接近30%,桂枝汤更是群方之首。但临床上很多医生认为其"过于温热"而弃用。黄师深得仲景用桂之心法,临床运用得心应手。黄师从桂枝甘草汤证"发汗过多,其人叉手自冒心,心下悸欲得按者",悟得仲景悸证诸方必用桂。体现此规律的经方有:桂枝甘草汤、桂枝汤、桂枝加桂汤、桂枝去芍药汤、炙甘草汤;苓桂术甘汤、苓桂味甘汤、苓桂甘枣汤、五苓散;桂枝甘草加龙骨牡蛎汤、桂枝去芍药加蜀漆龙骨牡蛎救逆汤、柴胡加龙骨牡蛎汤。

《伤寒论》第64条:"太阳病,发汗过多,其人叉手自冒心,心下悸,欲得按者,桂枝甘草汤主之。"本条是使用麻黄后汗出过多,导致心动悸,以桂枝甘草汤治疗,可见桂枝可以定悸。在使用麻黄的经方中,大多配有桂枝甘草,以防止心悸的出现。如麻黄汤、葛根汤、大青龙汤等。本方为治心悸的基本方,含有此思路的经方还包括:治疗"心动悸,脉结代"的炙甘草汤,"太阳病,下之后,脉促胸满"的桂枝去芍药汤等。桂枝不限于治疗心悸,还可治疗其他部位的悸动感,如《金匮要略·痰饮咳嗽病脉证并治》:"假令瘦人脐下有悸,吐涎沫而癫眩,此水也。五苓散主之。"

桂枝不仅治疗心悸,还可治疗有"气上冲"感的疾病。临床所见,此种感觉也是心悸的另一表现形式,只是很多时候程度比心悸严重。体现此思路的经方包括：《伤寒论》第15条："太阳病，下之后，其气上冲者，可与桂枝汤，方用前法，若不上冲者，不可与之。"第121条："烧针令其汗，针处被寒，核起而赤者，必发奔豚，气从少腹上冲心者，灸其核上各一壮，与桂枝加桂汤，更加桂枝二两也。"（另见《金匮要略·奔豚气病脉证并治》）第67条："伤寒，若吐若下后，心下逆满，气上冲胸，起则头眩，脉沉紧，发汗则动经，身为振振摇者，茯苓桂枝白术甘草汤主之。"第65条："发汗后，其人脐下悸，欲作奔豚，茯苓桂枝甘草大枣汤主之。"《金匮要略·痰饮咳嗽病脉证并治》："青龙汤已下，多唾口燥，寸脉沉，尺脉微，手足厥逆，气从少腹上冲胸咽，手足痹，其面翕热如醉状，因复下流阴股，小便难，时复冒者，与茯苓桂枝五味甘草汤主之。"

桂枝还可治疗因惊恐等因素引起的情志异常，而这些情志异常均可伴见惊悸。如《伤寒论》第118条："火逆，下之，因烧针烦躁者，桂枝加龙骨牡蛎汤主之。"《金匮要略·血痹虚劳病脉证治》："夫失精家，少腹弦急，阴头寒，目眩发落，脉极虚迟，为清谷，亡血失精，脉得诸芤动微紧，男子失精，女子梦交，桂枝加龙骨牡蛎汤主之。"（《小品》云：虚弱浮热汗出者，除桂加白薇附子，故曰二加龙骨汤）《伤寒论》第112条："伤寒脉浮，医以火迫劫之，亡阳必惊狂，起卧不安者，桂枝去芍药加蜀漆牡蛎龙骨救逆汤主之。"第107条："伤寒八九日，下之，胸满烦惊，小便不利，谵语，一身尽重，不可转侧者，柴胡加龙骨牡蛎汤主之。"

临床所见，桂枝的平冲定悸作用不容置疑。黄师认为：后世但知枣仁、远志、柏子仁、龙眼肉，宁心安神治心悸，但弃桂枝治悸，甚为可惜。黄师治疗心悸时多用15g以上，治疗"气上冲"更大，可用至20g，甚至45g。张仲景时代并未细分桂枝与肉桂，随师所见，重症顽疾黄师多用肉桂，或者肉桂与桂枝同用，其余多用桂枝。随师所见治关老太婆奔豚，便是30g桂枝，与肉桂6g同用。

三、干姜

随师曾见黄师治一王姓妇人，支气管扩张病史多年，每晨必咯痰清稀盈碗，用甘草干姜汤合麦门冬汤治之收效甚显，可见干姜之用甚为微妙。干姜在经方中用得极为广泛，黄师运用干姜主要有二：

一是虚寒性分泌物增多之证，如咳嗽泡沫痰、小便量多而清稀、腹泻水样便、呕吐痰涎等，"诸病水液，澄澈清冷"者皆可用之。

双眸初倦夜方阑，皓首穷经笑互看，岭南流风元不忝，冈州清气得来难。人如麟角光医史，书似骊珠扫异端。信否南阳曾复活？一支好笔解伤寒。
——《南国名医陈伯坛》广州市已故名老中医吴粤昌

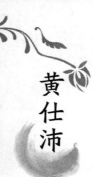

二为治疗免疫相关性疾病，黄师根据临床经验提出干姜可能有调节免疫的功效。如以桂枝甘草干姜汤治疗肝硬化、甘草泻心汤治疗复发性口腔溃疡等。

黄师指出，经方遗尿之证有三：

一者《伤寒论》219 条：白虎汤证之"三阳合病，腹满身重，难以转侧，口不仁而面垢，谵语遗尿，发汗则谵语，下之则额上生汗，手足逆冷，若自汗出者，白虎汤主之。"此实为热闭神昏之遗尿。

二者在《金匮要略·水气病脉证并治》："实则矢气，虚则遗尿，名曰气分。"

三者，便是甘草干姜汤了。此方可治疗遗尿，悟出肾着汤也可治遗尿，而治疗遗尿的主药是干姜。《金匮要略·肺痿肺痈咳嗽上气病脉证治》："肺痿吐涎沫而不咳者，其人不渴，必遗尿，小便数，所以然者，以上虚不能制下故也，此为肺中冷，必眩，多涎唾，甘草干姜汤以温之，若服汤已渴者，属消渴。"《金匮要略·五脏风寒积聚病脉证并治》："肾着之病，其人身体重，腰中冷，如坐水中，形如水状，反不渴，小便自利，饮食如故，病属下焦，身劳汗出，衣里冷湿，久久得之，腰以下冷痛，腹重如带五千钱，甘姜苓术汤主之。"黄师曾以此方并控制饮食，治愈一孕妇糖尿，羊水过多，以其身重腰中冷、小便频为要点。

经方中治饮之方有：半夏干姜散（半、姜）、苓甘五味姜辛汤（苓、甘、五味、姜、辛）、小青龙汤（姜、桂、麻、芍、辛、半、五味、甘），它们都有干姜，干姜是治疗涎沫的主药。《金匮要略·呕吐哕下利病脉证治》："干呕，吐逆，吐涎沫，半夏干姜散主之。"《金匮要略·痰饮咳嗽病脉证治》："冲气即低，而反更咳，胸满者，用桂苓五味甘草汤去桂加干姜细辛，以治其咳满。"《金匮要略·妇人杂病脉证并治》："妇人吐涎沫，医反下之，心下即痞，当先治其涎沫，小青龙汤主之，涎沫止，乃治痞，泻心汤主之。"

干姜还可通过减少肠道分泌物止泻，如《伤寒论》第 163 条："太阳病，外证未除，而数下之，遂协热而利，利下不止，心下痞硬，表里不解者，桂枝人参汤主之（桂、术、参、草、干姜）。"第 395 条："大病瘥后，喜唾，久不了了，胸上有寒，当以丸药温之，宜理中丸。"第 306 条："少阴病，下利便脓血者，桃花汤主之（赤石脂、粳米、干姜）。"第 157 条："伤寒汗出，解之后，胃中不和，心下痞硬，干噫，食臭，胁下有水气，腹中雷鸣下利者，生姜泻心汤主之。"第 225 条："脉浮而迟，表热里寒，下利清谷者，四逆汤主之。"真武汤方后："若下利者，去芍药加干姜一两。"

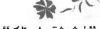

干姜调节免疫的作用虽尚缺乏确切证据，但临床所见，黄师以桂枝甘草干姜汤治疗肝硬化、甘草泻心汤治疗复发性口腔溃疡、红斑狼疮等免疫相关性疾病确有疗效，个中奥秘，留待日后继续观察与研究。

四、地黄

黄师经验：从防己地黄汤、百合地黄汤、炙甘草汤证有"神"的症状到地黄安神。经方中用地黄共十首，其中有三首方用生地黄，仲景时未有熟地黄，生地黄即鲜地黄，干地黄即现今之生地黄。百合地黄汤(百合、鲜地黄汁)、防己地黄汤(防己、桂枝、防风、甘草、鲜地黄汁)、炙甘草汤(地、冬、麻仁、桂、姜、枣、草、参、胶)，而三首方都有"神"方面的症状。可知鲜生地是滋阴补液、养心安神的要药，治疗有"神"方面症状的抑郁症效佳。

《金匮要略·百合狐惑阴阳毒病证治》："百合病，不经吐、下、发汗，病形如初者，百合地黄汤主之。""百合病者，百脉一宗，悉致其病也。意欲食复不能食，常默默，欲卧不能卧，欲行不能行，饮食或有美时，或有不用闻食臭时，如寒无寒，如热无热，口苦，小便赤，诸药不能治，得药则剧吐利，如有神灵者，身形如和，其脉微数……"《金匮要略·中风历节病脉证治》："防己地黄汤治病如狂状，妄行，独语不休，无寒热，其脉浮。"《伤寒论》第177条："伤寒，脉结代，心动悸，炙甘草汤主之。"生地黄一药在《伤寒论》和《金匮要略》中参与组方12方次，其中参与汤剂组方7方次，在这7个汤方中生地黄用量最大的是防己地黄汤，用了2斤，炙甘草汤中用了1斤，百合地黄汤中用了1升，其数量明显大于方中其他药物的用量。

影响到神志的疾病，如癫狂、郁病之类，多属病情复杂、治疗棘手的顽固病，这类病症，用王道之药、中庸之剂，多如隔靴搔痒，井深绳短，缓不济用。而重用生地黄治疗具有神志异常表现的疾病，往往可收迥然不同的意外疗效。黄老以生地治疗神志异常的疾病时，多从45g开始，最大可用至120g。尝见黄师治卢姓老太婆中风后，嘴巴不自主嚼动，治利姓老太双手躁动，都以防己地黄汤取得奇效。

五、半夏

黄师从《内经·邪客篇》半夏秫米汤覆杯则卧，悟到经方中用半夏治失眠。此方为《内经》仅有十方之一，专为不寐而设，为治疗不寐之方，功效显著。张景岳谓"治久病不寐者神效"。李时珍《本草纲目》言半夏能除"目不得瞑"，现

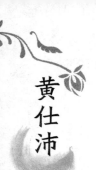

代药理研究也表明,法半夏有良好的镇静神经中枢的作用。方中半夏的用量较大,可为常用量的四至六倍,常可用 45～60g。

半夏剂如小柴胡汤、柴胡加龙骨牡蛎汤、半夏泻心汤、甘草泻心汤、半夏厚朴汤等方都有精神症状,如:心烦、惊、默默欲眠、目不得闭、卧起不安、喉中如有炙脔等。其中与半夏的作用关系很大,人但知半夏能降逆止呕、和胃祛痰,不知半夏能安眠。《灵枢·邪客》:治目不瞑"饮以半夏汤一剂,阴阳已通,其卧立至……其汤方以流水千里以外者八升,扬之万遍,取其清五升,煮之,炊以苇薪火,沸置秫米一升,治半夏五合,徐炊,令竭为一升半,去其滓,饮汁一小杯,日三稍益,以知为度,故其病新发者,覆杯则卧,汗出则已矣。久者,三饮而已也。"

吴鞠通很重视这个方,在《吴鞠通医案》中吴氏多案中运用本方,每重用一至二两,且其效颇显。如胁痛门·伊芳氏案:胁痛,但不成眠,用旋覆花汤合半夏秫米汤,用半夏一两。业已得寐,但未用半夏又彻夜不寐,酉刻再服《灵枢》半夏汤一帖。可见半夏确为安寐之品,黄师在临床上,每遇不寐患者,常重用半夏 45g,甚至 60g,效果颇佳。

随黄师学习两年余,目睹过数不胜数的成功案例,我也在临床上学习黄师运用经方治病,疗效大大提高。我在随师中,找到了作为中医的感觉和自信。经方者,经典方、经验方,所以应该是经常用的方和疗效满意的方。而方由药组成,仲景用药的规律,不可不究。在原著中探究经方的用药思路,付诸临床检验和实践,不断思考与总结,永远是我们研究经方的重要课题和方向。